实用中医技术与疗法丛书

总主编◎苏惠萍 倪磊

外洗湿敷疗法

主 编◎杨博华 林欣潮

中国健康传媒集团

中国医药科技出版社

内 容 提 要

本书分为基础篇、技法篇和临床篇。基础篇从历史源流、理论基础总结了前人的经验并做了系统的回顾；技法篇对操作基本知识和操作注意事项等方面做了全面的论述；临床篇就外洗湿敷疗法在周围血管疾病、皮肤病、妇科疾病、男科疾病、骨科疾病、肛肠疾病、乳腺疾病、甲状腺疾病的临床应用进行了归纳总结，针对各医家的临床经验进行了客观的阐述，并通过病案举隅使读者融会贯通。本书可供临床医师、在校学生、中医爱好者参考使用。

图书在版编目（CIP）数据

外洗湿敷疗法 / 杨博华，林欣潮主编 . —北京：中国医药科技出版社，2024.1
（实用中医技术与疗法丛书）

ISBN 978-7-5214-3356-2

Ⅰ.①外…　Ⅱ.①杨…②林…　Ⅲ.①中药外敷疗法　Ⅳ.① R244.9

中国版本图书馆 CIP 数据核字（2022）第 153349 号

美术编辑　陈君杞
版式设计　南博文化

出版　**中国健康传媒集团** | 中国医药科技出版社
地址　北京市海淀区文慧园北路甲 22 号
邮编　100082
电话　发行：010-62227427　邮购：010-62236938
网址　www.cmstp.com
规格　710×1000mm $\frac{1}{16}$
印张　18 $\frac{1}{4}$
字数　344 千字
版次　2024 年 1 月第 1 版
印次　2024 年 1 月第 1 次印刷
印刷　河北环京美印刷有限公司
经销　全国各地新华书店
书号　ISBN 978-7-5214-3356-2
定价　58.00 元

获取新书信息、投稿、为图书纠错，请扫码联系我们。

丛书编委会

总主编 苏惠萍　倪　磊

副主编 施　怡　李　雁　杨博华

编　委（按姓氏笔画排序）

边朝辉　朱　立　刘乃刚

刘克勤　孙慧怡　张　昶

陈幼楠　林欣潮　赵铁葆

郭　华　嵇　冰

编委会

实用中医技术与疗法通常是指安全有效、成本低廉、简便易学的中医药技术。人类从出现开始，就在不断和疾病抗衡，寻找和探索战胜疾病的方法和手段。我国的中医学承载着中国古代人民同疾病作斗争的实践经验，无论是神农尝百草，还是砭石疗法、针灸罐疗，都充分体现着古代先贤在维护健康、战胜疾病过程中的不懈努力和探索精神。长沙马王堆汉墓出土的《五十二病方》记载的有敷药、药浴、熏蒸、按摩、熨、砭、灸等外治法术，以及《黄帝内经》等古代经典著作中不断发展完善的针灸、按摩、刮痧、熨贴、敷药、膏方、药酒等中医药疗法，均为后世的实用中医技术与疗法奠定了扎实的理论和实践基础。

实用中医技术与疗法是中医药学的重要组成部分，包括中医理论指导下的多种防病治病的特色手段及方法，突出中医学简便效廉的特点，以患者依从性高、疗效好的中医外治疗法或非药物疗法为主，同时包括患者易于接受、安全有效的内服中药特色剂型等，内容丰富，适宜于各级医疗机构及健康保健机构推广应用。

本套丛书定位于中医药实用技术临床应用的推广及普及，以满足相关医疗机构及中医药工作者不断提升医疗服务水平、快速拓展业务范围，以及提升业务能力的学习需求。本丛书注重实用性、专业性及可读性，编写组在前期工作中，首先进行了较深入的调研，优选出相对应用广泛、技术成熟、大众容易接受、易于推广的临床实用技术。本丛书包括《内服膏方疗法》《外用膏方疗法》《穴位贴敷疗法》《外洗湿敷疗法》《中药茶饮疗法》《耳穴诊疗法》《小儿推拿疗法》《常见疼痛的诊断与针刀治疗》《摸骨正脊术》《直肠给药疗法》。本丛书既可作为指导中医药工作者临床实践的常备书籍，也可作为业务培训老师的参考教材，有着广泛的应用范围。

本丛书由北京中医药大学东直门医院苏惠萍教授、倪磊教授组织编写及审定，各分册主编均为各专业领域具有一定影响力的专家学者。在编写过程中，为使本丛书充分体现传承与创新、理论与实践的有机结合，大家反复推敲，修改完善，力求达到应有的水平。在此衷心感谢编写组的每一位成员艰辛的努力和付出。也希望这部丛书的出版，能为中医药事业的发展及中医药技术的推广应用做出积极的贡献。

由于编写时间较为仓促，书中难免存在不足之处，我们真诚希望广大读者在使用过程中多提宝贵意见和建议，以便今后修订完善。

丛书编委会

2023年11月

中医外治疗法是中国医药学伟大宝库的重要组成部分，是先人们在与大自然的斗争中经历了上千年的印证，不断总结、提炼出来的精华部分。它源远流长，至今仍作为一种重要治病手段在临床中广泛使用，并被国家中医药管理局认定为中医适宜技术进行推广和应用。外治疗法是将药剂外用或施以针灸、挑痧、敷布、疏通、推拿、按摩、气功、体育、自然等诸种疗法治疗疾病。中医外治疗法是伴随着人类的进步而产生发展的，有着操作方法简单、毒副作用小、应用方便、疗效可靠的特点。

在诸多外治疗法的种类中我们筛选了中药外洗和湿敷两大内容作为本书的论述重点，试图通过总结前人的经验，结合现代医学的认知，全面阐述中药外洗和湿敷疗法在周围血管疾病、肛肠科疾病、男科疾病、乳腺疾病、甲状腺疾病、皮肤科疾病、骨科疾病、妇科疾病中的应用。本书分为基础篇、技法篇和临床篇，基础篇从历史源流、理论基础总结了前人的经验并做了系统的回顾，技法篇对操作基本知识和操作注意事项等方面做了全面的论述，临床篇就外洗湿敷疗法在周围血管疾病、肛肠科疾病、男科疾病、乳腺疾病、甲状腺疾病、皮肤科疾病、骨科疾病、妇科疾病的临床应用进行了归纳总结，针对各医家的临床经验进行了客观的阐述，通过病案举隅使读者融会贯通。

中医外洗湿敷疗法的应用范围十分广泛，大多应用在全身性疾病、皮肤病和局部病变，尤其是在治疗局部病变上，有其他治疗方法不可比拟的优势。纵观历史文献，中医外洗湿敷疗法分散在不同历史时期和不同医家的著作中，缺乏系统的整理和专门的论著，从而使中医外洗湿敷疗法的临床推广和疗效的提高受到了限制。基于此，我们组织了国内中医外科的知名专家撰写了这部中医外治法中的外洗湿敷分册，力图将中医外洗湿敷疗法这一优势治疗方法从历史源流到临床应用、从理论基础到操作流程、从经验总结到创新提高得到全面阐述，使中医外洗湿敷疗法这一瑰宝发挥出应有的作用。发挥中医外洗湿敷疗法的优势，既减少了药物对胃肠道的刺激、减轻了肝肾代谢的负担，又达到了治病、防病的目的。

本书的完成得到了国内许多知名专家的帮助与指导，值此对各位同道的无私帮助致以诚挚的感谢！同时限于我们的知识和能力，本书难免存在不足，恳望读者、同仁不吝指正，在此不胜感激！

杨博华

2023 年 11 月

基础篇

技法篇

临床篇

基础篇

第一章 历史源流

中医外治法，是中医疗法的重要组成部分，源远流长。外洗湿敷是中医外治法中的常用手段，是指中药煎煮后去渣，利用药液或其蒸汽作用于全身或局部患处的治法，操作简单，应用广泛。千百年的实践证明，外洗湿敷疗法强身健体和防治疾病效果确切，为历代医家所重视并普遍使用。

外洗湿敷法可分为熏蒸、淋洗、熏洗、溻渍法等。熏蒸法是指在中药煎煮或燃烧时趁热药气熏疗，或以之洗浴。熏蒸疗法又分为熏法和蒸法。熏法是利用药物的气味作用于人体，也称为"闻吸疗法"。蒸法则是以一定温度的药物蒸气作用于人体患处。淋洗又称淋射法，则是用药液不断喷洒患处。熏洗则是蒸法与淋洗的结合，是用中药煎煮后，先利用蒸气熏蒸，再用药液淋洗、浸浴全身或局部患处。溻渍则相当于药液的湿敷和泡洗法；溻者，湿敷也，是指用中药药液浸于药棉或药布后，敷于患处；渍者，浸渍也，是指用中药药液直接浸渍患部。

熏蒸、淋洗、熏洗三者联系紧密，既可用于全身，也可应用于局部，内、外、妇、儿、骨科、皮肤、五官各科均有使用。溻渍法则多用于四肢，主要用于痈疽疮疡的治疗。因此，对其发展源流，分别论述。熏蒸、淋洗、熏洗合并为熏洗论之。

第一节 熏 洗

熏洗的最早记载，出现于马王堆出土的《五十二病方》。其中记载了用熏蒸、熏洗治疗痈证、痔瘘、烧伤、瘢痕、干瘙、蛇伤等多种病症。针对痔瘘的熏蒸治疗，就有直接熏、埋席下熏、置器皿熏、地下挖洞燔药坐熏等多种；例如用青蒿、鲫鱼、肉桂、干姜水煎沸，置坛中，上盖带孔的草席，将痔疮对准孔中，任蒸汽熏至药汁变凉为止，一日熏三次。如熏洗治疗婴儿癫痫，用"雷丸三颗，水煎取汁以浴之，浴之道头上始，下尽身，四肢母濡。三日一浴，三日已"；还记载了用当时的熏洗器治疗小腿外伤、烧伤久致溃疮者，煮汤药于容器，内置滚动木踏，患者置足于药汤熏洗时，足踩木踏，可随意滚动。木踏，是对熏洗器械的最早记载。

秦汉时期，古人就开始了对熏蒸、熏洗理论的探索。《黄帝内经》中提出，"善治者治皮毛，其次治肌肤"，认为疾病是邪气外侵所致，治疗也应自外而解。"其有邪者，渍形以为汗"，"除其邪则乱气不生"，"寒者热之，热者寒之……摩之浴之"，此处"渍形"、"浴之"，即为熏洗法。《黄帝内经》中记载使用椒、姜、桂和酒煮沸熏蒸治疗痹证，并首次将熏洗疗法列为常用的主要治疗方法。

西汉的《史记·仓公列传》中记载了最早的熏蒸医案。淳于意治疗韩女的腰背痛，"窜以药，旋下，病已"，"窜"就是熏蒸治疗。东汉的张仲景在《金匮要略》中，记载使用了熏蒸、熏洗法治疗大量疾患，如雄黄熏蒸治疗狐惑（即西医的白塞病）蚀于肛，苦参汤熏洗阴部治狐惑病，狼牙汤浸洗治妇人阴中蚀疮烂者。熏洗法不仅可以治疗局部疾患，也可以治疗全身疾患。张仲景在《伤寒杂病论》中提出，"若太阳病证不罢者，不可下，下之为逆，如此可小发汗。设面色缘缘正赤者，阳气怫郁在表，当解之熏之……"。这是使用此法助阳解表治疗表证的记载，也是现代熏洗治病的理论先导。

华佗也十分重视熏洗疗法，并将其应用于全身。《华佗遗书》中记载了不少熏洗疗法，如小儿寒热方，用雷丸、大黄、黄芩等煮水洗浴，浴后以粉粉之，勿厚衣，一宿复浴；这是洗浴、扑粉的两法合用。如中风发热方，以大戟、苦参各四两，白醋、浆一斗煮沸洗之。如发臭方，佩兰叶煎水沸洗之；或煮鸡苏为汁，或烧灰淋汁，沐之。华佗甚至将熏洗引入肠胃外科手术，如《后汉书》中记载，"若疾……在肠胃，则截断熏洗，除去疾秽；既而缝合，……一月之内皆平复"。

晋、南北朝时期，熏洗治疗得到了继承和发展，熏洗疗法已成为治疗急症的常用方法。葛洪的《肘后备急方》、陈延之的《小品方》中均有熏洗方治疗内科急症的记录。如《肘后备急方》"治卒心腹烦满，又胸胁痛欲死方，以热汤令灼灼尔，渍手足，复易秘方"。"治霍乱心腹胀痛，烦满短气……浓煮竹叶汤五六升，令灼已转筋处"。"灼"即熏蒸治疗。还有"洗眼汤，以当归、芍药、黄连等份，以雪水煮浓汁，乘热洗，冷即温再洗，甚益眼目"等。

唐代开始，熏洗疗法进入了发展阶段，应用更为广泛。孙思邈的《千金要方》《千金翼方》王焘的《外台秘要》等均记载了大量的熏洗疗法。《千金要方》中就记载了药物蒸汽熏、淋洗法、浴洗法、坐浴法、浸洗法、泡洗法等多种熏洗疗法。如"治合阴阳辄痛不可忍方：黄连一两，牛膝、甘草各一两，上三味，以水四升，煮取二升，洗之，日四度"。"治湿疮方：浓煎地榆汁洗浴，每日三度"等。熏洗疗法不仅应用于内、外、妇、儿、五官、皮肤等各科疾病的治疗，还开始应用于疾病的预防。如《千金要方》中，"儿生三日，宜用桃根汤浴……，令儿终身无疮疥"。

宋金元时期，熏洗疗法的应用已经普及。宋代的《太平圣惠方》《太平惠民和剂局方》《圣济总录》《儒门事亲》《世医得效方》等医籍中，对熏洗疗法的记载很多。熏洗药物和方剂的丰富、应用病症的广泛、应用疗法的医家之普及，都前所未有。如《太平圣惠方》中就记载了熏洗方剂163首，其中眼科有24首，阴疮及阴部湿痒24首，扭伤骨折11首。《圣济总录》也载有熏洗方40余首。在《儒门事亲》中，张从正对熏洗法作出了系统的论述，认为熏洗法可属于"汗法"，凡宜解表或汗者皆宜用之。金元时代的《外科精义》中，还进一步总结和推广了前人熏洗疗法的经验，并著有《淋渍疮肿法》专论。《疮疡经验全书》中对熏洗疗法的论述十分详细，如说"阴中极痒之蚀墨疮，用大蒜捣碎洗之"；现已证实对妇女滴虫性阴道炎有显著效果。

明代开始，熏洗疗法的应用日渐成熟，更加普遍。史上最大的方书《普济方》和李时珍的《本草纲目》均记载了众多熏洗方剂，达数百首之多，为后世对熏洗疗法的应用和研究提供了非常宝贵的研究资料。"如咳逆打呃，硫黄烧烟，嗅之立止"，"痔疮肿痛，冬瓜煎汤洗之"，燃干艾熏中风不仁，焚甘松、玄参熏劳瘵等。又如"风眼赤烂，明净皮硝一盏，水二碗煎化，露一夜，滤净澄清，朝夕洗目，三日其红即消，虽半世者亦愈也"，"痔疮肿痛，冬瓜煎汤洗之"，"妇人阴痒，蛇床子一两、白矾二钱，煎汤频洗"等。

在敦煌出土的许多医药文献中，都载有熏洗疗法。《治病药名文书》（现存英国伦敦博物院图书馆）中，记载了"治头风方，菊花、茵芋、防风、细辛、蜀椒、皂荚、桂心、杜衡、莽草，可作沐汤及口之"，为外用沐洗方。"治头风汗汤方，麻黄根二两、细辛一两、楮椒根一两、防风二两、茵芋一两，并细挫，以水三升，煮得一升，去滓，温以洗沐头"，为沐头方等。

清代，熏洗疗法得到了空前普遍的应用，众医家还对熏洗疗法进行了深入的理论探讨，熏洗疗法日渐完善。赵学敏的《串雅内编》与《串雅外编》里，搜集了众多民间走方医的治疗经验，其中有不少熏洗疗法的内容。《串雅外编》的卷二中，专列了熏法门、蒸法门与洗法门，所载诸方简单有效，契合临床应用。如"小儿咳嗽，生姜四两，煎浓汤沐浴即愈"，"手汗，黄芪一两，葛根一两，荆芥三钱，水煎汤一盆，热熏而温洗，三次即无汗"。程鹏程的《急救广生集》，又名《得生堂外治秘方》，刊行于1805年，是我国第一部中医外治法专著，汇总了清代嘉庆前千余年的外治经验和方法，其中熏洗疗法的内容颇多。如"迎风流泪并眼目昏花，霜后桑叶煎水频洗，神效"，"脚汗，白矾、干葛煎汤洗"，"治痫仙方，茜草一握煎水，洗两足底即愈"等。

此外，《理瀹骈文》《外治寿世方》都是专门论述外治法的专著，也收载了大量熏洗验方。《理瀹骈文》是吴尚先所著，载有熏洗疗法的方剂数百首。书中对熏洗疗法的理论基础、作用机理、辨证施治、药物选择、使用方法、主治功效、适应病证、注意事项等进行了深入和系统的阐述，认为"熏蒸渫洗之能汗，凡病之宜发表者，皆可以此法"，而且煎抹（即熏洗）之法，其基本作用是"枢也，在中兼表里者也，可以转运阴阳之气也"，"可以折五郁之气而资化源"，"可以升降变化，分清浊而理阴阳。营卫气通，五脏肠胃既和，而九窍皆顺，并达于腠理，行于四肢也"，此法"最妙，内外治贯通在此……可必期其效"。自"仲景一百十三方，金匮方、与诸家所传之方，及危氏五世家传得效方，无不可照而用，亦无不可撮一两味而用"，因而熏洗疗法可以广泛地应用于内、外、妇、儿、皮肤、五官等各科病证。吴尚先对熏洗疗法的系统论述，至今仍有很大的现实指导意义。

新中国成立后，尤其改革开放以来，中医药事业有了很大的发展，熏洗疗法已成为了疾病防治的常用方法，对熏洗疗法的基础和应用研究也在不断进展中。在熏洗剂的剂型改革方面也做出了不少探索，例如将临时制备的中药煎剂改成颗粒剂、煮散剂或溶液剂，用时开水冲开即可熏洗，如复方荆芥熏洗剂、复方黄柏溶液等。随着熏洗疗法的研究工作逐渐深入，熏洗疗法将会为促进人民身体健康和疾病防治，发挥更重要的作用。

第二节 渍 渍

渍法，相当于泡洗和浸渍，最早记述见于南朝的龚庆宣所著的《刘涓子鬼遗方·痈疽发病论》，"猪蹄汤"治疗痈疽："夫痈坏后有恶当者，以猪蹄汤洗其秽……"；而唐代孙思邈集撰的《华佗神方·华佗治内外臁疮神方（卷五）》中记载了"臁疮……内服：人参二钱……，临用时先以葱二条，将疮口洗净，再将内服药滓用水煎之，洗疮口 ·次……数日可愈"，如记载确实，则中药外洗治疗疮疡的历史还要提前至东汉末年。唐代孙思邈《千金翼方》和王焘《外台秘要》对猪蹄汤外洗治疗疮疡均有记载。南梁的姚僧垣所著的《集验方》记载了"治恶疮方"治疗恶疮；宋代的丹波康赖（日）所著的《医心方》记载了"甘草汤"治疗附骨疽；宋朝的王怀隐在《太平圣惠方》记载"乌金散方"、"白及方"、"槐枝汤"、"柏叶散方"治疗恶疮等等。

在北宋以前，外洗汤剂都是作为针石、膏药、甚至内治法等治法的辅助疗法，其中最有代表性的是宋代王璆原的《是斋百一选方专治脚疽（卷十二）》中记载的"宣黄连（碾细）、密陀僧（别研），上二味等份，和匀，每用时，先以葱盐煎汤洗疮上，然后敷药"。此前的大部分记载，都是把外洗法作为敷药之前的准备工作。至北宋末年及金元之际，汤剂外洗开始成独立的疮疡治疗方法，如：宋代赵佶（实际为太医院编）的《圣济总录》记载"乱发汤"治疗附骨疽："乱发灰（半两）、杏仁（椎碎二十一粒）、甘草（锉五寸）、盐花（半两），上四味，以浆水五升，煎至三升，滤去滓，通手洗疽上，若有脓血，洗取净后，以绢帛缚定，每日三两遍洗"。金元以后，尤其是明清两代中医外科大发展之际，由于有"渫"法与"渍"法的配合应用，才使中药汤剂外洗的优势真正发挥了出来。

渫法，现称为"湿敷"，是以含有中药药液的纱布或棉絮敷于患处，与普通的敷药法不同；后者多指用膏药、软膏或散剂，最早如东晋南北朝间医家陈延之所著《小品方》中，既记述了升麻膏、黄芪膏外敷治疗缓疽，稍晚的《刘涓子鬼遗方》记述续断生肌膏、止痛生肌甘菊膏外敷治疗金疮痈疽等，后世的外敷膏药疗法，不胜枚举。而最早记述以中药药液湿敷的，见于《刘涓子鬼遗方》，其《相痈之有脓可破法（卷四）》中记载的："治痈疽，升麻薄极冷方：升麻一两、大黄一两、白蔹六分……上十味筛，和以猪胆，调涂布敷之痈上，燥易之"，用以治疗痈已成脓可破之时。但此时的用药，尚不是真正意义上的中药汤剂。

后世敷药，或研末为散，或调油为膏，敷于患处，直至元代齐德之的《外科精义·针烙疮肿法（卷上）》："夫疮候多端，欲辨浅深，直须得法。……恶疮初生，其头如米粟，微似有痛痒，误触破之，即焮展觉有深意，速服犀角汤及漏芦汤、通气丸等，取通利疏畅，兼用浴毒汤渫渍之类"，又云"如有未成脓以前，不可以诸药贴熁渫渍救疗，以待自消；久入不消，内溃成脓，即当弃药，从其针烙……"，而其《内消法（卷上）》云："初觉气血郁滞，皮肉结聚，肿而未溃，特可疏涤风热，通利脏腑一二行，徐次诸汤渫渍，即得内消矣。不然，则治之稍慢，毒热不散，反攻其内，致令脓血之聚也"；始有系统的论述用中药药液（如"浴毒汤"）渫渍患处的治疗方法。至此，渫法与渍法合为统一的复合治疗方法——渫渍法。外洗不仅仅是为了清洁创口，更是与湿敷配合，将中药汤剂的药效，持久作用于疮疡，集合了二者的优势。由此可知当时的渫渍法，主要用于肿疡初起未溃，而气血凝滞、毒邪壅盛之时，也可用于脓成针烙之后；总之，是取其消散、疏解、涤荡之功，相当于中医外科内治法中"消"的阶段。

金元以后，尤其是明清时期，渫渍逐渐成为中医外科外治法中不可或缺的门类，如：明代申拱宸在《外科启玄》中提出："故先贤所立补泄汗下针灸淋渫敷贴灸烙等法治之，盖取其合宜之用也"。其列举的外科内外主要治法中，包含淋、渫之法。清代顾世澄在《疡医大全》中总结了前人成就，将中医外治分为艾灸、针烙、刀针、砭石、敷药、神灯照、渫渍、熏消、汤洗等九大门类。其中，渫渍法作为重要的方法，独立于汤洗与敷药之外，有"渫渍法"及"渫渍门主方"两卷专门论述。

金元明清的历代医家，在总结前人经验的基础上，结合痈疽疮疡的发病机理、特点、证候，对溻渍法的治疗对象、使用时机、操作方法及注意事项等，有详细的阐述：明代梅南书屋《东垣十书》中引李东垣曰："夫溻法者，宣通行表，发散邪气，使疮内消也。盖汤水有荡涤之功。古人有论，疮肿初生一二日不退，即须用汤水淋射之。其在四肢者，溻渍之；其在腰背者，淋射之；其在下部委曲者，浴渍之；此谓疏导腠理，通调血脉，使之无凝滞也。"对溻渍法在肿疡未溃创面的使用，有较系统的论述。

明代陈文治所著的《疡科选粹·痈疽论治》中，"考刘涓子治痈疽法，痈之初起也……惟疏涤风热，通其脏腑，外用溻渍之法……"，说明溻渍法的使用时机，是针对邪气已聚之时。

清代蒋示吉在《医学说约》中记载，"……古人用药汤淋射，盖气血凝滞则为痈肿，得热则腠理通，经络畅，诚至理也。其法以药煎浓汤，疮在四肢者，则溻渍之，在腰腹者，则淋射之，下部者，则浴渍之，仍以净布蘸水，溻其患处，水凉再换，必数易而热始透也"。清代祁坤在《外科大成》中详细描述了溻渍法在已溃期和未溃期的操作要点，"如用药二两，以水二升煎升半，用布帛或棉蘸洗，稍凉再易之，日用三五次，甚者日夜不住，以肿消痛止为度。如已溃时及拔筒后，先去旧药，用方盘靠身于疮下放定，随用猪蹄汤以软绢淋洗疮上，并入孔内，轻手捺净内脓，庶败腐宿脓，随汤而出，以净为度。再以软帛叠七八重，勿令太干，带汤覆于疮上，两手轻盈旋按片时，帛温再换，如此洗按四五次。流通气血，解毒止疼，去瘀脱腐。此手功之要法，大疮不可缺也"。

在溻渍法的千百年实践中，诞生了众多经典方剂。主要有《刘涓子鬼遗方》及《太平圣惠方》记载的猪蹄汤，"升麻、甘草、芍药、蒴藋（以上各等份），每用药四两，水一斗，猪蹄一对，煮蹄软取出，次下药，再煎十沸，帛蘸淋溻之"。《圣济总录·淋溻条下》记载的溻肿升麻汤，"升麻、芒硝、黄芩、漏芦、栀子仁、蒴藋，每用药二两，水三升，煎十沸，帛蘸药溻渍肿处"。清·吴谦《医宗金鉴·外科心法要诀》，"肿与将溃者，俱用葱归溻肿汤烫洗。如阴证不起者，俱用艾茸汤敷法。如溃后，俱用猪蹄汤烫洗。用猪蹄汤者，以助肉之气而逐腐也。此涤洗之法，乃疡科之要药也"。《疡医大全》记载的"木香溻肿方"，治痈疽始发肿燃，憎寒热痛，"地黄汁（五合，如无，用生地黄五两以代之）、犀角、木香、升麻、射干、栀子仁、大黄、黄柏、黄芩、黄连、白蔹、炙甘草、朴硝、紫檀、羚羊角（一两），切碎和匀，每用药五两，水一斗，煎七升，入麝香五分，净帛蘸药，热溻肿上，日两三度，冷即更换"，等等。

上述众多方剂，主要分为两类，一类是治疗痈疽已经成形而未溃者，寒者热之、热者寒之，用以促进痈疽局限或消散；一类是治疗痈疽已经溃破，促进脓腐脱出，新肉生长。前者的代表方剂如漏肿升麻汤，后者的代表方剂如猪蹄汤类。采用中药，主要有清热解毒类如连翘、黄芩、大黄、黄柏、金银花等；芳香祛浊类如檀香、麝香等；活血化瘀行气类如当归、全蝎、蜈蚣、木香等；敛肌收口类如白蔹、甘草、猪蹄等，适用于痈疽初起、溃脓、收口各阶段。

漏渍法是中药湿敷和浸洗的组合，主要用于四肢疮疡（盖因其他部位，不方便浸渍）。漏渍法多用于疮疡初、中期之交，无论阳痈、阴疽，每于气滞血瘀或脓成已溃之时，取其涤荡、疏通之力，其作用，相当于内治法中"消"的阶段，用以祛邪，其主要作用，包括消肿祛瘀、清热解毒、涤荡污秽、祛腐生新等，也有小部分用于生肌收口阶段，相当于内治法的"补"法，需根据疮疡的具体证候辨证使用。近年来，漏渍法在总结古人经验的同时，也有了理论和应用上的进步。中药漏渍法是中医外科疮疡治疗的重要方法，具有鲜明的中医特色，随着疾病谱的改变，必将获得更广泛的临床应用。

（林欣潮）

第二章　理论基础

第一节　理论依据

中医外洗湿敷疗法是用药物煎汤在患部通过熏蒸、淋洗、药浴、渍渍等不同的方法，作用于患病局部，以清洁创口、祛除毒邪，从而达到治疗的目的，属于中医外治法的范畴。因此中医外洗湿敷疗法的理论依据仍然是在中医整体观和辨证论治原则的指导下进行的。中医的治疗方法分为内治和外治两大类，而中医外洗湿敷疗法作为中医外治法的一部分，其辨证论治与内科治疗方法类似，但其外治方法则为中医外科独有，因此临床应用也较为广泛。张景岳在《景岳全书》[1]中提到："凡痈毒焮肿，赤痛之甚者，虽内治之法，已具如前，然煎剂功缓，而痈疾难当者，必须外用敷药"，清代徐灵胎在《医学源流》中有云："外科之法，最重外治。"由此可见中医外洗湿敷疗法作为中医外治法是十分重要的治疗方法。

中医学自古以来都十分强调辨病和辨证，因此中医外洗湿敷疗法的正确使用必须具备扎实的理论知识。能否通过中医望、闻、问、切四诊的方法，取得准确完整的临床资料，对于中医正确的辨病辨证是十分重要的。阴阳是外科疾病辨证的总纲，在《外科正宗》《外科大成》《医宗金鉴》等文献中都有着重论述阴证、阳证的段落。所以后世医家将阴阳辨证放在八纲辨证的首位。其辨证重点在以局部症状为主，即局部辨证，但也不能孤立地以局部症状为依据，还要从整体出发，全面了解病人的病情。

对于外治法的运用同内治法一样，除了要正确地进行辨病辨证外，还要根据疾病不同的发展过程，选择不同的治疗方法。清代医家吴尚先在《理瀹骈文》中就提出过"外治之理，即内治之理，外治之药，即内治之药。所异者，法耳！"的著名论断。吴尚先认为"虽治在外，无殊治内"。而中医外洗湿敷疗法作为中医外治法的一部分，其发展也受到此理论依据的影响。早在《素问·阴阳应象大论》中就有关于中医外洗湿敷疗法的论述："其有邪者，渍形以为汗"，这是利用热汤沐浴发汗治疗疾病的先例。尽管疾病错综复杂，千变万化，就其病因而言，不外乎外感六淫、情志内伤、饮食不节、外伤、劳伤虚损等几方面，总能以阴阳来分析疾病的基本性质，中医外治法与内治法一样，是在整体观念和辨证论治的思想指导下，根据疾病的特点选择合适的药物并运用适当的方法进行治疗。《理瀹骈文》中也有所论述："病之所在，各有其位，各有其名，各有其形，按其位，循其名，核其形，就病以治病，皮肤隔而毛窍通。不见脏腑恰达脏腑也。"说明中医外洗湿敷疗法可以通过药物渗透皮肤，由经入脏，输布全身，直达病所，有补虚泻实、调和阴阳的功效，使人体的各种功能得以恢复正常。熏蒸疗法除了全身熏蒸外，还可对局部进行熏蒸治疗，对病变部位起到清热解毒、消肿止痛、祛风止痒、抗毒祛腐等作用。对某些感染疾病，药液通过与皮肤的接触，一方面可持续不断地给药，一方面可清除局部致病原与代谢产物，有利于更快地祛除疾病。东汉末年，张仲景著《伤寒杂病论》，将基础理论、药性理论和临床实践进行了结合，形成了一套较为完整的辨证论治体系。仲景在书中运用百合洗方和苦参汤进行局部洗浴治疗百合病和狐惑病，这就是临床运用的成功范例，为之后的中医外洗湿敷疗法的发展提供了理论基础。孙思邈在《千金方》中记载了许多中医外洗湿敷疗法，广泛应用中医外洗湿敷疗法以治疗妇科、儿科、五官科等疾病，例如坐浴法治疗尿路感染、阴道炎、痔疮等，洗目法治疗外障眼疾、刺痒多痂等，并为后世留下了大量外洗方剂，适应证十分广泛。《肘后备急方》[2]是葛洪择其《玉函方》中精要部分，以简、便、廉为特点而著成的著作。该书收录了魏晋南北朝时期急症诊治方法与经验，提出了中医外洗湿敷疗法主要应用在四肢及病症局部，以四肢更为多见。《素问·阳明脉解》就曾提出："四肢者，诸阳之本也。"《灵枢·终始》提出："阳受气于四末。"这些论述均提示四肢为人体阳气最为充盛之处，而阳气与四肢关系最为密切。

现代医家也对中医外洗湿敷疗法做了大量临床研究，并应用于各个领域，为中医外洗疗法的理论基础作出了一定的贡献。国内网站中通过搜索外洗、湿敷等关键词，发现每年对于中医外洗湿敷疗法的研究整体呈上升趋势，可以看出中医外洗湿敷疗法的应用范围在逐步扩大，中医外洗湿敷疗法在治疗外科疾病方面有很大的研究空间，但研究水平参差不齐，今后仍需要利用现代先进的科研手段，结合独特的外科局部辨证方法，更加深入的研究其治疗机理，更多地进行多中心、大样本、随机对照的临床研究。

综上所述，中医外洗湿敷疗法是一种在中医理论的指导下，随证配伍适当的中草药，或利用经机器煮沸后的蒸汽熏蒸局部，或使用中药煎汤取液进行全身或局部洗浴等外洗湿敷方法，以达到治疗疾病的目的。中医外洗湿敷疗法的应用范围十分广泛，大多应用在全身性疾病、皮肤病和局部病变，特别是在治疗局部病变上，有其他治疗方法不可比拟的优势。中医外洗湿敷疗法是一种透过皮肤、黏膜、经络进入人体内部，从而发挥治疗作用的疗法，它不仅避免了药物对胃肠道的刺激作用，也避免了消化系统对药物的分解作用，同时还减轻了药物对肝肾代谢的负担，从而提高了药物的疗效。在经过现代药理学的证实后，中医外洗湿敷疗法所用方药科学合理、疗效显著，且中医外洗湿敷疗法在结合现代发展的医疗技术后，因其操作简便、适应范围广泛、中断给药方便、患者普遍容易接受的特点，广泛地应用在内、外、妇、儿、男科等各领域中。

第二节　作用原理

中医外洗湿敷疗法的作用原理[3]主要是通过药物煎水或熏蒸或敷于患处，药物经肌肤毛窍、孔穴腠理，通经贯络作用于全身，从而达到疏通气血、软坚散结、祛风除湿等治疗的目的。而有些疾病在皮肤表面，外洗治疗是最直接的治疗方式。当然，"有诸内必形之于外"，内治外治结合才是全面的治疗方法，但局部的处理是必不可少的。中医外洗湿敷疗法作用原理早在元代齐德之的《外科精义》卷上就有所载："淋渍法，疮疡初生经一二日不退须用汤水淋射之。在四肢者，淋渍之。"并指出其作用原理"夫淋渍疮肿之法，宣通行表，发散邪气，使疮内消也。盖汤有荡涤之功……此调疏导腠理，通调血脉。使无凝滞也"。《理瀹骈文》中还提出："病之所在，各有其位，各有其名，各有其形，按其位，循其名，核其形，就病以治病，皮肤隔而毛窍通。不见脏腑恰达脏腑也。"徐灵胎："汤药不足尽病，人之疾病，由外入内，其流行于经络脏腑，必服药以驱之，若其病既有定所，在皮肤筋骨之间可按而得者，用汤浸之，闭塞其气，使药性从毛孔而入其腠理，通经贯络，或提而出之，或攻而散之，较服药尤有力。"进一步说明了中医外洗湿敷疗法的作用机理，其经肌肤毛窍、孔穴腠理，通经贯络，作用全身，从而达到从外而治的目的。通过结合现代药理的研究分析，中医外洗湿敷疗法作用原理主要通过以下三种途径。

透皮吸收原理：中药的作用离子通过角质层细胞膜渗透进入细胞内。大分子以及水溶性物质则通过毛孔、汗孔被吸收，通过表皮细胞间隙，渗透进入真皮层。

水合作用原理：皮肤湿度越高，角质层水合程度越高，其渗透和吸收能力也越强，药物活性、药物渗透性以及其扩散系数更强，有助于促进药物的吸收。

神经反射原理：在中药洗浴的外部作用下，神经末梢会由静止状态进入活动状态，从而通过调节神经系统的反射与传导，促进人体的神经、体液、免疫调节，以增强人体的免疫力。

由此可见，中医外洗湿敷疗法的作用原理是十分有特点的，药物可直接作用于皮肤、开通腠理，使药物直达病所。由表及里，内达脏腑。根据用药的不同，有温经散寒、发汗退热，祛风除湿、杀虫止痒，疏通经络、祛瘀生新，清热解毒、消肿止痛，调和气血、美容保健等功效。但药物外治的功效与内治有所区别，例如乳香、没药用于内治有活血止痛的作用，外用则有生肌长皮的作用。白芥子用于内治则有温肺化痰，散结止痛，外用则有发疱的作用，这点要加以区别。应根据疾病的病机正确地选择治法和方药，这样才能使疗效达到最好。中医外洗湿敷疗法在现代临床的应用有很多优势，因其操作简便、给药方便、患者易于接受等特点因此适用范围十分广泛。首先，从西医经皮理论来讲，中医外洗湿敷疗法[4]通过皮肤作用，可以避免肝脏的"首过效应"和胃肠道环境对药效的干扰和分解作用，能更稳定地使药进入血液，提高药物效果和生物利用度，相比之下能提高用药的安全性，降低药物的毒性和副作用，且对不适宜口服给药以及不愿打针与服药的人群来说，中医外洗湿敷疗法是一种更为方便的给药途径。其次，中医外洗湿敷疗法立足于中医基础理论，以经络和穴位为载体的通道并且直接作用于人体脏腑，不仅可以使药效更加直接，还可以直达病灶提高药物疗效。最后，渍法大多趁热使用，其温热作用使腠理疏松，提高皮肤对药物的渗透和吸收能力，有利于皮肤对药物的吸收的同时也利于病邪的外出。

第三节　应用范围

中医外洗湿敷疗法的应用范围是十分广泛的。周围血管疾病、肛肠科疾病、男科疾病、乳腺疾病、皮肤科疾病、骨科疾病、妇科疾病等都是其应用范围。

周围血管疾病是指发生于心、脑血管以外的血管疾病，可分为动脉病和静脉病。中医学上称周围血管为"筋脉"、"脉管"，故可以将周围血管疾病统称为"脉管病"。周围血管疾病中，例如静脉性溃疡、糖尿病足及溃疡、动脉硬化闭塞症等疾病都有中医外洗湿敷疗法的广泛应用。周围血管病虽然病因多端，或有寒湿热等外邪侵袭，或人体平素气血阴阳不足，但是基本所有的周围血管病都离不开血瘀这个病机。《素问·阴阳应象大论》中提到："血实宜决之"。《素问·至真要大论》提到："舒其血气，令其条达，而知和平"，由此可见，活血化瘀成为周围血管疾病的治则。此外，周围血管疾病的病因尚有遗传因素、冲任失调和禀性不足等，在我们临床辨证时亦不能忽视。在方药上经常配伍活血化瘀药物为主，还会随证搭配祛湿止痒等药物以及补益药物，或用熏蒸或用湿敷等疗法以治疗周围血管科的疾病。

肛肠科疾病是指发生于肛门直肠部位的疾病，其中痔疮、肛周脓肿、肛瘘等疾病都有中医外洗湿敷疗法的广泛应用。肛肠科疾病的致病因素很多，但常见的主要有风、湿、燥、热、气虚、血虚、血瘀等。所以为了确定正确的疗法和方药应全面地辨症状和部位，方药上常配伍活血化瘀、祛风止痒、消肿生肌的药物，或使用坐浴或使用湿敷等疗法，抑制肛周部位的多种致病菌与血小板聚集，减轻局部炎症，促进创面愈合，改善局部循环，促进血栓消散，在肛肠外科创面疼痛[5]的治疗上疗效显著。

　　男科疾病是指发生在男性生殖系统的疾病，中医学称男性生殖系统功能的外在表现为精窍。《素问·上古天真论》记载："肾者主水，受五脏六腑之精而藏之，故五脏盛乃能泄。"《素问·经脉别论》记载："饮入于胃，游溢精气，上输于脾，脾气散精，上归于肺，通调水道，下输膀胱。"由此可见，精窍由肾所主，但与其他脏腑的正常生理功能同样密切相关。男科疾病中，包皮龟头炎、阴囊湿疹、阴茎水肿等疾病都有中医外洗湿敷疗法的广泛应用。男科疾病的种类较多，证候表现也有所不同，大体上男科疾病常见的证候有湿热下注证、气血瘀滞证、痰浊凝结证和肾阳不足证等。在方药上常常配伍消肿止痛等药物，应用于临床表现为未成脓的疾病；或配伍祛湿消肿等药物，应用于临床上局部红肿破溃的疾病。

　　乳腺疾病是指发生在乳房部位的疾病，男女均可发病，但是临床上女性发病率远高于男性。在《妇科玉尺·妇女杂谈》就有记载："妇女之疾，关系最钜者，则莫如乳。"乳房位于胸前第二和第六肋水平之间，因此与经络的关系最为密切。乳腺疾病中，例如乳腺增生、哺乳期乳腺炎、肉芽肿性乳腺炎等疾病都有中医外洗湿敷疗法的广泛应用。乳腺疾病的临床辨证除了观察局部病变外，尚需结合全身症状，从而辨证求因、审因论治。临床上常见的乳腺疾病辨证分型为肝郁胃热、肝气郁结、肝肾不足及阴虚痰凝证。因此方药上经常搭配清热解毒、活血消肿的方药以治疗阳证的乳腺疾病，而搭配温阳化湿，消肿散结的方药以治疗临床表现为阴证的乳腺疾病。

　　中医皮肤科在传统上属于中医外科的范畴，中医皮肤科学是以中医学的理论和方法研究皮肤和皮肤附属器官的一门学科。清·祁坤《外科大成》、许克昌《外科证治全书》和吴谦《医宗金鉴·外科心法要诀》记载的皮肤病病种广泛，从症状、病因病机、辨证论治到内治和外治的治疗方法论述详尽，是我们学习研究中医皮肤性病学的重要文献，所以如皮科疾病中的湿疹、皮肤瘙痒症、脂溢性皮炎等疾病都有中医外洗湿敷疗法的广泛应用。中医外洗湿敷疗法作为中医的特色及优势疗法，最近几年在临床上治疗皮肤科疾病方面取得了很大成就，湿敷、擦涂、药浴等多种疗法均取得良好的疗效，在临床上具有很大的发展空间。《医宗金鉴》

曰："软帛迭七、八重，蘸汤勿令大干，覆于疮上，两手轻按片时，帛温再换，如此再按四五次"。这种方法有消炎止痒、抑制渗出、收敛等作用。结果表明，中医外洗湿敷疗法[6]可以改善局部血管通透性，麻痹神经末梢，调节自主神经功能，增强细胞免疫功能，从而治疗皮肤疾病。在方药上需要随证配伍中药，配伍止痒消痈等药物，应用于治疗临床表现为脱屑和干燥的皮肤疾病；而配伍燥湿止痒等药物，可应用于临床表现为局部多汗的皮肤病。但是在使用中医外洗湿敷疗法时，要注意皮肤病的外用药物使用原则，即根据皮损的表现来选择适当的方药和治疗方法。

骨科疾病是指骨关节及其周围筋肉损伤的疾病。中医骨伤学科历史悠久，古属"疡医"范畴，又称"接骨""正骨""正体""伤科"等。骨科疾病中，例如骨关节炎、四肢骨折、筋伤等疾病都有中医外洗湿敷疗法的广泛应用。对于骨伤疾病的病因来说，主要分为外因和内因，其中最为主要的外因是外力损伤。病机上以气滞血瘀、气虚血虚、肾精不足、肝失调畅和脾不健运为主。方药上常以行气活血的药物为主，随证搭配其他药物，通过使用湿敷熏洗等方法，以达到疏松关节筋络、疏导腠理、流通气血、活血止痛的作用来治疗骨科疾病。

妇科疾病是指妇女特有的一系列疾病。由于妇女有胞宫等特殊的生殖器官和月经、带下、妊娠、产褥等特殊的生理，因此会出现相应的妇女特有的疾病。《医宗金鉴·妇科心法要诀》中概括为："男妇两科同一治，所异调经崩带癥，嗣育胎前并产后，前阴乳疾不相同。"而妇科疾病的主要病机最终或直接或间接损伤冲任督带、胞宫，才会导致妇科疾病的发生。方药上常配伍清热解毒、行气活血、温经散寒的药物，或使用坐浴或冲洗贴敷等方法治疗妇科疾病。

由此可见中医外洗湿敷疗法的应用范围非常广泛，一些其他的疾病例如痛风中也有中医外洗湿敷疗法的使用。但是对于中医外洗湿敷疗法的使用要根据疾病所在的部位不同，以及病程发展的变化选择所需的疗法和方药。这是中医外洗湿敷疗法的使用原则。

[参考文献]

[1]张景岳.张景岳医学全书[M].北京：中国中医药出版社，1999：309.

[2]全喜.试论葛洪《肘后备急方》的药剂学成就[J].中成药，1996，18（3）：40.

[3]李治牢，王志坚.中药溻渍法在皮肤病中的应用[J].陕西中医函授，1994，12（6）：31-32.

［4］韩建伟.《理瀹骈文》中关于中药透皮吸收的理论和认识［J］. 湖北中医杂志，2006，28（10）：14-15.

［5］胡允东. 中药熏洗坐浴对肛肠外科术后创缘水肿疼痛的效果观察［J］. 名医，2018（11）：66.

［6］章斌，李萍. 溻渍疗法及其在慢性湿疹治疗中的应用［J］. 中医学报，2016（2）：289-293.

（李友山）

技法篇

第一章　操作基础知识

第一节　常用剂型

中药水煎剂：以水为溶媒，将中草药浸泡或煎煮，使药物溶解在水中，通过熏蒸、熏洗、淋洗、溻渍等方法使药效直达病所。通过外治方法起到清热解毒、利湿消肿，肿疡内消，收束肿毒、成脓排出，消毒杀菌、祛腐生肌，生肌收口、加速创面愈合；通经活络，行气止痛，祛风祛湿止痒等功效。

第二节　常用方法

一、熏蒸

中药熏蒸方法是在中医药基础理论指导下，应用中草药煮沸后所产生药液的蒸汽来熏蒸全身或局部的方法。药物熏蒸是通过中药药效和热蒸汽共同作用于患部，熏蒸局部皮肤，持续一段时间后局部皮肤毛孔张开，促进局部的血液循环，局部微血管扩张，从而使药物的有效成分逐渐挥发、渗透到皮肤、皮下组织、肌肉、骨质深部，并随着血液流动使药效循环由局部到全身，最终达到缓解疼痛、疏通经络、改善症状的目的。早在《黄帝内经》提出："其有邪者，渍形以为汗"，渍形为熏蒸疗法，记载应用椒、姜、桂和酒煮沸熏蒸治疗痹证，沿用至今。熏蒸疗法最早记载于医学专著《五十二病方》，对于中药煎煮后热药蒸汽熏蒸治疗疾病提出明确指导，其中熏蒸洗浴八方分别记载了用熏蒸治疗烧伤、痔瘘、毒虫咬伤等多种疾病。张仲景《金匮要略》中大量记载熏蒸疗法治疗疾病，并提到该法具有简、验、便、廉的特点。《史记·扁鹊仓公列传》首次记载了熏蒸医案，孙思邈《千金要方》中将熏蒸疗法分为烟熏法、气熏法、淋洗法，并加以病例详述。《太平圣惠方》记载熏蒸方160余首，大力推动了熏蒸疗法的发展。熏蒸疗法在历代医家经验应用基础上，现代应用范围逐渐扩大，在骨科、外科、妇科、男科、皮肤科等多种领域的疾病中均有应用。

二、熏洗

熏洗法属于中医外科治法的范围，古人将熏洗法分为熏法、熨法、淋渍法，熏洗法即为中草药煎出药液，趁热熏洗患处，药液通过熏蒸将局部皮肤毛孔张开，增加局部血液循环，药液直接接触患处，使药效直达病所，药效力捷。熏洗法在外科治疗中可以起到疏通气血、解毒通络、温通经络、祛湿止痒杀虫等效果。

三、淋洗

淋洗是将药物加水煎汤，过滤去渣后，趁热倒入小喷壶内，不断地淋洗患处，或用无菌纱布蘸取药液淋洗患处。淋洗方法多用于已破溃疖、痈脓出或局部感染、皮肤溃疡的创面，尤适用于腹部及腰背部者。淋洗并轻按伤口周围使脓液流出，淋洗干净，适用于疖、痈、急性蜂窝织炎慢性溃疡等脓成已溃创面。

四、淋渍

淋渍是中医外科传统外治法中治疗痈疽疮疡的重要方法之一，淋，即为湿敷，指用中药药液浸于药棉或药布后，敷于患处；渍即为浸渍，指用中药药液直接浸渍局部。淋法最早记载于东晋南北朝陈延之《小品方》，其中记述了应用升麻膏、黄芪膏外敷治疗缓疽。渍法，最早记载于南朝龚庆宣《刘涓子鬼遗方·痈疽发病论》："夫痈坏后有恶肉者，以猪蹄汤洗其秽……"。淋渍的应用在古籍《外科大成》记载："如用药二两，以水二升煎升半，用布帛或棉蘸洗，稍凉再易之，日用三五次，甚者日夜不住，以肿消痛止为度，如已溃时及拔筒后，先去旧药……"详细记载了淋渍法对于已溃、未溃的用法。淋渍法可使药物通过局部皮肤作用于全身，在外科治疗中具有清热解毒，利湿消肿，温通经脉，活血通络等功效。

第三节 常用药物

一、清热药

1. 黄柏

性寒，味苦，入肾、膀胱、大肠经，功效：清热燥湿，泻火解毒，除骨蒸热。主治：湿热带下，热淋涩痛；湿热泻痢，黄疸；湿热脚气，痿证；骨蒸劳热，盗汗，遗精；疮疡肿毒等。药理作用：本品具有抗病原微生物作用，对金黄色葡萄球菌、溶血性链球菌等多种致病细菌有抑制作用。外用治疗疮疡肿毒，湿疹瘙痒，如《痈疽神验秘方》二黄散以黄柏配伍大黄为末，醋调外搽以治疗疮疡肿毒；黄柏配伍荆芥、苦参、白鲜皮等外用治疗湿疹瘙痒。

2. 栀子

性寒，味苦，入心、肺、三焦经，功效：泻热除烦，清热利湿，凉血解毒。主治：热病心烦，湿热黄疸，血淋涩痛，血热吐衄，目赤肿痛，火毒疮疡。药理作用：对金黄色葡萄球菌、卡他球菌等有抑制作用，其水浸液在体外对多种皮肤真菌有抑制作用。外用治疗：火毒疮疡。

3. 大黄

性寒，味苦，入脾、胃、大肠、肝、心包经，功效：泻下攻积，清热泻火，凉血解毒，逐瘀通经。主治：积滞便秘，血热吐衄、目赤咽肿，热毒疮疡、烧烫伤，瘀血诸证，湿热痢疾、黄疸、淋证。药理作用：大黄具有抗感染作用，对多种革兰阳性和阴性细菌具有抑制作用。外用治疗热毒疮疡，瘀血诸证。

4. 黄芩

性寒，味苦，入肺、胆、脾、胃、大肠、小肠经，功效：清热燥湿，泻火解毒，止血，安胎。主治：湿温、暑湿，胸闷呕恶，湿热痞满，黄疸泻痢；肺热咳嗽、高热烦渴；血热吐衄；痈肿疮疡；胎动不安。药理作用：黄芩煎剂在体外对痢疾杆菌、绿脓杆菌、变性杆菌、金黄色葡萄球菌、溶血性链球菌、霍乱弧菌等有不同程度的抑制作用。外用治疗：痈肿疮毒。

5. 白花蛇舌草

性寒，味微苦、甘，入胃、大肠、小肠经，功效：清热解毒，利湿通淋。主治：痈肿疮毒、咽喉肿痛、毒蛇咬伤，热淋涩痛。药理作用：白花蛇舌草在体外对金黄色葡萄球菌和痢疾杆菌有抑制作用。外用治疗痈肿疮毒。

6. 天花粉

性微寒，味甘、微苦，入肺、胃经，功效：清热泻火、生津止渴、消肿排脓。主治：热病烦渴，肺热燥咳，内热消渴，疮疡肿毒。药理作用：天花粉煎剂对溶血性链球菌等有一定的抑制作用。外用治疗：疮疡肿毒。

7. 马齿苋

性寒，味酸，入肝、大肠经，功效：清热解毒，凉血止血，止痢。主治：热毒血痢，热毒疮疡，崩漏、便血。药理作用：本品乙醇提取物及水煎液对痢疾杆菌有显著的抑制作用，对大肠杆菌、伤寒杆菌、金黄色葡萄球菌、杜盎小芽孢癣菌有抑制作用。外用治疗：热毒疮疡，丹毒肿痛，本品可单用煎汤外洗，或以鲜品捣烂外敷，《医宗金鉴》记载马齿苋膏，或与其他清热解毒药物配伍外洗、溻渍使用。

8. 金银花

性寒，味甘，入肺、心、胃经，功效：清热解毒，疏散风热。主治：痈肿疔疮，外感风热、温病初起，热毒血痢。药理作用：金银花煎剂能促进白细胞的吞噬作用，有明显的抗炎和解热作用。外用：痈肿疔疮，气虚疮疡脓液清稀者忌用。

9. 野菊花

性微寒，味苦、辛，入肝、心经，功效：清热解毒。主治：痈疽疔疮、咽喉肿痛，目赤肿痛、头痛眩晕。药理作用：野菊花具有抗病原微生物作用，对金黄色葡萄球菌、白喉杆菌、痢疾杆菌、疱疹病毒等有抑制作用，具有显著的抗炎作用，其挥发油对化学性致炎因子引起的炎症作用强，水提物对异性蛋白致炎因子引起的炎症作用较好。外用：痈疽疔疮。

10. 玄参

性微寒，味甘、苦、咸，入肺、胃、肾经，功效：清热凉血，泻火解毒，滋阴。主治：温邪入营，内陷心包，温毒发斑，热病伤阴，津伤便秘，骨蒸劳嗽，目赤咽痛，瘰疬，白喉，痈肿疮毒。药理作用：玄参对金黄色葡萄球菌、白喉杆菌、伤寒杆菌、乙型溶血性链球菌、绿脓杆菌、福氏痢疾杆菌、大肠杆菌、须发癣菌、絮状表皮癣菌、羊毛状小芽孢菌和星形努卡菌均有抑制作用，具有抗炎作用。外用：痈肿疮毒，下肢痹证。

二、活血止痛药

1. 川芎

性温，味辛，入肝、胆、心包经，功效：活血行气，祛风止痛。主治：血瘀气滞痛证：胸痹心痛，胁痛，跌仆损伤，瘀肿疼痛，血瘀经闭、痛经，产后恶露不下，月经不调；头痛等。药理作用：能够增加肢体血流量，改善微循环；降低血小板表面活性，抑制血小板聚集，预防血栓形成；川芎所含阿魏酸的中性成分小剂量促进、大剂量抑制子宫平滑肌；可加速骨折局部血肿的吸收，促进骨痂形成；能抑制多种杆菌。外用：瘀血痹痛诸证。

2. 延胡索

性温，味辛、苦，入心、肝、脾经，功效：活血，行气，止痛。主治：气血瘀滞痛证，如胸痹心痛，胃痛，气滞血瘀之痛经、月经不调、产后瘀滞腹痛，跌打损伤、瘀肿疼痛，风湿痹痛。药理作用：延胡索主要成分延胡索乙素具有显著的镇痛作用；可以扩张外周血管，抗溃疡等作用。外用：妇科、骨科、外科气血瘀滞痹痛诸证。

3. 乳香

性温，味辛、苦，入心、肝、脾经，功效：活血行气止痛，消肿生肌。主治：跌打损伤，疮疡肿痛，气滞血瘀痛证，如胃脘疼痛，胸痹心痛，痛经、经闭、产后瘀阻腹痛，风寒湿痹，肢体麻木疼痛等，行气伸筋力强，治疗痹证多用。药理作用：乳香具有镇痛、消炎、升高白细胞等作用，能加速炎症渗出排泄，促进伤口愈合等。外用：跌打损伤，疮疡肿毒，痈疽、瘰疬、痰核、疮疡溃疡、久不收口，妇科痛经、经闭、产后瘀阻腹痛，肢体麻木疼痛等。

4. 没药

性平，味辛、苦，入心、肝、脾经，功效：活血止痛，消肿生肌。主治：跌打损伤、瘀滞肿痛，痈疽肿痛，疮疡溃后久不收口及一切瘀滞痛证，活血化瘀力强。药理作用：没药主要成分含油脂部分具有防止动脉内膜粥样硬化斑块形成的作用，水浸剂对多种真菌有抑制作用，挥发油能轻度抑制霉菌等。外用：跌打损伤、痈疽肿痛、疮疡溃后久不收口，瘀滞痹痛等。

5. 姜黄

性温，味辛、苦，入肝、脾经，功效：活血行气，通经止痛。主治：气滞血瘀痛证，如胸阳不振，心脉闭阻之心胸痛，肝胃气滞寒凝之胸胁痛，气滞血瘀之痛经、经闭、产后腹痛，跌打损伤，瘀肿疼痛；风湿痹痛，尤长于行肢臂而除痹痛，牙龈肿痛，疮疡痈肿，皮癣痛痒。药理作用：姜黄所含主要有效成分姜黄素能抑制血小板聚集，降低血浆黏度和全血黏度，抗炎作用，对细菌有抑制作用，其挥发油对真菌有强力的抑制作用。外用：妇科气滞血瘀痛证、月经不调，疮疡痈肿，四肢痹痛等。

三、活血调经药

1. 丹参

性微寒，味苦，入心、心包、肝经，功效：活血调经，祛瘀止痛，凉血消痈，除烦安神。主治：月经不调、闭经痛经、产后瘀滞腹痛，血瘀心痛、脘腹疼痛，跌打损伤，风湿痹证，疮痈肿毒，热病烦躁神昏、心悸失眠。药理作用：改善微循环，促进血液流速，能改善血液流变性，降低血液黏度，抑制血小板聚集和凝血功能，激活纤溶，对抗血栓形成，抑制动脉粥样硬化斑块的形成，能促进骨折和皮肤切口的愈合，有镇痛作用，具有抗炎、抗过敏作用，对金黄色葡萄球菌、多种杆菌等有抑制作用。外用：妇科瘀滞痹痛，跌打损伤，风湿痹证，疮痈肿毒等。

2. 红花

性温、味辛，入心、肝经。功效：活血通经，祛瘀止痛。主治：血滞经闭、痛经、产后瘀滞腹痛，胸痹心痛、血瘀腹痛、胁痛，跌打损伤、瘀滞肿痛、瘀滞斑疹色暗等。药理研究证实，红花水提取物及红花水溶性混合物–红花黄色素，有增加冠脉血流量及心肌营养性血流量作用、抗凝作用等。外科常用于：疮痈肿痛；跌仆伤痛；麻疹夹斑，透发不畅等病证。

3. 桃仁

性平，味苦、甘，有小毒。入心、肝、大肠经，功效：活血祛瘀，润肠通便，止咳平喘。主治：瘀血阻滞诸证，如瘀血经闭、痛经，瘀血日久之癥瘕痞块，跌打损伤，瘀肿疼痛；肺痈、肠痈，肠燥便秘，咳嗽气喘。药理作用：桃仁煎剂对体外血栓有抑制作用，水煎液有促纤溶作用，水煎剂及提取物有镇痛、抗炎、抗菌、抗过敏作用。外用：妇科瘀血经闭、痛经，跌打损伤，瘀肿疼痛。

4. 牛膝

性平，味苦、甘、酸，入肝、肾经，功效：活血通经，补肝肾，强筋骨，利水通淋，引火（血）下行。主治：瘀血阻滞经闭、痛经、经行腹痛、胞衣不下，跌打伤痛；腰膝酸痛，下肢痿软；淋证，水肿，小便不利；头痛，眩晕，齿痛，口舌生疮，吐血，衄血等。药理作用：牛膝总皂苷对子宫平滑肌有明显的兴奋作用，怀牛膝能降低全血黏度、血细胞比容、红细胞聚集指数，并有抗凝作用，牛膝具有抗炎、镇痛作用。外用：跌打伤痛，瘀血痹证等。

5. 鸡血藤

性温，味苦、微甘，入肝、肾经，功效：行血补血，调经，舒筋活络。主治：月经不调，痛经，闭经，风湿痹痛，手足麻木，肢体瘫痪，血虚不养筋之肢体麻木及血虚萎黄等。药理作用：鸡血藤具有抗动脉粥样硬化病变，抗炎，镇痛，并能够降低血管阻力，对血小板聚集具有明显抑制作用。外用：妇科月经不调、痛经、闭经，风湿痹痛，肢体麻木。

6. 苏木

性平，味甘、咸、辛，入心、肝经，功效：活血疗伤，祛瘀通经。主治：跌打损伤，骨折筋伤，瘀滞肿痛，血滞经闭，产后瘀阻腹痛，痛经，心腹疼痛，痈肿疮毒等。药理作用：苏木能够促进微循环，抑制血小板聚集，对金黄色葡萄球菌、伤寒杆菌有抑制作用。

四、祛湿药

1. 苍术

性温，味辛、苦，入脾、胃、肝经，功效：燥湿健脾，祛风散寒。主治：湿阻中焦证，如脘腹胀闷，痰饮，水肿，湿热或暑湿证，风湿痹证，如湿热痹痛，湿热痿证，湿浊带下，湿疮，湿疹，风寒挟湿表证，夜盲症及眼目干涩。外用：湿疹、湿疮、下肢水肿、风湿痹证。

2. 土茯苓

性平，味甘、淡，入肝、胃经，功效：解毒，除湿，通利关节。主治：杨梅毒疮，肢体拘挛，淋浊带下，湿疹瘙痒，痈肿疮毒。药理作用：镇痛，对于金黄色葡萄球菌、溶血性链球菌、大肠杆菌、绿脓杆菌等均有抑制作用。外用：肢体拘挛，湿疹瘙痒，痈肿疮毒等。

3. 桑枝

性平，味微苦，入肝经，功效：祛风湿，利关节。主治：风湿痹证，如风湿热痹，肩痹，关节酸痛麻木，风毒攻手足疼痛，皮肤不仁等。药理作用：具有较强的抗炎活性。外用：筋骨酸痛，四肢麻木，皮疹瘙痒等。

4. 伸筋草

性温，味微苦，辛，入肝经，功效：祛风湿，舒筋活络。主治：风寒湿痹，关节酸痛，屈伸不利，肢软麻木，跌打损伤，瘀肿疼痛。药理作用：伸筋草具有明显的镇痛作用。外用：伸筋草入肝经尤善通经络，风湿痹痛，关节屈伸不利，肢体麻木等。

5. 威灵仙

性温，味辛、咸，入膀胱经，功效：祛风湿，通络止痛，消骨鲠。主治：风湿痹证，如肢体麻木，筋脉拘挛，屈伸不利，风寒腰背疼痛，骨鲠咽喉等。药理作用：威灵仙可镇痛，对革兰阳性及阴性菌和真菌都有较强的抑制作用。外用：风湿痹证所引起的肢体麻木，腰背疼痛等。

6. 老鹳草

性平，味辛、苦，入肝、肾、脾经，功效：祛风湿，通经络，清热毒，止泻痢。主治：风湿痹证，如肢体麻木拘挛，筋骨酸痛；泄泻；痢疾；湿毒蕴结之痈疔疮疖；湿疹；水火烫伤。药理作用：有明显的抗炎、抑制免疫和镇痛作用，对金黄色葡萄球菌及痢疾杆菌有明显的抑制作用。外用：诸风皮肤发痒，诸疮肿毒，湿疹，水火烫伤等。

五、祛湿止痒药

1. 蛇床子

性温，味辛、苦，有小毒，入肾经，功效：杀虫止痒，燥湿祛风，温肾壮阳。主治：阴部湿痒，湿疹，疥癣；寒湿带下，湿痹腰痛；肾虚阳痿，宫冷不孕。药理作用：对耐药性金黄色葡萄球菌、绿脓杆菌及皮肤癣菌有抑制作用，有抗炎、镇痛作用。外用：湿疮、湿疹、阴痒、带下，疥癣等。

2. 苦参

性寒，味苦，入心、肝、胃、大肠、膀胱经，功效：清热燥湿，杀虫，利尿。主治：湿热泻痢，便血，黄疸，痔漏出血等，湿热带下，阴肿阴痒，湿疹湿疮，皮肤瘙痒，疥癣，湿热小便不利。药理作用：苦参对结核杆菌、痢疾杆菌、金黄色葡萄球菌、大肠杆菌等均有抑制作用，对多种皮肤真菌也有抑制作用，具有抗炎、抗过敏等作用。外用：湿热带下、阴肿阴痒，湿疹、湿疮，皮肤瘙痒，风疹瘙痒，疥癣等。

3. 地肤子

性寒，味辛、苦，入肾、膀胱经，功效：利尿通淋，清热利湿，止痒。主治：淋证，膀胱湿热，小便不利，淋沥涩痛之证，阴痒带下，风疹，湿疹，下焦湿热，外阴湿痒，湿热带下。药理作用：地肤子对许兰黄癣菌、奥杜益小芽孢癣菌、铁锈色小芽孢癣菌等多种皮肤真菌具有抑制作用，抑制单核巨噬系统的吞噬功能及迟发型超敏反应。外用：淋证，膀胱湿热，阴痒带下，风疹，湿疹，下焦湿热，外阴湿痒，下肢肿胀等。

4. 白鲜皮

性寒，味苦，入脾、胃、膀胱经，功效：清热燥湿，祛风解毒。主治：湿热疮毒、肌肤溃烂、黄水淋漓，湿疹，风疹，疥癣，湿热黄疸，风湿热痹之黄疸、尿赤、关节红肿热痛者。药理作用；对堇色毛癣菌、同心性毛癣菌、许兰黄癣菌、奥杜益小芽孢癣菌、铁锈色小芽孢癣菌、羊毛状小芽孢癣菌、腹股沟表皮癣菌、星形努卡菌等多种致病真菌有不同程度的抑制作用。外用：湿热疮毒，湿疹，风疹，疥癣等。

第四节 应用原则

一、常规外用洗剂时应在自然光线充足的换药室进行，换药室需在外用法应用前后进行清洁和消毒。

二、应用外用洗剂时应戴好工作帽、口罩，清洗并消毒双手，戴好无菌手套。

三、应该对局部进行清洁。

四、局部外用洗剂，应该严格控制温度，不同疾病对于外用洗剂的温度具有明确的要求。

五、外用洗剂时动作轻柔，如有创面，应该轻轻揭下包扎敷料，勿强行剥离，以免引起创面疼痛加重及出血。

六、应用外用法之后对局部进行彻底的干燥擦拭。

七、对于有创面的患者，应用外用法之后进行外科换药处理。

八、外用药物应根据局部辨证随时调整外用洗剂方法及用药。

第五节 其 他

一、外用清热类药物期间，应尽量避免辛辣刺激等饮食。

二、避免局部使用强酸、强碱及刺激性强、脱脂类强的洗涤用品。

三、忌水温过高烫洗和过度挠抓。

四、注意保持皮肤清洁、干燥。

（贾 慧）

第二章 操作注意事项

第一节 中药熏蒸

中药熏蒸：指将配置好的中药材煮沸后，利用其散发的蒸汽对患处局部进行熏蒸的治疗方法，以达到祛风除湿、舒筋活血、散瘀止痛、温经通络等功效。见图1、图2。

一、注意事项

1. 中药熏蒸过程中应注意观察患者有无红肿、疼痛，有无水疱、皮疹、皮肤瘙痒等严重过敏反应，有无恶心、呕吐、胸闷、气促、心跳加速等不适，严防出汗虚脱或头晕，若有不适，立即停止熏蒸。

2. 保持熏蒸室环境安静、舒适，配置取暖设备，保持空气流通，室温以22℃~26℃为宜。

3. 根据患者病情、年龄、耐热程度，随时调节治疗温度，一般温度以38℃~55℃为宜，局部熏蒸可视情况增加，防止烫伤。

4. 中药熏蒸时间每次不宜超过半小时。

5. 注意使用屏风遮挡，注意保护病人隐私。

6. 老人和小孩治疗过程中应有专人陪护。

7. 冬季注意保暖，暴露部位尽量加盖衣被。夏季注意避风，以防感冒及加重病情，熏蒸后半小时切勿接触冷水或洗澡。

8. 有创面部位进行中药熏蒸时，应先揭去敷料，熏蒸完毕后，更换敷料，重新包扎。

9. 熏蒸物品需清洁消毒，用具一人一份一消毒，避免交叉感染。

二、禁忌证

1. 严重高血压、心脏病、皮肤过敏、急性脑出血、重度贫血、动脉硬化闭塞症等患者。

2. 饭前饭后半小时内、饥饿、过度疲劳。

3. 妇女妊娠及月经期。

4. 年龄过大或体质极度虚弱的患者。

5. 对药物成分过敏患者。

6. 急性传染病。

三、异常反应及处理

1. 虚脱

处理：观察患者是否出现头晕、乏力、心慌等虚脱症状，一旦出现不良反应，立即停止熏蒸治疗，轻者多喝水，重者给予静脉补液。

2. 过敏或烫伤

处理：若患者出现皮肤瘙痒、皮疹等药物过敏情况，应立即停止熏蒸治疗并通知医生，根据皮肤情况遵医嘱涂抹抗过敏药膏；如患者不慎出现烫伤，应立即停止治疗并给予烫伤膏或地榆油纱条覆盖，保持局部皮肤干燥，避免潮湿。

操作流程：

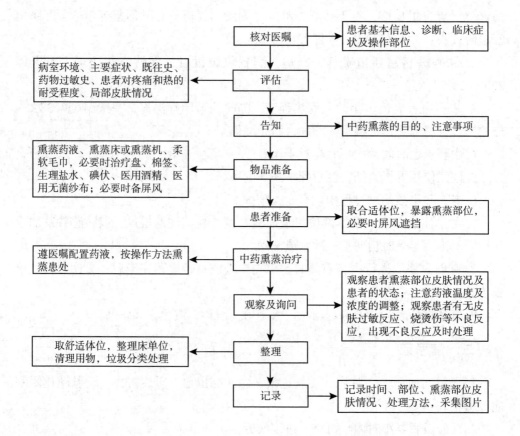

第二节　中药熏洗

中药熏洗：是指利用中药煎汤后趁热在皮肤或患处进行熏蒸、淋洗的治疗方法，此疗法是借助药力和热力，通过皮肤、黏膜作用于肌体，促进血管扩张及血液循环，继而改善局部及全身的组织营养、代谢，调节局部及全身神经、肌肉、器官的功能，从而达到预防和治疗疾病的目的。见图3。

一、注意事项

1. 中药熏洗过程中应注意观察患者有无红肿、疼痛，有无水疱、皮疹、皮肤瘙痒等严重过敏反应，有无恶心、呕吐、胸闷、气促、心跳加速等不适，严防出汗虚脱或头晕，若有不适，立即停止熏洗。

2. 保持熏洗室环境安静、舒适，配置取暖设备，保持空气流通，室温以22℃~26℃为宜。

3. 根据患者病情、年龄、耐热程度，随时调节治疗温度，一般温度以38℃~42℃为宜，防止烫伤。中药熏洗时间每次不宜超过半小时。

4. 注意使用屏风遮挡，注意保护病人隐私。

5. 冬季注意保暖，暴露部位尽量加盖衣被。夏季注意避风，以防感冒及加重病情。

6. 有创面部位进行中药熏洗时，应先揭去敷料，熏洗完毕后，更换敷料，重新包扎。

7. 熏洗物品需清洁消毒，用具一人一份一消毒，避免交叉感染。

二、禁忌证

1. 发热、急性炎症、昏迷、皮肤化脓破溃的患者，精神病患者，恶性肿瘤、有出血倾向、严重心脏病、哮喘发作的患者严禁中药熏洗。

2. 患者不宜空腹及进餐前后半小时内进行中药熏洗。

3. 年老、体质虚弱、水肿的患者不可单独熏洗，且熏洗的时间不宜过长，以防虚脱，熏洗后应静卧休息半小时。

4. 中药熏洗时忌同时应用肥皂或其他浴液，以免影响药效。

5. 妇女妊娠及月经期。

三、异常反应及处理

1. 虚脱

处理：观察患者是否出现头晕、乏力、心慌等虚脱症状，一旦出现不良反应，立即停止熏洗治疗，轻者多喝水，重者给予静脉补液。

2. 过敏或烫伤

处理：若患者出现皮肤瘙痒、皮疹等药物过敏情况，应立即停止熏洗治疗并通知医生，根据皮肤情况遵医嘱涂抹抗过敏药膏；如患者不慎出现烫伤，应立即停止治疗并给予烫伤膏或地榆油纱条覆盖，保持局部皮肤干燥，避免潮湿。

操作流程：

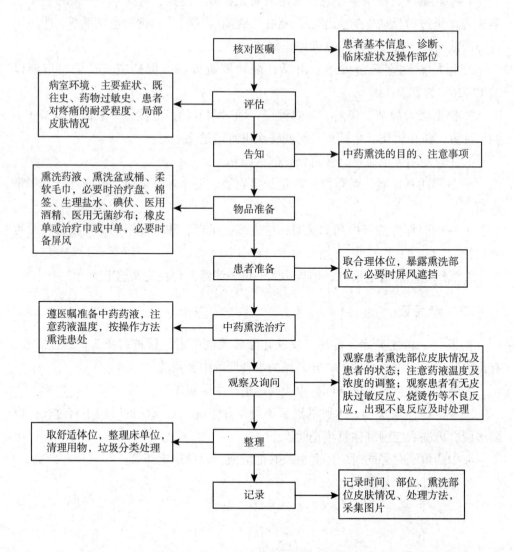

第三节 溻渍疗法

溻渍疗法，包含溻法和渍法，溻法，又称湿敷，是以含有中药药液的纱布或棉絮敷于患处，与普通的敷药法不同，后者多指用膏药、软膏或散剂；渍法，相当于泡洗和浸渍，是指用中药药液直接浸渍患部。溻渍法主要是通过物理作用湿敷、淋洗、浸泡患处，使药液经肌肤毛窍、经络、穴位、腠理等部位发挥药效作用以达到治疗目的的方法。见图4、图5。

一、注意事项

1. 溻渍治疗前应先用温水清洗溻渍部位，必要时可选择医用酒精、盐水或碘伏予以消毒处理，若患者有皮肤过敏，或患处具有皮损、溃烂或水疱等情况，一般禁止采用中药溻渍疗法，或在用药前进行详细评估。

2. 溻法应均匀涂抹于药垫或医用纱布上（或将药渣等过滤完全），避免中药残渣或颗粒物对皮肤产生直接刺激。纱布或药垫、脱脂棉等的厚薄应适中，可根据患病部位及溻渍药液进行相应调整。一般敷贴面积大于患处边缘$1\sim2cm^2$，并在外层覆盖保鲜膜，维持药液湿度，减少污染。

3. 渍法过程中应注意观察患者皮肤有无红肿、疼痛，有无水疱、皮疹、皮肤瘙痒等严重过敏反应，有无恶心、呕吐、胸闷、气促、心跳加速等不适，严防出汗虚脱或头晕，若有不适，立即停止渍法。

4. 贴敷部位24小时内应避免使用刺激性物质或冷水擦洗，皮肤微微出现红晕、发痒及微热等均属正常现象。热溻疗法时需控制好溻渍温度，如同时使用理疗仪器需调整好仪器如红外线灯或TDP仪与患处皮肤间的距离，一般以$20\sim30cm$为最佳距离，避免烫伤患者皮肤。

5. 皮肤科患者在治疗期间应尽量避免穿紧身衣，以免对患病部位摩擦挤压，导致皮损或水疱等情况发生，影响疗效。

二、禁忌证

1. 患处出现糜烂、溃疡、水疱和化脓等状况应慎用中药溻渍疗法；

2. 对中药溻渍疗法过敏或患者皮肤有破损者应禁用；

3. 对于辨证为热证、阳证的治疗禁用热溻法；对寒证、阴证的治疗禁用冷溻法；对于盆腔炎患者，处于月经期间女性，一般暂停溻渍给药，错开经期后，再行使用。

4. 年老、体质虚弱、水肿的患者不可单独使用溻渍疗法，且渍法的时间不宜过长，以防虚脱。

三、异常反应及处理

1. 皮肤过敏反应

溻渍治疗中时刻监测患者情况，以免局部或全身出现过敏现象，如湿疹、水疱、瘙痒等，如有异常即刻停用。溻渍过程可能会出现皮肤瘙痒、微热、刺痛感、烧灼感等，挠抓瘙痒处易使皮肤破损，产生交叉感染，一般轻者可自行恢复，重者需在医师指导下口服抗过敏药或外涂抗过敏药膏。

2. 烧烫伤

若溻渍之后患者出现灼痛、瘙痒难忍等状况，严禁抓挠，可在周围涂抹复方醋酸地塞米松乳膏；如果患者局部呈暗紫色或伴有小水疱，应及时涂抹烫伤膏或凡士林，改穿质地柔软衣服，避免水疱破损。若水疱较大，可采用工具（如消毒针）刺破水疱，清除渗出液并涂抹甲紫溶液。

3. 轻中度疼痛

患处皮肤在治疗过程中出现局部发热、冰凉、麻、痒或伴随着轻中度疼痛等现象，待治疗结束后清除药物即可，属于正常现象，但若出现剧烈疼痛如灼烧或针刺样以致患者难以忍受时，应及时清除药物。

4. 皮肤干燥

采用中药溻渍、药浴或熏蒸等操作后，患者皮肤极易干燥而且会出现皮屑或角质等脱落现象，因此对新生皮肤的护理保护至关重要，可在溻渍结束后在患处皮肤涂抹凡士林或擦拭适量的含油脂的护肤膏，以维持皮肤湿度。

操作流程：

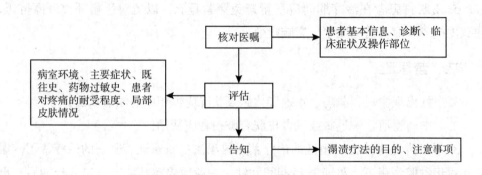

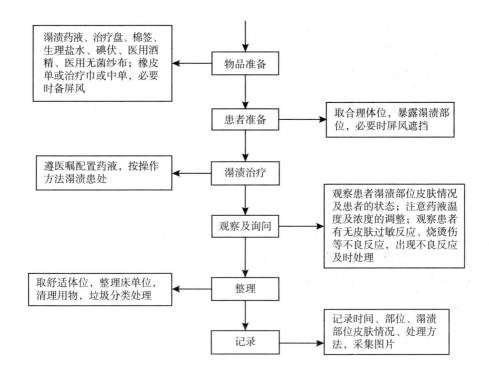

溻渍药液、治疗盘、棉签、生理盐水、碘伏、医用酒精、医用无菌纱布；橡皮单或治疗巾或中单，必要时备屏风 ← 物品准备

患者准备 → 取合理体位，暴露溻渍部位，必要时屏风遮挡

遵医嘱配置药液，按操作方法溻渍患处 ← 溻渍治疗

观察及询问 → 观察患者溻渍部位皮肤情况及患者的状态；注意药液温度及浓度的调整；观察患者有无皮肤过敏反应、烧烫伤等不良反应，出现不良反应及时处理

取舒适体位，整理床单位，清理用物，垃圾分类处理 ← 整理

记录 → 记录时间、部位、溻渍部位皮肤情况、处理方法，采集图片

第四节　淋洗法

淋洗法，又称淋射法，是用药物煎剂或冲剂不断喷洒患处的一种外治法。见图6、图7。

一、注意事项

1. 根据患者病情、年龄、耐热程度，选择合适的淋洗药液温度，不可过高，亦不可太低。喷淋时，下面放置容器接药液。

2. 淋洗时，药液量的大小，喷淋时间长短，依具体病证而定。

3. 淋洗药液应去渣，避免堵塞喷壶口。

4. 用过的药液，不能重复使用，应另煎药液。

5. 淋洗时，应注意保暖，治疗完毕，要擦干局部皮肤。

6. 夏季药液搁置时间不能过长，以免变质，应用新鲜之药液淋洗。

二、禁忌证

1. 患处出现糜烂、水疱和化脓等状况慎用中药淋洗疗法。

2. 年老、体质虚弱、水肿的患者，淋洗的时间不宜过长，以防虚脱等不适。

3. 对淋洗药物成分过敏患者，禁用或慎用淋洗法。

4. 急性传染病患者禁用。

三、异常反应及处理

1. 虚脱

处理：观察患者是否出现头晕、乏力、心慌等虚脱症状，一旦出现不良反应，立即停止淋洗治疗，轻者多喝水，重者给予静脉补液。

2. 过敏或烫伤

处理：若患者出现皮肤瘙痒、皮疹等药物过敏情况，应立即停止淋洗治疗并通知医生，根据皮肤情况遵医嘱涂抹抗过敏药膏；如患者不慎出现烫伤，应立即停止治疗并给予烫伤膏覆盖，保持局部皮肤干燥，避免潮湿。

操作流程：

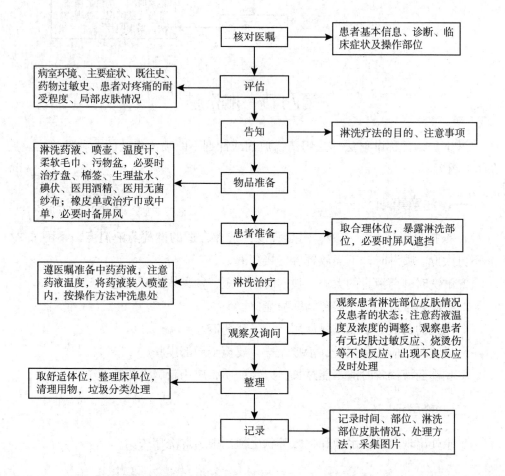

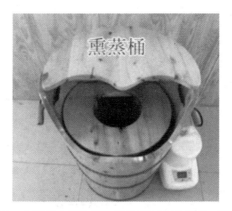

图1　熏蒸桶，由熏蒸木桶和蒸汽发生器两部分组成，药液经由蒸汽
发生器形成蒸汽，导入熏蒸桶内，对患处进行熏蒸

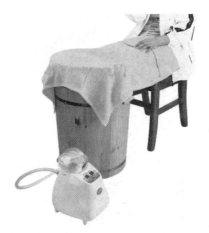

图2　中药熏蒸法，利用熏蒸桶对下肢进行中药熏蒸治疗

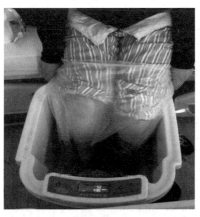

图3　中药熏洗法，即将煎好的中药药液倒入袋中，放入装有水的足浴器中加热，
待温度达38℃~42℃时，将患肢放入中药袋内进行熏洗

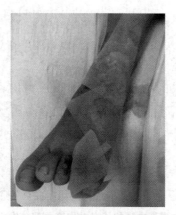

图4 湿渍疗法之湿法，即将中药研成细末，用溶剂调匀，均匀涂抹在脱脂纱垫或
纱布上，厚度为1~2cm，外敷于创面，外层可用绷带或保鲜膜固定

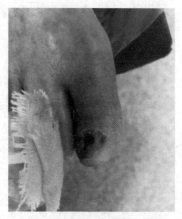

图5 湿渍疗法之湿法，即将含有中药药液的纱布湿敷于患处，
以发挥药效，起到治疗作用

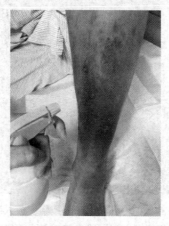

图6 淋洗法，即将中药煎剂或冲剂装入容器内，不断喷洒患处

临床篇

第一章 周围血管疾病

第一节 动脉硬化闭塞症

一、概述

动脉硬化闭塞症是一种好发于中老年人，主要累及大、中动脉的血管病变。本病主要为动脉管壁发生粥样硬化，内膜出现斑块，而导致动脉管腔狭窄或闭塞，出现局部血运不足，组织缺血、缺氧或坏死及高凝状态的一种病理变化。动脉硬化闭塞症属于中医"脉痹"、"脱疽"的范畴，《灵枢·痈疽篇》谓："名脱疽。其状赤黑，死不治；不赤黑不死。不衰，急斩之，不则死矣。"对疾病的发展过程，诊治时机都有一定的论述。

二、病因病机

《外科正宗·脱疽论》中记载："夫脱疽者，外腐而内坏也，此因平素厚味膏粱，熏蒸脏腑，丹石补药，消灼肾水，房劳过度，气竭精伤……其毒积于骨髓者，终为疽毒阴疮"。揭示了脱疽的发病机理，饮食不节，嗜食膏粱厚味，首伤脾胃；脾虚失运，无力运化水谷精微，肌肉失去温煦滋养[1]；日久，水湿内生，湿性重浊粘滞，熏蒸脏腑，阻塞脉道，脉路不通；素体虚弱，过用补药，或房劳过度，耗伤肾阴，气阴两伤；以上病因最终致气血不行，血脉瘀阻。由于素体肝肾不足，后天失养脾虚不健，气虚无力推动血行，营血客于脉络，四肢失于濡养，复感外邪（寒、湿、热等），脉络瘀阻，发而为病，日久化热，热盛肉腐，成脓、破溃坏死[2]。总之，本病以体虚为本，外邪为标，血脉瘀阻为基本病机。

现代医学研究表明本病与年龄、性别、吸烟、高血压、糖尿病等因素相关。

三、辨证论治

本病好发于40岁以上人群，患者多患有高血压、高血脂、糖尿病等慢性疾病，多见于四肢末端，且下肢多于上肢，初起患肢苍白发凉、怕冷、酸痛、麻木，后出现间歇性跛行，跗阳脉减弱，继而出现夜间静息性疼痛，甚者剧烈难忍，彻夜抱膝抚足而坐；后期患肢末端发黑、坏死，创口经久不愈，甚至趾（指）节脱落。

脱疽的临床分型较多，各医家又多有不同。虽应用方剂不同，但多有见效者，郭玉奇等采用通脉汤，王新玲采用银山通络饮加减，鞠振国等自拟温经通络活血汤治疗，鲍云林应用补阳还五汤治疗……杨博华教授根据其长期临证经验将动脉硬化闭塞症归纳为2个主要证型，气虚血瘀型与毒热蕴结型，进行辨证施治[3]。

1. 气虚血瘀

本证型多因禀赋不足或病重体虚，正邪相搏，邪气将尽，正气亏虚。虚则气血推动无力，营血停滞于脉内，致脉络瘀阻。症见肢体末端苍白发凉、怕冷、麻木、疼痛，间歇性跛行，肌肉萎缩，肌肤干燥脱屑，指（趾）甲增厚，或创面色晦暗，久不愈合，面色萎黄，形体消瘦，自汗，四肢乏力，头昏眼花，心悸气短；舌淡，苔薄白、脉沉细无力[4]。

【治则】益气养血，活血化瘀。

治法

（1）熏蒸

【组方】黄芪30g，红花、党参各20g，地龙15g，苏木10g，泽兰30g，黄柏30g，水蛭15g。

【制用法】上药加水500ml浸泡20分钟，煎沸后置于盆中，先熏后洗患处。药液温度以40℃~50℃为宜，每次浸洗15~20分钟，2次/日，每2日更换1次中药，10天为1个疗程。

（2）外洗

【组方】侧柏叶30g，黄柏30g，牛膝30g，乳、没各30g，桂枝20g，当归20g。

【制用法】以水750ml，煎取500ml，将煎好的药液倒入足浴器中加热，浸没关节，设定温度39℃，每次30分钟，外洗患肢3次/日，7天为1个疗程。

2. 毒热蕴结

此症多由毒邪日盛相互转化，瘀久化热，或热盛肉腐、成脓成溃、坏死。杨教授认为凡是对机体有不利影响的物质，导致机体正常功能紊乱，引起机体病理状态，都可称为毒邪。毒邪侵袭机体，正邪相搏，邪盛则病。症见患肢酸软、麻木、疼痛、间歇性跛行，继而出现夜间静息性疼痛，剧烈难忍，彻夜抱膝抚足而坐；舌红苔黄腻、脉弦数[4]。

【治则】清热解毒，活血通脉。

治法

（1）熏蒸

【组方】紫草30g，半边莲30g，白花蛇舌草20g，苦参20g，野菊花20g，龙葵20g，益母草30g，白鲜皮20g。

【制用法】木桶盛煎好的药液（每剂药煎汁400ml）加入70℃热水5000ml。暴露患肢架于木桶上，患肢距液面15~20cm，用浴巾围盖后熏蒸。熏洗完毕，清洁局部皮肤。1次/日，15天为1疗程，连用2个疗程。

（2）外洗

【组方】金银花60g，蒲公英30g，黄柏20g，赤芍20g，茵陈20g，丹皮20g，泽兰20g。

【制用法】以水750ml，煎服500ml，将煎好的药液倒入足浴器中加热，浸没关节，设定温度39℃，每次30分钟，外洗患肢3次/日，8~10天为1个疗程。

（3）溻渍

【组方】野菊花20g，黄连30g，黄柏30g，茜草30g，紫草30g，明矾30g。

【制用法】由制剂室统一熬制成250ml备用（明矾用时再加入），吸湿方巾浸没于药液内，将方巾外敷于血管向心走向上方处，30分钟更换1次，每日敷2~3小时，7~10天为1个疗程。

本病早期重在预防，防止受伤、破溃以造成进一步的感染、发黑、坏死等。对于成脓者，宜采用早期切开原则，予以切开减压引流。待炎症彻底消除后，坏死组织与正常皮肤边界清楚，可行彻底清创术，进行截趾（指）、截肢手术，术后每日换药，密切观察。

四、处方经验

动脉硬化闭塞症患者大多为中老年人，常伴有多种基础疾病。患者年老体衰，肝肾不足，脏腑虚弱，致使气虚血瘀，气不能行血，脉道不通，经络闭塞。加之平素善食肥甘厚味，伤及脾胃，脾不运化，日久生湿，郁久化热，致湿热积毒下注脉中，脉络不通，瘀血内停而发生本病[5]。本病本虚标实致病，外邪为标，体虚为本，证候以毒热蕴结、气虚血瘀之证为多。治疗上，以益气活血为基础，辅以清热解毒或行血祛瘀之法。

动脉硬化闭塞症的外洗湿敷常用药物，以清热药（黄柏、大黄、白花蛇舌草等）、活血化瘀药（乳香、没药、丹皮等）为主，其中黄柏清热燥湿、泻火解毒，其清热燥湿之力，以除下焦湿热为佳；大黄清热解毒、凉血祛瘀、泻热通肠，外用多取生者；白花蛇舌草清热解毒、消痈散结，以消肿止痛；乳香、没药、丹皮活血散瘀，以疏通脉络，诸药配伍，行清热解毒、活血化瘀、益气活血之功。

［参考文献］

［1］赵有利，沈波，杨晓辉，等．解毒化痰、祛瘀通脉法治疗动脉硬化闭塞症

31例的临床研究[J].中医药信息，2020，37（05）：78-82.

[2]蒋岩，于丽，张齐昌.补阳还五汤加减对老年气虚血瘀型下肢动脉硬化闭塞症疗效观察[J].中医临床研究，2020，12（21）：30-32.

[3]李友山，杨博华.解毒通脉汤干预闭塞性动脉硬化症及对ABI、CRP、$TCPO_2$的影响[J].世界科学技术–中医药现代化，2014，16（04）：743-748.

[4]贾慧，杨博华.杨博华中医药治疗脱疽经验初探[J].中国中医基础医学杂志，2012，18（07）：748-749.

[5]杨博华，李友山.解毒通脉汤治疗动脉硬化闭塞症78例临床观察[J].中国中西医结合外科杂志，2011，17（04）：402-403.

（李友山）

第二节　缺血性坏疽

一、概述

缺血性坏疽是一种由于动脉完全或不完全闭塞导致的动脉急、慢性供血障碍而引起肢体远端的局部组织缺血坏死并感染的疾病，表现为肢体远端或者部分组织发黑坏死，尤以下肢更易罹患，合并感染时局部紫红肿胀，溃烂坏死。缺血性坏疽属于中医学"脱疽"范围，在《外科正宗》中即有关于本病的记载："脱疽之发，脱者，落也，疽者，黑腐也"。脱疽又有脱骨疽、脱骨疗等称谓。

二、病因病机

《灵枢·痈疽第八十一》中记载"夫血脉营卫，周流不休，上应星宿，下应经数，寒邪客于经络之中，则血泣，血泣则不通，不通则卫气归之，不得复反，故痈肿。寒气化为热，热胜则腐肉，肉腐则为脓，脓不泻则烂筋，筋烂则伤骨，骨伤则髓消"。《素问·生气通天论篇第三》亦言："营气不从，逆于肉理，乃生痈肿"。以上论述说明气血凝滞，寒化为热、热盛肉腐是产生缺血性坏疽的基本病机；而现代医家根据对本病的不同认识，对其病因病机也提出了新的看法。

赵炳南教授认为，本病多由于肾虚外受寒湿而致。因为"肾主骨"，肾阴虚则髓空骨质失养，肾阳不足则阴寒湿邪乘虚而入，以致气滞血凝，经络阻隔，又因病久元气损伤，阴血亏耗，体质日衰。阴寒湿邪郁久化为毒热，致使患足焮肿，肉腐筋败，朽骨暴露，气阴被耗。奚九一教授认为本病的发生主要以脾肾阳虚为本，主邪为痰湿。综上所述，缺血性坏疽的病因病机与气血凝滞，热毒壅盛密切相关。

三、辨证论治

本病为脱疽日久发生的局部坏死发黑，病性虚实夹杂。目前《中医病证诊断疗效标准》将脱疽分为寒邪凝滞、痰瘀阻络证，热毒伤阴、瘀阻脉络证，湿热毒蕴、筋腐肉烂证，气血两虚、络脉瘀阻证，脾肾阳虚、痰瘀阻络证。其中脱疽出现缺血性坏疽时的辨证，通常根据坏疽的性质并结合四诊，主要辨为热毒伤阴、瘀阻脉络证和湿热毒蕴、筋腐肉烂证。

1.热毒伤阴，瘀阻脉络证

【症状】皮肤干燥，毫毛脱落，趾甲增厚变形，肌肉萎缩，趾呈干性坏疽，口干欲饮，便秘溲赤；舌红，苔黄，脉弦细数。

【治则】清热解毒，养阴活血。

治法

（1）熏蒸

【组方】苍术30g，薏苡仁30g，红花20g，牛膝20g，茯苓20g，艾叶20g，木瓜20g，川乌15g，威灵仙15g。

【制用法】浓煎200ml，去渣，注入熏蒸治疗仪储液槽，用适量水稀释，调节蒸汽温度为40℃~43℃，将气流开关打开，将双下肢暴露在熏蒸孔，当气流温度达到设定温度时，设备将中药蒸汽对患肢处进行熏蒸，每次30~40分钟，每日1次，7日为1个疗程。

处方来源：李伟.中药熏蒸治疗2型糖尿病下肢血管病变的临床护理观察［J］.云南中医中药杂志，2020，41（7）：93-94.

（2）外洗

【组方】川芎20g，当归20g，丹参30g，毛冬青60g，金银花90g。

【制用法】水煎后取2000ml，倒入清洁盆中，待药液冷却至40℃左右，将患足浸于药液中进行泡洗，浸泡中逐渐加入热水，使水温维持在40℃左右，每次浸泡30分钟，每日2次，浸泡后换药。

处方来源：曾灏，陈怀，颜昭南，等.小珠饮内服外洗治疗糖尿病足局限性坏疽的临床观察［J］.中药新药与临床药理，2009，20（2）：178-179.

2.湿热毒蕴，筋腐肉烂证

【症状】患肢剧痛，日轻夜重，局部肿胀，皮肤紫暗，浸淫蔓延，破溃腐烂，肉色不鲜，身热口干，便秘溲赤；舌红，苔黄腻，脉弦数。

【治则】清热利湿，解毒活血。

治法

药浴

【组方】金银花60g，蒲公英30g，黄柏20g，赤芍20g，茵陈20g，丹皮20g，泽兰20g。

【制用法】对局部红肿高突或苍白、紫黑部位宜采用早期切开原则，予以切开减压引流。在创面停止出血渗血后应用清热利湿中药药浴，可视病变部位与程度而定。药浴温度<40℃，时间不短于40分钟。浴后用双氧水及生理盐水冲净，用蚕食清创法逐步清除失活坏死肌腱、受累筋膜及组织，清毕封闭创面，用敷料减压保护，连续使用至坏死组织脱尽，创面无变性坏死后停止药浴。

处方来源：陆敏康，孟庆叶，陆晓东. 湿性医疗技术配合中药药浴治疗糖尿病足湿性坏疽［J］. 中国烧伤创疡杂志，2011，23（4）：326-328，330.

四、处方经验

缺血性坏疽多发生于脱疽迁延日久不治，与患者长期吸烟、饮食不节、环境、遗传及外伤等因素有关，平素脾肾阳气不足，不能温养四肢，复受寒湿之邪，则气血凝滞。气血凝滞日久，皮肤失于濡养，则皮肉枯槁，寒邪久蕴，郁而化热，热毒壅盛，则患肢干黑坏死，甚则脱落。若湿与热结，蕴结日久，则患肢溃脓坏死。本病本虚标实致病，以气滞、血瘀、寒化为热、热毒壅盛为标，以脾肾阳虚为本。基本病机为：营气不从，肉腐成脓，证候以热毒伤阴，瘀阻脉络证和湿热毒蕴，筋腐肉烂证居多[1]。应根据坏疽的表现并结合四诊加以区分。本病的发生意味着肢体动脉闭塞已到了失代偿期，一般病情较重，按照急则治其标，缓则治其本的原则，本病的治疗以行气活血、清热、解毒、利湿为主。

缺血性坏疽外洗湿敷常用的药物，有活血化瘀药（川芎、丹参、红花、泽兰）、清热药（金银花、蒲公英、黄柏、牡丹皮）、化湿药（苍术、薏苡仁），其中川芎、丹参、红花等诸药主活血化瘀，随证配伍行气药，使其气畅而血行，配伍养血药，使其活血而不伤血。而金银花、蒲公英等诸药主清热解毒，缓解局部肿痛。若局部紫红肿胀，溃烂坏死，则配伍苍术、薏苡仁等化湿药。诸药配伍，行活血化瘀、清热祛湿之功。

五、病案举隅

患者男，58岁，形体肥胖，发热，右脚背红肿，右足第二趾溃烂坏死，根部溃疡向足背发展，紫黑色呈条状块约2cm×5cm。患腿肿胀按之凹陷，脉象滑数，舌苔白腻、舌边有瘀斑。中医诊断：脱疽（湿热毒蕴，筋腐肉烂）予茵陈赤小豆汤加减后腿肿减轻，脚背红肿有增，坏疽继续发展，向足背扩大，随后使用熏蒸法治疗。

【处方】茵陈18g，赤小豆12g，生苡仁30g，泽泻9g，炒黄柏9g，炒苍术9g，苦参12g，栀子9g，银花30g，蒲公英30g，白蔻仁6g，佩兰9g，滑石30g，生甘草3g。

【制用法】将装有中药的纱布袋放入熏蒸治疗仪熏蒸锅内煮沸，蒸气温度40℃，对患处进行熏蒸，每日1次，每次30分钟，7日1个疗程。

7日后患者复诊，局部肿痛明显缓解，皮温皮色几近正常，坏疽未进一步发展，肢体的供血改善，局部继续做清洁换药后，行清创术，最后伤口逐渐愈合。

【参考文献】

[1] 鞠上，杨博华．祖国医学对糖尿病足的认识及中医特色外治法源流[C]．中国中西医结合学会．中国中西医结合学会2013年周围血管病专业委员会学术会议论文集．2013：1-5.

（李友山）

第三节　血栓闭塞性脉管炎

一、概述

血栓闭塞性脉管炎是一种以中小血管节段性、炎症性、非动脉硬化性和血管腔内的血栓形成为特征的闭塞性疾病，主要累及四肢远端中、小动脉和周围静脉，尤以下肢为甚，其原因不明，病程长，缠绵反复。本病好发于20~40岁青壮年吸烟男性，主要的临床表现为间歇性跛行，早期表现为局部组织缺血，可见营养障碍，患肢皮肤干燥、脱屑，感觉异常，患肢发凉、麻木；后期可出现静息痛；肢体肌肉萎缩，肢端溃疡、坏疽，导致截肢，极大地影响了患者的正常生活。血栓闭塞性脉管炎属于中医学的"脱疽"，最早见于《内经》，《灵枢·痈疽》篇谓："发于足指，名为脱疽。其状赤黑，死不治；不赤黑，不死。不衰，急斩之，不则死矣。"汉代华佗《神医秘传》述："此症于手指或足趾之端，先痒而后痛，甲现黑色，久则溃败，节节脱落"，书中不仅记录了脱疽的临床特征，里面的"四妙勇安汤"，也一直沿用至今。中医学对脱疽的治疗有着悠久的历史和丰富的经验，尤其在熏洗等外治法上有着卓绝疗效，特此作总结，以供广大同行参考。

二、病因病机

血栓闭塞性脉管炎属中医学"脱疽"、"脱骨疽"等范畴，多因素体脾气不健，肾阳不足，恰逢外伤、受寒，寒湿之邪入侵而发病。脾气不健，化生不足，气血亏虚，气阴两伤，内不能荣养脏腑，外不能充养四肢，故麻木；脾肾阳气不足，不能温养四肢，则有发凉、怕冷；复感寒湿之邪，则气血凝滞，经络阻塞，不通则痛，故呈间歇性跛行。四肢气血不充，失于濡养，则皮肉枯槁，坏死脱落，出现肢节坏死。若寒邪久蕴，则郁久化热，湿热浸淫，则患趾（指）红肿溃脓；热邪伤阴，阴虚火旺，病久可致阴血亏虚，肢体失养，坏疽脱落。总之，本病是以脾肾亏虚为本，寒湿外伤为标，气血凝滞、经络阻塞为主要病机。现代医家根据对本病的不同认识，对其病因病机也提出了新的看法。

国医大师尚德俊[1]认为血栓闭塞性脉管炎是由于心、脾、肾、肝亏虚，寒凝经络，而导致经络、气血功能紊乱，气血瘀滞，脉道瘀闭所致。奚九一教授[2]认为，血栓闭塞性脉管炎乃因风、寒、热邪夹湿，侵袭络脉，郁而化热（热极生毒），热熬营血生瘀（即瘀因热生），致络脉痹阻，阳气不能敷布于表所致。陈淑长教授[3]认为该病病因复杂，有外邪侵袭、饮食偏嗜、房室不节、湿热毒染、正气不足、情志不畅等原因，但血脉瘀阻贯穿疾病始终。综上所述，血栓闭塞性脉管炎究其本是血脉瘀阻，寒湿之邪则是诱发的主要因素。

三、辨证论治

血栓性闭塞性脉管炎的辨证分型，名医名家有着不同的看法。尚德俊[1]总结血栓闭塞性脉管炎证型有阴寒证、血瘀证、湿热证、热毒证、气血虚证。奚九一[2]则是脉管病分期论治的代表，根据邪正盛衰将本病分为四期：急性期、迁延活动期、好转恢复期、静止期。陈淑长[3]也采取了分期论治，但她又提出了四阶段：第一期为症状隐匿期，第二期为坏死前期，包括功能障碍和营养障碍两个阶段，第三期为坏死期。不同的分期下面又有着不一样的证型分布，功能障碍期有寒凝瘀阻型、血脉瘀阻型、脉络热瘀型、痰湿瘀阻型。营养障碍期又分为阳虚寒凝血瘀型、血虚血瘀阻络型、气虚血阻型、阴虚热毒瘀阻型。坏死期分为气血两虚、寒湿瘀阻型，气血两虚、气滞血瘀型，气阴两虚、湿热瘀阻型，气阴两虚、热毒瘀阻型。唐汉钧[4]根据脉管炎的病机转化分为阳虚寒凝、气滞血瘀、血瘀化热、气血两虚。赵尚华[5]认为：血栓闭塞性脉管炎的病理变化主要是血瘀——全身的中小血管节段性的瘀阻闭塞，但其病因颇为复杂，有寒、热、湿、瘀、虚等互相转化。由此可见，临床辨证缺乏完整的系统性阐述，为规范应用，我们依据中国中医药学会脉管专业委员会所制订的《血栓闭塞性脉管炎的中医诊断及疗效评定标准》，把脉管炎的临床辨证[5]共分为5个证型：脉络寒凝证、脉络血瘀证、脉络瘀热证、脉络热毒证、气血两虚证。

1. 脉络寒凝证

【症状】患肢发凉麻木，酸胀或疼痛，间歇性跛行。患肢局部皮肤温度下降，皮肤颜色正常或苍白或苍黄。中、小动脉搏动减弱或消失。舌质淡紫，舌苔白润，脉弦紧。

【治则】回阳止痛，活血通络。

组方1.回阳止痛洗药

透骨草30g，当归、赤芍、川椒、苏木各15g，生南星、生半夏、生草乌、川牛膝、白芷、海桐皮各10g。

处方来源： 尚德俊，陈伯楠，秦红松. 尚德俊外科心得录［M］. 北京：人民卫生出版社，2016：170-538.

组方2.椒艾洗剂

川椒10g，艾叶30g，桂枝15g，防风15g，透骨草30g，槐枝10节，蒜瓣半挂，当归30g，苏木30g，红花15g，桑枝30g，生川乌10g。

处方来源： 闫京宁. 赵尚华周围血管病治验集［M］. 北京：中国中医药出版社，2016：225-826.

2. 脉络血瘀证

【症状】患肢发凉，麻木，酸胀较重，持续性疼痛，夜间加剧，间歇性跛行严重。皮肤可呈紫色，或见紫褐斑，趾（指）甲增厚变形、生长缓慢，汗毛稀少或脱落，肌肉萎缩。中、小动脉搏动减弱或消失。舌质青紫有瘀点或瘀斑，苔白润，脉沉紧或沉涩。

【治则】活血散瘀，舒筋止痛。

组方1.活血止痛散

透骨草、元胡、当归尾、姜黄、川椒、海桐皮、威灵仙、川牛膝、乳香、没药、羌活、白芷、苏木、五加皮、红花、土茯苓各10g。

处方来源： 尚德俊，陈柏楠，秦红松. 尚德俊外科心得录［M］. 北京：人民卫生出版社，2016：170-538.

组方2.活血化瘀汤

透骨草15g，当归、牛膝、红花、苏木、茜草、刘寄奴各10g，桂枝、乳香、没药各6g。

处方来源： 闫京宁. 赵尚华周围血管病治验集［M］. 北京：中国中医药出版

社，2016：225-826.

3. 脉络瘀热证

【症状】患肢酸胀麻木，烧灼疼痛，遇热痛甚，遇冷痛缓，夜间痛剧。皮肤呈暗紫色、干燥、脱屑、光薄或皲裂，趾（指）甲增厚变形、生长缓慢，汗毛稀少或脱落，肌肉萎缩。中、小动脉搏动消失，舌质红或绛，苔黄，脉沉涩或细涩。

【治则】活血化瘀，清热止痛。

组方1.活血清热汤

透骨草15g，当归、牛膝、红花、苏木各10g，乳香、没药各6g，金银花、连翘、蒲公英各10g。

4. 脉络热毒证

【症状】趾（指）紫暗或色黑，皮肤溃破，疮口时流脓水，腐肉不鲜，痛如火灼，夜间痛甚。常抱膝而坐。严重者腐烂蔓延，可五趾（指）相传，甚至上攻脚面，渐见肢节坏死，自行脱落，久不收口。皮肤、趾（指）甲、汗毛肌肉等营养障碍。严重者可伴全身症状，如发热、口渴喜饮，大便燥结，小便短赤。中、小动脉搏动消失。舌质红绛，苔黄燥，脉细数。

【治则】清热解毒，活血消肿，祛腐排脓。

组方1.解毒洗药

蒲公英30g，苦参、黄柏、连翘、木鳖子各12g，金银花、白芷、赤芍、丹皮、甘草各10g。

处方来源：尚德俊，陈柏楠，秦红松. 尚德俊外科心得录［M］. 北京：人民卫生出版社，2016：170-538.

组方2.清热解毒汤

蒲公英30g，金银花15g，苦参、黄柏、连翘、红花、大黄、透骨草各30g，硼砂10g。

处方来源：闫京宁. 赵尚华周围血管病治验集［M］. 北京：中国中医药出版社，2016：225-826.

5. 气血两虚证

【症状】趾（指）及足部伤口不愈合，肉芽呈灰白色如镜面，脓液少而清稀。皮肤干燥、脱屑、光薄皲裂，趾（指）甲增厚、变形、生长缓慢，汗毛脱落，肌肉萎缩。身体消瘦而虚弱，面色苍白，头晕心悸，气短乏力。舌质淡，苔薄白，脉沉细无力。

【治则】消毒排脓，祛腐生肌，收敛疮口。

组方1. 溃疡洗药

金银花、当归、白蔹各30g，黄柏、苦参各24g，乳香、没药、煅石决明各12g，赤芍、连翘、大黄、甘草各15g。

处方来源：尚德俊，陈柏楠，秦红松. 尚德俊外科心得录［M］. 北京：人民卫生出版社，2016：170-538.

【制用法】

上述方剂均可用于熏蒸、外洗、塌渍，但不同外用方法略有不同。

熏蒸法：将装有中药的纱布袋放入熏蒸治疗仪熏蒸锅内煮沸，蒸气温度45℃~55℃，对患处进行熏蒸，每日1次，每次30分钟，7日为1个疗程。

外洗法：水煎外洗，将煎好的药液倒入足浴器中加热，浸没关节，设定温度39℃，每次30分钟，每日1次，7天为1个疗程。

塌渍法：诸药研成细末，用冷开水调匀，均匀涂抹在脱脂纱垫上，厚度为1~2cm，外敷于红肿关节处，用绷带或保鲜膜固定，每日敷10~12小时，7~10天为1个疗程。若皮肤出现发红或瘙痒，则停止外敷。

四、处方经验

血栓闭塞性脉管炎属于中医学"脱疽"范畴，主要以脾肾亏虚为本，寒湿外伤为标，气血凝滞、经络阻塞为病机，大部分医家均持分期论治的看法。血栓闭塞性脉管炎进展缓慢，在疾病发展的过程中根据疾病进展期间的特点形成了不同的分期，不同分期有着不同的特点，在此基础上形成了阴寒证、血瘀证、湿热毒盛证、气血虚证。治法上，阴寒证要回阳止痛，活血通络，选用如川椒、草乌等具有温热性质的药物与赤芍、川牛膝等活血药。除此之外，因为寒湿也是一个非常重要的诱因，所以在这基础上还配伍了祛风湿的药，如海桐皮、透骨草等。寒邪没得到进一步控制，血液就会发生凝滞，出现寒凝血瘀。因此血瘀证是阴寒证进一步发展而来，用药方面除了本身要注意回阳止痛外，还要更加注意活血散瘀，舒筋止痛，因此方药在原先的阴寒证方药的基础上增加了乳香、没药等活血药。瘀而化热，热盛肉腐，当血瘀得不到化解，疾病就进入湿热毒盛这个阶段，此时就要注重清热解毒，祛腐排脓，所以在用药上也多选用蒲公英、苦参、黄柏、连翘等清热解毒药。久病多虚，当血栓闭塞性脉管炎缠绵不愈，创面久不愈合说明机体已经出现气血两虚，肌肤失于濡养，无法再生，这个时候就要注重益气补血，可大剂量运用当归等补益药。血栓闭塞性脉管炎是一个有着明显分期特点，不断发展的疾病，但血脉瘀阻贯穿疾病发展始终，除了活血外，我们可以根据它的不同分期特点，抓住主要矛盾来调整药物。

五、病案举隅

赵尚华医案[5]

王某，男，31岁，山西大同人，现为厨师。2009年3月15日初诊。

主诉：右足间歇性跛行3年。

现病史：患者3年前右足第二趾疼痛，给予红花注射液静脉点滴，口服药物（不明）后缓解。半月前疼痛增加，行走10分钟左右小腿疼痛至足，且麻木、发凉，夜间可痛醒，抱足而坐，用力搓揉后缓解。有遗精家族史。自小怕冷。患者每日吸烟10支左右。饮食一般，亦不喜食油腻，大便经常稀薄不成形。在某医院服中药效差而来。查体：右膝下皮色苍白，皮温低于左下肢，右足颜色较深。右足背动脉搏动消失。舌淡紫苔白，有齿痕。脉沉弦细。血管造影提示：右胫后动脉，腓动脉前端闭塞，右胫前动脉近端闭塞。

中医诊断：脱疽（脉络寒凝证）。

西医诊断：血栓闭塞性脉管炎。

治法：补阳活血，温经通络。

外洗：川椒15g，艾叶15g，当归30g，防风15g，透骨草30g，槐枝15g，苏木10g，桂枝15g，红花10g，桑枝15g，生川乌15g。

【制用法】将装有中药的纱布袋放入熏蒸治疗仪熏蒸锅内煮沸，蒸气温度45℃~55℃，对患处进行熏蒸，每日1次，每次30分钟，7日1个疗程。

配合阳和通脉汤内服。7剂中患者有1日痛甚，但后3日未痛，之后每日偶尔疼痛，14剂后，患者已不疼痛，诸症缓解。之后服散剂半年巩固。后又随他人就诊问及已愈。

［参考文献］

［1］尚德俊，秦红松，陈伯楠.尚德俊外科心得录［M］.北京：人民卫生出版社，2016：170-538.

［2］张磊，赵凯.寒热真假多变幻，慧眼识证守病机-奚九一治疗血栓闭塞性脉管炎的经验［J］.辽宁中医杂志，2006，33（6）：651.

［3］任志雄.陈淑长从血瘀论血栓性闭塞性脉管炎［J］.辽宁中医杂志，2009，36（11）：1855-1856.

［4］代红雨，朱丽媛.唐汉钧治疗血栓闭塞性脉管炎的经验［J］.辽宁中医杂志，2000，27（11）：494.

［5］闫京宁. 赵尚华周围血管病治验集［M］. 北京：中国中医药出版社，2016：225-826.

（李友山）

第四节　糖尿病足

一、概述

糖尿病足是因糖尿病所致的下肢远端神经病变和/或不同程度的周围血管病变相关的足部感染、溃疡和（或）深层组织破坏。本病的病因包括周围神经病变、周围动脉疾病和感染，除外这3个常见因素，致病因素新增了创伤。糖尿病足属于中医学"脱疽"范畴，最早见于《黄帝内经》，最初以脱痈命名，《灵枢·痈疽篇》记载"发于足趾，名脱痈。其状赤黑，死不治；不赤黑，不死，治之。不衰，急斩之，不则死矣"。晋代·皇甫谧《针灸甲乙经》中，首次将脱痈命名为脱疽，脱疽命名沿用至今。清代王洪绪曾在《外科证治全生集》记载："凡手足之无名指，患色白而痛者，脱骨疽也"。通过对糖尿病足历史源流的追溯，古籍中又将糖尿病足命名为"脱痈"、"脱骨疽"、"痹证"等范畴。

二、病因病机

《灵枢·痈疽》中对糖尿病足病因病机阐述"寒邪客于经络之中则血泣，血泣则不通，不通则卫气归之，不得复反，故痈肿。"将"寒邪"归结于糖尿病溃疡经久难愈的重要外因。金元四大家朱丹溪《丹溪心法》记载"脱疽生于足趾之间，未发疽之先烦躁发热，颇类消渴，日久始发此患"。明代汪机《外科理例》中记载"夫痈疽疮疖，皆由气血瘀滞而生，当推虚、实、表、里而早治之"，认为该病基本病机为气血凝滞。清代高秉钧《疡科心得集》记载"脱疽者，由膏粱厚味，醇酒炙煿，积毒所致；或因房术涩精，丹石补药，消烁肾水，房劳过度，气竭精枯而成。有先渴而后患者，有先患而后渴者，皆肾水枯涸，不能制水也。"清代陈士铎《洞天奥旨》记载"火毒聚于一处者，亦乘气血之亏也，脱疽之生，此四余之末，气血不能周到也，非虚而何？"指出气血亏虚，火毒外邪乘虚而入致病。现代医家在前人的大量古籍经验基础上，根据对本病的认识不同，对该病的病因病机提出了新的思路。

奚九一[1]根据脱疽的发病特点，提出了"因邪致瘀，祛邪为先，辨病分期"的学术思想，辨病分期为：急性期坏死溃烂期，主要以湿热毒邪为主，稳定恢复期和早期以气阴两虚、痰浊瘀阻脉络为要。邓铁涛[2]认为该病主由心、脾、肾脏器功能虚衰复受气滞、血瘀、痰阻、热毒等外邪侵袭集聚而成，将糖尿病足分为阴亏燥热、气阴两虚、痰浊瘀血痹阻脉络、阴阳两虚及阳虚进行辨证论治，辨证强调审查糖尿病足的寒热真假，区分为真热假寒证和真寒假热证。唐汉钧认为根据《素问·本脏》"脾脆，善病消瘅"，提出脾虚失运、湿热内生是糖尿病足的主要病机[3]。崔公让[4]认为该病早期以阴虚为本、燥热为标是为病机，认为阴愈虚，燥愈热，损耗阳气，最终导致阴阳两虚，湿热血瘀。杨博华[5]认为该病由于素体脾肾阳虚，气虚推动血脉运行乏力，血脉凝滞，四肢失于濡养，复受风、寒、湿、热毒邪侵犯，脉络瘀阻，久而化热，或热盛肉腐，辨证分为：气阴两虚证、气虚血瘀证、毒热蕴结证。于秀辰[6]将糖尿病足病因病机分为早中晚三期，早期以气阴两虚、脉络不和证，阳虚血瘀证，热毒炽盛证为主；中期以热毒炽盛证，气血亏虚、血脉瘀阻证，阳气亏虚、脉络瘀阻证为主；晚期以肝肾阴虚、痰瘀互阻证，肝肾阳虚、经脉不通证，气血阴阳俱虚、痰瘀湿毒互阻证为主。综上所述，该病的病因病机总由血脉瘀滞脉络贯穿始终，外受寒湿火毒、饮食劳倦之邪，内因气血阴阳亏虚所致。

三、辨证论治

糖尿病足的辨证，主要是辨虚实，细辨兼夹之证。本病因先天不足，正气衰弱，素体脾肾阳虚，或受寒湿、火热之毒侵袭致血瘀脉络阻滞而发病。实证以外邪入侵为主，虚证以阴阳气血虚衰为要，糖尿病足之"肝主筋、脾主肉、肾主骨"，则多从肝脾肾论治，其特点表现为"本虚标实、毒浸迅速、腐肉难去、新肌难生"。中医辨证在于把握疾病发展的主要矛盾，中医外治更加强调在整体辨证基础上进行局部辨证，通过八纲辨证、脏腑辨证及局部的肿痛痒脓、创面护场、阴阳气血辨证进行分型、分期用药。本书以《中西医结合防治糖尿病足中国专家共识》[7]为基础，辨证分型为气阴两虚型、气虚血瘀型、湿热壅盛型。

1. 气阴两虚型

【症状】气短、自汗、神疲、乏力、不耐劳累；肢体发沉、麻木、酸胀、时有疼痛，破溃后创面浅表、苍白、少量渗出；舌淡暗，脉细弱。

【治则】益气养阴、活血通脉。

【外用治法】

（1）外洗

【组方】生地黄20g，牛膝15g，鸡血藤20g，生石膏30g，玄参30g。

【制用法】水煎外洗，将煎好的药液倒入足浴器中加热，浸泡至踝关节上约10cm，浸泡15分钟，设定温度38℃，每日1次，28天为1个疗程。

（2）湿渍

【组方】生地黄20g，牛膝15g，鸡血藤20g，生石膏30g，玄参30g。

【制用法】中药先用水浸泡约30分钟，加水量以高于液面3~5cm为宜，先武火煮沸后文火加热约30分钟，去渣滤液，药液温度为37℃~38℃，采用8层医用无菌纱布充分浸泡在药液中，稍稍拧干，以不滴药液为宜，湿敷患处30分钟，每隔5分钟使敷布重新浸渍药液，每天1次，28天为1个疗程[8]。

2.气虚血瘀型

【症状】神疲、乏力、自汗、气短懒言；肢体发沉、麻木、色紫暗、疼痛；皮肤干燥，汗毛脱落；溃疡面久而不愈、渗液清稀；舌质淡有瘀斑，苔薄，脉弦细弱。

【治则】补气活血，化瘀通络。

【外用治法】

（1）外洗

【组方】苏木30g，地龙20g，伸筋草30g，红花15g，仙鹤草30g。

【制用法】水煎外洗，将煎好的药液倒入足浴器中加热，浸泡至踝关节上约10cm，浸泡15分钟，设定温度38℃，每日1次，28天为1个疗程。

（2）湿渍

【组方】苏木30g，地龙20g，伸筋草30g，红花15g，仙鹤草30g。

【制用法】中药先用水浸泡约30分钟，加水量以高于液面3~5cm为宜，先武火煮沸后文火加热约30分钟，去渣滤液，药液温度为37℃~38℃，采用8层医用无菌纱布充分浸泡在药液中，稍稍拧干，以不滴药液为宜，湿敷患处30分钟，每隔5分钟使敷布重新浸渍药液，每天1次，28天为1个疗程[8]。

3.湿热壅盛型

【症状】面红、口渴；患肢肿胀或疼痛，足趾青紫，溃疡面红肿，局部脓性分泌物较多、黏稠，为湿性坏疽样改变；舌体胖、舌质红，苔黄，脉细数。

【治则】清热利湿解毒。

【外用治法】

（1）外洗

【组方】忍冬藤30g，马齿苋30g，黄柏15g，玄参30g，延胡索15g，苍术15g，土茯苓30g，赤芍20g。

【制用法】水煎外洗，将煎好的药液倒入足浴器中加热，浸泡至踝关节上约10cm，浸泡15分钟，设定温度38℃，每日1次，28天为1个疗程。

（2）湿渍

【组方】忍冬藤30g，马齿苋30g，黄柏15g，玄参30g，延胡索15g，苍术

15g，土茯苓30g，赤芍20g。

【制用法】中药先用水浸泡约30分钟，加水量以高于液面3~5cm为宜，先武火煮沸后文火加热约30分钟，去渣滤液，药液温度为37℃~38℃，采用8层医用无菌纱布充分浸泡在药液中，稍稍拧干，以不滴药液为宜，湿敷患处30分钟，每隔5分钟使敷布重新浸渍药液，每天1次，28天为1个疗程[8]。

四、处方经验

糖尿病足多为先天不足、气血亏虚，素体脾肾不足，气虚无力推动血脉运行，营血凝滞脉络，四肢筋脉失于濡养，复感寒、湿、热毒邪侵犯，六淫杂至侵袭血脉，脉络瘀阻，瘀久化热，或热盛肉腐，成脓成溃、坏死。本病以本虚标实致病，以寒邪、湿邪、热毒之邪为标，以脾肾亏虚为本，临床急则治其标，缓则致其本，标本兼治，以清热、利湿、温经通络、活血化瘀为主。

糖尿病足常用的外洗渍渍用药：以清热解毒（马齿苋、忍冬藤），利湿（黄柏、苍术、土茯苓），温通经络（苏木、桂枝），化瘀通络（鸡血藤、红花、伸筋草、牛膝、地龙）为多见。其中忍冬藤清热解毒、逐瘀通经，与马齿苋共用，清热解毒力强；黄柏具有清热利湿之功，与苍术、土茯苓等合用增强清热利湿之功；苏木具有温通经络，桂枝温阳通络；鸡血藤、红花以活血化瘀通络为要，伸筋草舒筋活络，兼能祛散风湿，牛膝祛瘀通经、引药下行，地龙通经活络，辨证得当，配伍精要，用于不同证型糖尿病足外治。

五、病案举隅

患者王某某，男，67岁，主因双下肢麻凉4年，左足反复破溃伴加重1年，于2019年5月14日来院就诊。患者既往患2型糖尿病史10年，规范使用胰岛素治疗，空腹血糖6~7mmol/L。刻下症：双下肢麻木，发凉发沉，皮色紫暗，皮肤干燥，汗毛脱落，左足破溃，创面渗液清稀，左足夜间疼痛明显，神疲乏力、气短懒言；舌质淡有瘀斑，苔薄，脉弦细弱。证属气虚血瘀型，治以补气活血，化瘀通络为主。

【处方】苏木30g，地龙20g，伸筋草30g，红花15g，仙鹤草30g，玄参30g。

【制用法】中药先用水浸泡约30分钟，加水量以高于液面3~5cm为宜，先武火煮沸后文火加热约30分钟，去渣滤液，药液温度为37℃~38℃，采用8层医用无菌纱布充分浸泡在药液中，稍稍拧干，以不滴药液为宜，湿敷患处30分钟，每隔5分钟使敷布重新浸渍药液，每天1次，28天为1个疗程。

1个疗程后患者自诉局部发凉发麻及疼痛症状明显缓解，皮温皮色接近正常，嘱继续上方治疗1个疗程，并继续规范综合治疗方案。

[参考文献]

[1] 罗礼东，伍慧芳. 奚九一治疗周围血管病经验拾粹 [J]. 现代中西医结合杂志，2006，15（01）：22–23.

[2] 杨国栋. 邓铁涛教授辨证论治学术思想撷萃 [J]. 甘肃中医. 2009，22（08）：23–25.

[3] 秦海洸，唐汉钧. 唐汉钧教授中西医结合治疗糖尿病足溃疡经验介绍 [J]. 新中医. 2003，35（11）：16–17.

[4] 崔炎，韩丽丽，李玉凤. 崔公让中西医结合外治糖尿病足溃疡经验介绍 [J]. 中医学报. 2010，25（03）：404–405.

[5] 贾慧，杨博华. 杨博华中医药治疗脱疽经验初探 [J]. 中国中医基础医学杂志. 2012，18（07）：789–749.

[6] 于秀辰，吕仁和. 糖尿病足的中西医治疗 [J]. 中国临床医生. 2002，30（03）：3–5.

[7] 中国中西医结合学会周围血管病专业委员会. 中西医结合防治糖尿病足中国专家共识（第1版）. 血管与腔内血管外科杂志. 2019，05：379–402.

[8] 中国中医信息学会外治分会. 中药溻渍法临床外用技术规范（草案）. 中国现代应用药学. 2019，36（24）：3116–3120.

（贾　慧）

第五节　免疫性血管炎

一、概述

免疫性血管炎是指在多种复杂因素参与、多环节相互作用下所致的一组以血管本身的炎症改变及相应组织器官缺血为表现的临床病理性免疫反应，是一种可致大、中、小毛细血管内膜、血管壁各层不同程度损伤的血管炎症性反应疾病，其病因尚未完全明确，病程反复缠绵，可能与感染、各种致敏因素、自身免疫等相关。本病多因外来物质作为抗原，刺激机体免疫活性细胞产生相应抗体并形成免疫复合物，沉积于基底膜的血管壁，最终导致血管炎性病变的发生。免疫性血管炎根据其临床表现可归属于中医"痹病"、"脱疽"范畴。《黄帝内经》记载"病在肌肤，肌肤尽痛，名曰肌痹，伤于寒湿"。"五脏痹"病名最早见于明代王肯堂

《证治准绳·杂病》。通过对古籍源流的追溯，又可将该病归属于"肌痹"、"皮痹"、"五脏痹"等范畴。

二、病因病机

中医病因病机主要为先天不足，肺、脾、肾脏器亏虚，外受风、寒、热、湿邪侵袭，卫外不固，阻于脉络，血脉不通，瘀久化热，蕴热成毒，内舍于脏腑，五脏六腑功能失调，最终导致气血阴阳失调。本病病位可及多个脏器，病程缠绵、反复发作。辨证属本虚标实之证，多虚实夹杂，寒热错杂。临床辨证，急则治其标，缓则治其本。

奚九一[1]认为"治外必本其内，知其内以求其外"，奚老根据血管炎的现代病理特点并结合中医理论，认为该病"邪"为主因，因邪致瘀致损，邪盛则促新瘀，病势急转而下，邪去则渐转旧瘀，病势缓解，正邪相争，致血瘀新旧消长，认为"无邪不有毒，热从毒化，变从毒起，瘀从毒起"。综上所述，免疫性血管炎总由外邪侵袭，卫外不固，损伤脉络致病。

三、辨证论治

免疫性血管炎的辨证，根据分期分型辨证，急性期以邪盛为纲，实证为主，缓解期以虚实夹杂、寒热错杂为主，稳定期以邪余正虚为要，以虚证为主。奚九一[1]认为该病多表现为风热、热毒或血热的特点，并确立以清法为主的祛除邪毒的治疗原则，清法既可清外来之邪毒，又可清内生毒邪，其热毒重者，以凉血解毒为原则，临床分为三期：急性发作期，证属邪盛；缓解期，证属邪去生新、正虚瘀留；稳定期：证属邪去正胜、陈瘀已伏。王尚国[2]等将该病分为三期五型，急性期治标，以祛除热毒、湿热、血瘀为主；缓解期标本兼治，以清热养阴、益气通络为主；恢复期治本为要，以益气养阴、温阳健脾、扶正固本、调和阴阳气血为主。张驰金临证分为风热夹湿型和血热夹瘀型。刘艳敏[3]等将该病分为热毒血瘀型、湿热血瘀型、阴虚血瘀型及脾肾阳虚型。我们根据该病临床特点，总结临床分型为急性期：热毒血瘀型、湿热血瘀型，缓解期：虚实夹杂、寒热错杂型，稳定期：阴血不足、气虚血瘀型。

（一）急性期

1.热毒血瘀型

【症状】肢体红斑或水疱等症候群呈进行性加剧，皮肤破溃、或散在红色丘疹、瘀点；舌质红，舌苔黄，脉数。

【治则】清热解毒通络。

【外用治法】

（1）外洗

【组方】忍冬藤30g，白花蛇舌草20g，半枝莲20g，玄参30g。

【制用法】水煎外洗，将煎好的药液倒入足浴器中加热，浸泡至踝关节上约10cm，浸泡15分钟，设定温度38℃，每日1次，28天为1个疗程。

（2）溻渍

【组方】忍冬藤30g，白花蛇舌草20g，半枝莲20g，半边莲20g，玄参30g。

【制用法】中药先用水浸泡约30分钟，加水量以高于液面3~5cm为宜，先武火煮沸后文火加热约30分钟，去渣滤液，药液温度为37℃~38℃，采用8层医用无菌纱布充分浸泡在药液中，稍稍拧干，以不滴药液为宜，湿敷患处30分钟，每隔5分钟使敷布重新浸渍药液，每天1次，28天为1个疗程[4]。

2.湿热血瘀型

【症状】双下肢可见散在多形性皮损，散在暗红结节，大小不一，肢体肿胀，刺痛感明显；舌质暗红有瘀斑、瘀点，舌苔薄白，脉细涩。

【治则】清热利湿，活血化瘀。

【外用治法】

（1）外洗

【组方】萆薢15g，泽泻20g，黄柏15g，川牛膝15g。

【制用法】水煎外洗，将煎好的药液倒入足浴器中加热，浸泡至踝关节上约10cm，浸泡15分钟，设定温度38℃，每日1次，28天为1个疗程。

（2）溻渍

【组方】萆薢15g，泽泻20g，黄柏15g，川牛膝15g。

【制用法】中药先用水浸泡约30分钟，加水量以高于液面3~5cm为宜，先武火煮沸后文火加热约30分钟，去渣滤液，药液温度为37℃~38℃，采用8层医用无菌纱布充分浸泡在药液中，稍稍拧干，以不滴药液为宜，湿敷患处30分钟，每隔5分钟使敷布重新浸渍药液，每天1次，28天为1个疗程[4]。

（二）缓解期

虚实夹杂、寒热错杂型

【症状】双下肢散在皮损逐渐稳定，局部结痂，自觉双手双足发热明显，喜饮热饮，腰膝酸软，倦怠无力；舌淡苔薄白，脉沉或濡。

【治则】兼清兼补。

【外用治法】

（1）外洗

【组方】刺五加15g，首乌藤30g，苏木30g。

【制用法】水煎外洗，将煎好的药液倒入足浴器中加热，浸泡至踝关节上约10cm，浸泡15分钟，设定温度38℃，每日1次，7天为1个疗程。

（2）湿渍

【组方】首乌藤30g，苏木30g，鸡血藤20g，红花10g，白芥子10g。

【制用法】中药先用水浸泡约30分钟，加水量以高于液面3~5cm为宜，先武火煮沸后文火加热约30分钟，去渣滤液，药液温度为37℃~38℃，采用8层医用无菌纱布充分浸泡在药液中，稍稍拧干，以不滴药液为宜，湿敷患处30分钟，每隔5分钟使敷布重新浸渍药液，每天1次，28天为1个疗程[4]。

（三）稳定期

阴血不足，气虚血瘀型

【症状】双下肢皮损逐渐缩小、脱痂，不再新发皮损，爪甲苍白，神疲乏力，气短；舌质淡，苔薄白，脉细弱。

【治则】益气养阴，化瘀通络。

【外用治法】

（1）外洗

【组方】仙茅20g，黄芪30g，鸡血藤30g，首乌藤30g，生地黄20g，仙鹤草30g。

【制用法】水煎外洗，将煎好的药液倒入足浴器中加热，浸泡至踝关节上约10cm，浸泡15分钟，设定温度38℃，每日1次，7天为1个疗程。

（2）湿渍

【组方】仙茅20g，黄芪30g，鸡血藤30g，首乌藤30g，生地黄20g，仙鹤草30g。

【制用法】中药先用水浸泡约30分钟，加水量以高于液面3~5cm为宜，先武火煮沸后文火加热约30分钟，去渣滤液，药液温度为37℃~38℃，采用8层医用无菌纱布充分浸泡在药液中，稍稍拧干，以不滴药液为宜，湿敷患处30分钟，每隔5分钟使敷布重新浸渍药液，每天1次，28天为1个疗程。

四、处方经验

免疫性血管炎急性期以邪盛致病，以风、热、湿邪毒侵袭，卫外不固，阻滞经脉，脉络瘀阻化热蕴毒，内伤于脏腑，五脏六腑失于调摄，外达肌肤表里为主。缓解期以正邪相争、寒热错杂为主，病程缠绵反复为主。稳定期以本虚为主，毒邪蕴久，损伤脉络，余毒未清，正虚邪恋。该病临证急则治其标，缓则致其本，清法应用得当，中病即止，不可过用，急性期以清解热毒、除湿化热为主，缓解期以祛邪扶正、调和阴阳气血为主，稳定期以扶正兼清余热为要。

免疫性血管炎外洗湿敷常用的药物，包括清热解毒药（忍冬藤、白花蛇舌草、半枝莲、半边莲、玄参）、化湿药（萆薢、泽泻、黄柏）、通经活络药（刺五加、首乌藤、鸡血藤、苏木）、养阴益气活血药（仙茅、黄芪、生地黄）。其中，白花蛇舌草清热解毒功效强，忍冬藤、半枝莲、半边莲、玄参诸药并用，祛邪力强。杨博华认为该病多由毒邪致病，以阴阳、寒热、虚实辨证，急性期以祛邪为主，缓解期和稳定期以调和阴阳气血，兼清余毒为主。

［参考文献］

［1］赵凯，张磊. 奚九一治疗免疫性风湿病血管炎经验［J］. 当代名医，2006，47（6）：420-421.

［2］王尚国，甘学培. 中医辨证治疗免疫性血管炎62例分析［J］. 中国误诊学杂志，2010，10（33）：8256-8257.

［3］刘艳敏，李泽光. 四妙通脉汤加减治疗免疫性血管炎临床观察［J］. 亚太传统医药，2017，13（5）：145-147.

［4］中国中医信息学会外治分会. 中药溻渍法临床外用技术规范（草案）［J］. 中国现代应用药学. 2019，36（24）：3116-3120.

（贾　慧）

第六节　压　疮

一、概述

中医学认为久病卧床，压迫成疮，称为褥疮，亦称席疮、压疮。《外科启玄》中有"席疮乃久病着床之人，挨擦磨破而成"的记载。多见于半身不遂、瘫痪、久病重病长期卧床不起的病人。压疮在中医疾病中属"溃疡"范畴。西医学认为是皮肤或皮下组织由于压力、剪切力或摩擦力而导致的皮肤和/或皮下组织的局限性损伤，常发生在骨隆突处。

中医将压疮分为3期：气滞血瘀期、蕴毒腐溃期和气血两虚期。西医认为压力性损伤分为1、2、3、4期，此外还包括不可分期、深部组织压力性损伤和附加的压力性损伤（黏膜压力性损伤和医疗器械相关性压力性损伤）。1期：皮肤完整，指压不变白红斑。2期：部分皮层缺失伴真皮层暴露。3期：全层皮肤缺失。4期：全层皮肤和组织缺失。不可分期：全层皮肤和组织缺失，损伤程度被掩盖。深部组织损伤：持续的指压不变色，颜色为深红色、栗色或紫色。深部组织损伤和不可分期是压疮形成过程的2个阶段，清创后可以确定具体分期。

二、病因病机

压疮的发生，多因久病大病之后，在内是由于久卧伤气，气虚导致血液运行不畅，肌肤失于温煦濡养，局部肌肤失养，血瘀日久，郁热内生，肉腐成脓，疾病消耗日久，进而出现气血两虚；在外由于躯体重量对着力点的压迫而导致受压部位气血瘀滞，造成局部皮肤失于濡养而坏死，形成疮疡。本病为久病卧床，压迫成疮。

西医学认为炎症机制、微循环血管通透性、大分子外渗入间质以及巨噬细胞和单核细胞的迁移是导致皮肤溃疡的重要原因，而长期站立、腹压过高和局部皮肤损伤是溃疡的诱发因素。压疮本身并不是原发病，大多是由于其他原发病未能很好护理造成的皮肤损伤。压疮不仅导致患者的身心伤害，加重患者病情及延长疾病康复的时间，甚至还会因继发感染引起败血症危及生命。

三、辨证论治

本病为久病卧床，压迫成疮，对于压疮的辨证主要是辨虚实。前期多以气血运行迟缓，瘀血阻滞经络，血瘀日久，郁热内生，肉腐成脓，以实证为主，后期气血亏虚，创面难以收敛生肌，病性属本虚标实。目前《中医内科病证诊断疗效标准》[1]将压疮分为气滞血瘀证、蕴毒腐溃证和气血两虚证。其辨证要点主要是根据创面溃烂程度、皮色并结合中医四诊，辨为气滞血瘀证、蕴毒腐溃证和气血两虚证。

1.气滞血瘀证

【辨证要点】局部皮肤出现红斑，继而紫暗红肿或有破溃；舌边有瘀斑，苔薄，脉弦。

【治则】理气活血。

治法

（1）熏蒸

【组方】[2]毛冬青，虎杖，地榆，大黄。

【组方】[3] 丹参、桃仁、连翘、地黄、白及。

【制用法】将装有中药的纱布袋放入熏蒸治疗仪熏蒸锅内煮沸，蒸气温度45℃~55℃，对患处进行熏蒸，每日1次．每次30分钟，7日为1个疗程。

2. 蕴毒腐溃

【辨证要点】褥疮溃烂，腐肉及脓水较多，或有恶臭，重者溃烂可深及筋骨，四周漫肿；伴有发热或低热，精神萎靡，不思饮食；舌红苔少，脉细数。

【治则】益气养阴，理气托毒。

治法

（1）湿渍

【组方1】[4]（复方黄柏液）连翘80g，黄柏40g，金银花40g，蒲公英40g、蜈蚣2.4g。以上五味加水煎煮3次，第一次1小时，第二次45分钟，第三次30分钟加乙醇使含醇量70%，静置24小时，加水至1000ml，静置冷藏24小时，滤过，灭菌即得。

【组方2】[4]（康复新液）成分为美洲大蠊干燥虫体提取物，将美洲大蠊干虫25kg，加入70%乙醇回流提取3次，第一次加入250L，提取1h；第二次加入200L，提取1h；第3次加入200L，提取1h。

【组方3】[4] 三黄制剂：大黄15g，黄柏15g，黄芩15g，苦参15g。研细末，用10~15g，加入蒸馏水100ml，医用石碳酸1ml，摇匀备用。

【制用法】将饱含药液的纱布或毛巾敷于患处，15~20分钟更换1次，更换3~5次，每日1次，7日1个疗程。

3. 气血两虚

【辨证要点】疮面腐肉难脱，或腐肉虽脱但疮色淡，愈合缓慢；伴有面色无华，神疲乏力，纳差食少；舌淡苔少，脉沉细无力。

【治则】补气养血，托毒生肌。

【组方】[4] 康复新液。成分为美洲大蠊干燥虫体提取物，将美洲大蠊干虫25kg，加入70%乙醇回流提取3次，第一次加入250L，提取1小时；第二次加入200L，提取1h；第3次加入200升，提取1h。

【制用法】将饱含药液的纱布或毛巾敷于患处，15~20分钟更换1次，更换3~5次，每日1次，7日1个疗程。

四、处方经验

中医认为压疮的发生，多因久病大病之后，主要是经络受阻、气滞血瘀、气血亏虚、肌肤失养引起，前期多以气血运行迟缓，瘀血阻滞经络，血瘀日久，郁热内生，肉腐成脓，以实证为主，后期气血亏虚，创面难以收敛生肌，病性属本虚标实。在临床的用药上应标本兼顾，临证用药上，本病的治疗以活血化瘀，清热利湿兼补益气血为主。

压疮的外洗湿敷常用的药物，前期以清热药（黄芩、黄连、黄柏、金银花、连翘）、活血化瘀药（丹参、桃仁）祛邪为主，后期在祛邪的基础上兼用扶正补虚药物。其中黄芩泻上焦之火，黄连清心解毒、泻中焦之火和黄柏泻下焦之火、清热燥湿。金银花，连翘清热解毒，其中连翘长于清心火，解疮毒，又能消肿散结，故前人有"疮家圣药"之称。丹参，桃仁主活血化瘀，随证配伍行气药，使其气畅而血行，配伍养血药，使其活血而不伤血。诸药配伍，行活血化瘀、祛湿解毒、去腐生肌、行气活血之功。

因此，治疗主要以散瘀通络、去腐生肌、祛湿解毒、行气活血为主。按照中医急则治其标，缓则治其本的原则，除以上中医治疗技术外，早期适时清创，清除影响愈合的失活组织、腐肉、坏死组织、异物及愈合不良组织，减少对组织的损伤，促进组织修复和愈合亦非常重要。

[参考文献]

［1］褥疮的诊断依据、证候分类、疗效评定——中华人民共和国中医药行业标准《中医内科病证诊断疗效标准》（ZY/T001.1-94）［J］. 辽宁中医药大学学报，2018，20（12）：217.

［2］陈露瑜，彭雪凌. 中医方法预防压力性损伤研究现状［J］. 中国中医药现代远程教育，2020，18（4）：142-144.

［3］常淑文，窦英茹，陈伟，等. 中药外治法治疗压力性损伤的研究进展［J］. 护士进修杂志，2019，34（22）：2041-2045.

［4］陈韵卉，张力，周翠萍，等. 关于压疮的中医外治研究进展［J］. 世界最新医学信息文摘（连续型电子期刊），2020，20（18）：32-34.

（李友山）

第七节　下肢静脉曲张

一、概述

下肢静脉曲张是一种由于下肢静脉壁薄弱和瓣膜功能不全或缺陷、静脉内压增高所致的以静脉屈曲和扩张为临床表现的疾病。多发生于从事持久站立工作、体力活动强度高，或久坐少动的人。既往有瓣膜学说和血管壁重塑学说，当今有慢性炎症学说，无论何种学说，持续增高的静脉压都是下肢静脉曲张最主要的病理生理变化。其临床表现包括毛细血管扩张、网状静脉扩张、浅静脉曲张、水肿、皮肤改变、静脉炎和溃疡。下肢静脉曲张在我国传统医学中并没有病名，但历朝各代的古医籍中，"筋瘤"的证候与下肢静脉曲张相近似。首见于《灵枢·刺节真邪篇》："有所结，中于筋，筋屈不得伸，邪气居其间而不反，发为筋瘤"。

二、病因病机

《外科正宗》云："筋瘤者，坚而色紫，垒垒青筋，盘曲甚者，结若蚯蚓"。《医宗金鉴》："其病机因先天禀赋不足，筋脉薄弱，加之久行久立，过度劳累，进一步损伤筋脉，以致经脉不合，气血运行不畅，血壅于下，瘀血阻滞脉络扩张充盈，日久交错盘曲而成，日久类似瘤体之状"。《医宗金鉴》亦云："坚硬紫色，累累青筋，盘曲若蚯蚓状者，名筋瘤"。《医林改错》中说："元气既虚，必不能达于血管，血管无气，必停留而瘀"。然而随着科学的发展，中医学也随之进步，现代医家对于本病的认识发生了巨大改变，这也使得他们对其病因病机有了新的看法。

庞鹤教授认为下肢静脉曲张的病机可以概括为气虚无力推动血液运行，瘀于脉内；气虚则水气不行，水气凝聚成湿；瘀血与湿互结于脉内，更阻碍气机，如此循环，日愈严重。李令根教授认为，由于先天禀赋不足，脉道薄弱，或久行、久立、过度劳累、再受风寒、湿痹侵袭，致脉道受损更重，以致经脉失养、气滞血瘀，气滞于下，则脉道通运无力、张弛无度；血壅于下，则瘀血阻脉、壅胀过甚，则迂曲怒张，导致下肢静脉曲张。综上所述，下肢静脉曲张的病因病机与气虚、寒湿、外伤等有关。

三、辨证论治

下肢静脉曲张的辨证论治，主要是主证与兼夹证的辨证，兼夹证主要是寒湿或外伤。无论是寒湿凝滞还是外伤亦或是其他各种因素都会导致气血不通、血滞于络，脉络不通，因此在治疗下肢静脉曲张时，往往采取整体兼顾，随症加减的方法，以益气活血为基础，根据对应兼证，进行相应的兼顾治疗，例如下肢疼痛兼顾有腰椎疾病加重疼痛的可加用独活、葛根、羌活；汗出、皮肤瘙痒等则加入黄芩、防风、丹参等等。目前，《中医外科学》将下肢静脉曲张分为劳倦伤气证、寒湿凝筋证、外伤瘀滞证。庞鹤教授将其分为气虚血瘀、寒湿凝滞等证型。李令根则将其分为气血瘀滞型和湿热瘀阻型。由此可见，对于下肢静脉曲张，目前临床依旧缺乏完整的系统性阐述，本文以《中医外科学》之辨证为标准，分为劳倦伤气证、寒湿凝筋证、外伤瘀滞证。

1. 劳倦伤气证

【辨证要点】久站久行或劳累时瘤体增大，下坠不适感加重；常伴气短乏力，脘腹坠胀，腰酸；舌淡，苔薄白，脉细缓无力。

【治则】补中益气，活血舒筋。

治法

（1）熏蒸

【组方】地龙50g，苏木50g，红花50g，桃仁50g，蜈蚣4条，穿山甲10g，威灵仙30g。

【制用法】将装有中药的纱布袋放入熏蒸治疗仪熏蒸锅内煮沸，蒸气温度45℃~55℃，对患处进行熏蒸，每日1次，每次30分钟，7日1个疗程。

处方来源：吴玉泉. 中药熏蒸治疗单纯性下肢静脉曲张24例临床观察［C］. 中华中医药学会. 中华中医药学会2009年周围血管病分会学术大会论文集. 2009，287-289.

（2）外洗

【组方】地龙50g，苏木50g，红花50g，桃仁50g，蜈蚣4条，穿山甲10g，威灵仙30g，黄芪50g。

【制用法】水煎外洗，将煎好的药液倒入足浴器中加热，浸没关节（根据患者实际情况选择浸没踝关节还是膝关节），设定温度38℃~40℃，每次30分钟，每日1次，7天为1个疗程。

处方来源：吴玉泉. 中药熏蒸治疗单纯性下肢静脉曲张24例临床观察［C］. 中华中医药学会. 中华中医药学会2009年周围血管病分会学术大会论文集. 2009，287-289.

2. 寒湿凝筋证

【辨证要点】瘤色紫暗，喜暖，下肢轻度肿胀；伴形寒肢冷，口淡不渴，小便清长，舌淡暗，苔白腻，脉弦细。

【治则】暖肝散寒，益气通脉。

治法

（1）熏蒸

【组方】地龙50g，苏木50g，红花50g，桃仁50g，蜈蚣4条，穿山甲10g，威灵仙30g，黄芪50g，苍术30g。

【制用法】将装有中药的纱布袋放入熏蒸治疗仪熏蒸锅内煮沸，蒸气温度45℃~55℃，对患处进行熏蒸，每日1次。每次30分钟，7日1个疗程。

3. 外伤瘀滞证

【辨证要点】青筋盘曲，状如蚯蚓，表面色青紫，患肢肿胀疼痛；舌有瘀点，脉细涩。

【治则】活血化瘀，和营消肿。

治法

（1）熏蒸

【组方1】土茯苓30g，皂角刺20g，三棱15g，牛膝20g，延胡索15g，金银花30g。

处方来源： 白颖，徐涛. 中药熏蒸疗法治疗筋瘤临床观察［J］. 中国实用医药，2010，5（8）：225.

【组方2】归尾25g，红花15g，苏木15g，三棱15g，鸡血藤20g，木通15g，汉防己20g，桂枝15g，生牛膝15g，川芎10g，僵蚕10g。

处方来源： 黄桂芳. 中药熏洗联合情志护理对静脉曲张患者临床疗效及生活质量的影响分析［J］. 糖尿病天地，2019，16（3）：222.

【制用法】将装有中药的纱布袋放入熏蒸治疗仪熏蒸锅内煮沸，蒸气温度45℃~55℃，对患处进行熏蒸，每日1次。每次30分钟，7日1个疗程。

（2）外洗

【组方】炙黄芪60g，川乌40g，草乌40g，细辛30g，红花30g，木通30g，地龙30g，桃根100g，桑枝100g，大黄20g，甘草20g。

【制用法】水煎外洗，将煎好的药液倒入足浴器中加热，浸没关节，设定温度39℃，每次30分钟，每日1次，7天为1个疗程。

处方来源： 余宁宁. 中药外洗配合护理干预在下肢静脉曲张患者中应用观察［J］. 中西医结合心血管病电子杂志，2016，4（29）：14，16.

四、处方经验

下肢静脉曲张患者多为长期从事站立工作者或妊娠妇女，因劳倦伤气，气虚则不能运血，血行不畅，血壅于下，久成筋瘤，或恣食膏粱厚味，情志内伤，而致气血失和，气虚致血液停滞，气滞血瘀，痰浊内阻，痰瘀停于脉络滞塞不通，故弯曲成团。其临床多表现为下肢筋脉色紫，盘曲突起，状如蚯蚓，形成团块，患肢多酸胀、乏力、沉重，踝部及背部多有水肿，本病本虚标实，本虚多为气虚、血瘀、湿热、外伤等，结合熏蒸、外洗法，有益气活血、利水消肿、消瘀散结、通络止痛之功。

下肢静脉曲张的外洗湿敷常用药物，以补气药（黄芪、甘草等）、活血化瘀药（红花、延胡索、川芎、三棱等）、化湿药（苍术、木通等）、清热药（金银花、大黄等）为主。其中黄芪益气升阳、行滞通痹，红花活血调经，延胡索、川芎活血化瘀，大黄清热解毒、凉血祛瘀、泻热通肠，外用多取生者；苍术燥湿辟秽。诸药配伍，行益气活血、清热利湿、活血化瘀之功。

（李友山）

第八节　血栓性浅静脉炎

一、概述

血栓性浅静脉炎是一种发生于体表静脉的由静脉血管壁损伤所导致的炎症性血栓性疾病。本病与血栓及炎症密切相关，血栓使血管闭塞，引起局部组织供血不畅，进而引发炎症反应；炎症因子破坏血管壁，造成管壁粗糙，使血液中大分子物质聚集于此，形成血栓。其临床表现包括沿静脉走行部位有条索状物或硬结节，按之触痛明显及炎症反应。血栓性浅静脉炎属于中医"青蛇毒"范畴，与"脉痹"、"赤脉"、"青蛇便"、"恶脉"等关系密切，甚至有"黄鳅痈"的说法。"青蛇毒"，首见于《黄帝内经·素问》，书中记载"……在于脉则血凝不流……"。

二、病因病机

《素问·平人气象论篇》曰"脉涩曰痹"。《素问·痹论篇》谓"痹……在于脉则血凝不流，在于筋则曲不伸，在于肉则不仁，在于皮则寒"。《医宗金鉴·外科心法要诀》言"青蛇便，生于小腿肚之下，形长二三寸，结肿、紫块，僵硬，憎寒壮热，大痛不食，又肾经素虚，膀胱湿热下注而成"。《素问·五脏生成篇》云"足受血而能步，掌受血而能握，指受血而能摄。血凝于肤者为痹，凝于脉者为泣，凝于足者为厥，此三者，血行而不得反其空，故为痹厥也。"《血证论·肿胀》云"瘀血流注亦发肿胀者，乃血变成水之证。"而随着时代的发展和中医学的进步，现代医家对于本病的认识已有了巨大改变，这也使得他们对其病因病机提出了新的看法。

奚九一教授认为本病的发生主要由于风热外袭，侵袭络脉，热灼血脉，气血凝滞，不通则痛而发为病。风邪善行而数变，病邪游走不定，发无定处。姜兆俊教授强调湿热血瘀，脉络不通，认为无论是情志不畅，郁怒伤肝，肝气郁结，气滞血瘀；饮食不节，损伤脾胃，湿热积毒下注脉中；还是外伤染毒，经脉创伤等各种因素，导致的最终病理机制是气血运行不畅，湿热瘀血留滞于脉络，使脉络不通而发生本病。庞鹤教授明确提出"气虚血瘀为主，湿毒阻络为重要因素。"综上所述，血栓性静脉炎的病因病机与气虚血瘀、湿热瘀阻密切相关。

三、辨证论治

血栓性静脉炎的辨证论治，主要是辨兼夹，兼夹者多为湿热痰浊瘀血。无论是风热外袭还是肝气郁结抑或脾胃湿热下注或其他各种因素，最终都会导致气血不畅、血滞于络，脉络不通。因此在施治上多以益气活血为基础，根据邪实不同，调整治法，而不是一味以益气活血为唯一治法。血栓性静脉炎之"恶脉者，身中忽有赤络脉起，如蚓状，此由春冬恶风入络脉之中，其血瘀所作"。目前，《中医外科学》将血栓性静脉炎分为湿热蕴结型、血脉瘀阻型、肝郁蕴结型。奚九一教授将血栓性静脉炎分为急性期的风热证、血热证以及慢性期的气滞血瘀证。杨博华教授将其分为湿热蕴结证和气滞血瘀证。由此可见，临床辨证缺乏完整的系统性阐述，本文以杨博华教授之辨证为标准，分为湿热蕴结型、气滞血瘀型。

1.湿热蕴结证

【证候分析】血热瘀结湿热之邪外侵，留滞脉络，痹阻不通，故病变局部筋脉红肿热痛；湿热循经络流注，故筋脉红肿，上下游走；湿邪留滞，气血瘀阻，故肢体活动不利；湿热内蕴，故伴有发热；舌红、苔黄、脉数均为湿热之象。

【治则】清热利湿，活血化瘀。

治法

（1）熏蒸

【组方】水蛭、大黄各20g，地龙15g，泽兰、苏木各10g，土茯苓30g。

【制用法】上药加水500ml浸泡20分钟，煎沸后置于盆中，先熏后洗患处。药液温度以40℃~50℃为宜，每次浸洗15~20分钟，2次/日，每2日更换中药1剂，每次浸洗完后用芒硝30g装入布袋敷于红肿处，并用绷带固定。10天为1个疗程。

处方来源：韩国英，魏建香.中药熏洗外敷治疗血栓性静脉炎［J］.湖北中医杂志，2000（08）：33.

（2）外洗

【组方】侧柏叶30g，大黄15g，黄柏30g，牛膝30g，乳香30g，没药30g，桂枝20g。

【制用法】以水750ml，煎服500ml，将煎好的药液倒入足浴器中加热，浸没关节，设定温度39℃，每次30分钟，外洗患肢，3次/日，7天为1个疗程。

处方来源：徐秀芬，徐伟，舒依.中药内服外洗治疗下肢血栓性静脉炎6例［J］.内蒙古中医药（3）：29-30.

（3）溻渍

【组方】姜黄160g，大黄160g，黄柏160g，苍术64g，厚朴84g，陈皮84g，甘草64g，生天南星64g，白芷160g，天花粉320g。

【制用法】将上述药物研磨成末，加适量蒸馏水调成稠糊状，沿血管方向涂抹，再覆盖纱布以胶带固定，然后用20ml注射器喷洒适量蒸馏水于纱布上。21天为1个周期，4个周期为1个疗程。

处方来源：贺文广.如意金黄散溻渍预防化疗药物所致静脉炎39例［J］.中国民间疗法，2012，20（012）：15-16.

2. 血脉瘀阻证

【证候分析】热邪已退，瘀血留于脉中，瘀阻脉络，故局部筋脉硬肿如索条；血瘀日久不化，故粘连不移，牵扯不适；瘀血结聚，故呈多个硬性结节；瘀血阻滞肌肤，故皮色褐黑；瘀久损及脏腑，脾虚水湿不运，故胫踝水肿；苔薄、舌边有瘀斑、脉沉涩均为血瘀之象。

【治则】活血化瘀，散结通脉。

治法

（1）熏蒸

【组方】紫草30g，土茯苓30g，半边莲30g，白花蛇舌草20g，徐长卿30g，马鞭草30g，苦参20g，野菊花20g，龙葵20g，益母草30g，白鲜皮20g。

【制用法】木桶盛煎好的药液（每副药煎汁400ml）加入70℃热水5000ml。暴露患肢架于木桶上，患肢距液面15~20cm，用浴巾围盖后熏蒸。熏洗完毕，清洁局部皮肤。1次/日，15日为1个疗程，连用2个疗程。

处方来源：熊华玲，孙文艳，孙璞.中药熏洗治疗血栓性浅静脉炎的护理［J］.中国临床护理，2011，3（02）：45-46.

（2）外洗

【组方】黄芪20g，党参15g，当归12g，川芎10g，丹皮10g，草薢15g，苡仁30g，车前子10g。

【制用法】以水750ml，煎服500ml，将煎好的药液倒入足浴器中加热，浸没关节，设定温度39℃，每次30分钟，外洗患肢，3次/日，8~10日为1个疗程。

处方来源： 徐秀芬，徐伟，舒依. 中药内服外洗治疗下肢血栓性静脉炎6例 [J]. 内蒙古中医药，2001（03）：29-30.

（3）溻渍

【组方】甘草30g，茜草30g，紫草30g，明矾30g。

【制用法】由制剂室统一制备成250ml（浓煎去渣）备用（明矾用时再加入），吸湿方巾浸没于药液内，将方巾外敷于血管向心走向上方处，30分钟更换1次，每日敷2~3小时，7~10天为1个疗程。

处方来源： 梁连英，杨虹，赵金红. 中药溻渍在防治静脉炎中的临床应用 [J]. 中国医学创新，2011，8（07）：172-173.

四、处方经验

血栓性静脉炎患者大多年老体虚或长期从事站立负重的工作，脏腑虚弱，致使气虚血瘀，血塞于下，津液不行，聚湿化浊，阻滞脉络。加之平素善食肥甘厚味，伤及脾胃，致湿热积毒下注脉中；或是外感风热，侵袭络脉，热灼血脉，气血凝滞，不通则痛；均可致血气不利，脉络不通，瘀血内停而发生本病。本病本虚标实致病，湿热、瘀血外邪为标，气虚为本，证候以湿热蕴结、气滞血瘀之证为多。治疗上，以益气活血为基础，辅以清热利湿或行血祛瘀之法。

血栓性静脉炎的外洗湿敷常用药物，以清热药（黄柏、大黄、天花粉等）、活血化瘀药（乳香、没药、姜黄等）、化湿药（苍术、白芷、土茯苓等）为主，其中黄柏清热燥湿、泻火解毒，以除下焦湿热为佳；大黄清热解毒、凉血祛瘀、泻热通肠，外用多取生者；乳香、没药、姜黄活血散瘀，消肿止痛；苍术燥湿辟秽，冰片芳香开窍；天南星燥湿化痰，胆汁发酵后更增清热之力；白芷燥湿消肿、天花粉清热生津，二者均能消肿排脓。诸药配伍，行清热利湿、活血化瘀、益气活血之功。

五、病案举隅

马某，女，45岁，1997年11月21日初诊。诉：左小腿肿胀疼痛1周，经抗生素治疗3天，症状无明显改善，要求中医治疗。症见：左小腿内侧中下部红肿，病变部位静脉充盈，皮温较高，可触及一小枣大小之硬块，触痛。有轻度凹陷性指压痕，舌红苔黄，脉滑数。B超示二维超声静脉管腔内一实性回声，大小1.1cm×0.7cm，探头加压后，下肢静脉管腔未被压瘪，彩色多普勒显示病变区血流变细，仅在挤压远侧肢体后才可见细小的血流通过。诊断为血栓性静脉炎。中医辨证认为寒湿之邪侵袭肢络，血脉闭阻不通，郁久化热所致本病。

【处方】水蛭、大黄各20g，地龙15g，泽兰、苏木各10g，土茯苓30g。

【制用法】上药加水500ml浸泡20分钟，煎沸后置于盆中，先熏后洗患处。药液温度以40℃~50℃为宜，每次浸洗15~20分钟，2次/日，每2日更换中药1剂，每次浸洗完后用芒硝30g装入布袋敷于红肿处，并用绷带固定。10天为1个疗程。

7日后患者复诊，症状明显改善，红肿热痛消失或减轻，包块缩小，病变肤色转为棕色。2个疗程即获临床治愈。并经B超复查和二维超声呈管状结构，厚腔内实性回声消失，探头加压后管腔被压瘪，彩色多普勒显示血流均匀一致。

（李友山）

第九节　下肢深静脉血栓形成

一、概述

下肢深静脉血栓形成（DVT）是指由于各种原因导致血液非正常的在深静脉内凝结，阻塞下肢静脉血液回流，并引起静脉壁的炎性改变性疾病，因血流回流受阻，患者出现下肢肿胀、疼痛、功能障碍，血栓脱落可引起肺动脉栓塞，导致气体交换障碍、肺动脉高压、右心功能不全，严重者出现呼吸困难、休克甚至死亡。下肢深静脉血栓属于中医学的"股肿"、"肿胀"等范畴。《圣济总录》记载"脉痹，血道壅涩，治脉痹，通行血脉"。东晋葛洪《肘后备急方》记载"恶脉病，身中忽有赤络脉起如蚓状。"历代医家论著中又将其归属为"恶脉"、"脉痹"、"血瘤"、"筋瘤"等范畴。

二、病因病机

隋代巢元方《诸病源候论》记载"由春冬受恶风，入络脉中，其血瘀结所生"，明确下肢深静脉血栓病机为机体感受外邪，因邪致病，血瘀脉络，瘀久化热。孙思邈《备急千金要方》记载"此由久劳，热气盛为湿凉所折，气结筋中，成此病也"。清代吴谦《外科心法要诀》记载"憎寒壮热，大痛不食。由肾经素虚，湿热下注而成……此证生于小腿肚里侧，疼痛硬肿，长有数寸……与肝、脾、肾三脏密切相关"，指出该病由湿热凝集脉络而成，与肝、脾、肾脏器密切相关。现代医家总结该病，传承创新，临证审因辨证各有所长。

三、辨证论治

下肢深静脉血栓的辨证，多因气血失调，营卫稽留于经脉，或外受风寒湿热邪毒浸染侵袭脉络，血脉瘀阻，痹阻不通所致。《中医病证诊断疗效标准》将股肿分为气虚血瘀型、脾肾阳虚型和湿热下注型。尚德俊将本病分为湿热下注型、血瘀湿重型、脾肾阳虚型，侯玉芬[1]辨证论治分为血瘀湿重型、湿热蕴结型、脉络瘀阻型、脾虚血瘀型。李令根[2]辨证分为湿热下注型、脾虚湿阻型、气虚血瘀型。吕培文[3]认为该病从病性上分，肿多由邪实存在以实为主，胀多为无形之邪以本虚为主，故消肿多以利湿消肿为主，消胀多以培补气血为要。由此可见，临床辨证缺乏完整的系统性阐述，杨博华[4-5]临证将其分为湿热下注型、血瘀湿重型和脾肾阳虚型。

1. 湿热下注证

【症状】患肢明显肿胀，胀痛，压痛明显，皮色暗红而热，浅静脉扩张，按之凹陷。伴发热，口渴不欲饮，小便短赤，大便秘结。舌质红，苔黄腻，脉滑数。

【治则】清热利湿消肿。

【外用治法】

（1）外洗

【组方1】泽泻20g，冬瓜皮30g，茯苓皮30g，炒薏苡仁30g，黄柏15g，川牛膝15g。

【制用法】水煎外洗，将煎好的药液倒入足浴器中加热，浸泡至踝关节上约10cm，浸泡15分钟，设定温度40℃，每日1次，7天为1个疗程。

（2）溻渍

【组方】泽泻20g，冬瓜皮30g，茯苓皮30g，炒薏苡仁30g，黄柏15g，川牛膝15g。

【制用法】中药先用水浸泡约30分钟，加水量以高于液面3~5cm为宜，先武火煮沸后文火加热约30分钟，去渣滤液，药液温度为40℃，采用8层医用无菌纱布充分浸泡在药液中，稍稍拧干，以不滴药液为宜，湿敷患处30分钟，每隔5分钟使敷布重新浸渍药液，每天1次，7天为1个疗程[6]。

2. 血瘀湿重证

【症状】患肢肿胀疼痛较重，皮色暗红，浅静脉扩张，活动后症状加重。舌质暗红，有瘀斑、瘀点，苔白腻，脉沉细或沉涩。

【治则】祛湿活血化瘀。

【外用治法】

（1）外洗

【组方1】红花15g，车前子20g，芒硝12g，当归20g，川牛膝15g。

【制用法】水煎外洗，将煎好的药液倒入足浴器中加热，浸泡至踝关节上约10cm，浸泡15分钟，设定温度40℃，每日1次，7天为1个疗程。

（2）湿渍

【组方】红花15g，车前子20g，芒硝12g，当归20g，川牛膝15g。

【制用法】中药先用水浸泡约30分钟，加水量以高于液面3~5cm为宜，先武火煮沸后文火加热约30分钟，去渣滤液，药液温度为40℃，采用8层医用无菌纱布充分浸泡在药液中，稍稍拧干，以不滴药液为宜，湿敷患处30分钟，每隔5分钟使敷布重新浸渍药液，每天1次，7天为1个疗程[6]。

3. 脾肾阳虚证

【症状】患肢肿胀，沉重胀痛，朝轻暮重，伴腰酸畏寒，疲乏无力，不欲饮食；患肢皮色暗褐，溃疡经久不愈，肉芽灰白，脓水清稀。舌质淡胖，苔薄白，脉沉细。

【治则】健脾益肾温阳。

【外用治法】

（1）外洗

【组方】苏木30g，当归20g，白芥子10g，仙鹤草30g，红花30g，透骨草30g，桂枝10g。

【制用法】水煎外洗，将煎好的药液倒入足浴器中加热，浸泡至踝关节上约10cm，浸泡15分钟，设定温度40℃，每日1次，7天为1个疗程。

（2）湿渍

【组方】苏木30g，当归20g，白芥子10g，仙鹤草30g，红花30g，透骨草30g，桂枝10g。

【制用法】中药先用水浸泡约30分钟，加水量以高于液面3~5cm为宜，先武火煮沸后文火加热约30分钟，去渣滤液，药液温度为40℃，采用8层医用无菌纱布充分浸泡在药液中，稍稍拧干，以不滴药液为宜，湿敷患处30分钟，每隔5分钟使敷布重新浸渍药液，每天1次，7天为1个疗程[6]。

四、处方经验

下肢深静脉血栓因素体气血亏虚，卫外不固，复受风寒湿热邪侵袭，脉络不通，血脉瘀阻而致病。临证以阴阳辨证为总纲，以病期分型，分为急性期和慢性期，急性期为湿热蕴结而致络脉瘀滞，表现为不同程度的湿、热、瘀证，慢性期为病久体虚而致瘀，表现为气虚、脾虚、阴虚瘀阻等症，因此急性期以清热利湿解毒化瘀为主，慢性期以健脾益气活血通脉为要，中医治疗该病主要围绕湿、瘀、虚审因辨证。

［参考文献］

［1］尚德俊，张秀英，侯玉芬，等．中西医治疗下肢静脉血栓形成研究进展［J］．山东中医药大学学报，2000，4（4）：309.

［2］吕勃川，李为，高杰，等，李令根教授治疗下肢深静脉血栓形成经验撷要［J］．新中医，2014（8）：11–12.

［3］郭娴．吕培文教授治疗周围血管病经验［J］．中医学报，2016（5）：670–673.

［4］沈凌，杨博华．中西医结合治疗急性下肢深静脉血栓形成［J］．吉林中医药，2010，30（3）：224–225.

［5］路红，李友山，杨博华．下肢深静脉血栓形成后综合征的中西医结合治疗［J］．北京中医药，2008，27（1）：10–12.

［6］中国中医信息学会外治分会．中药渍渍法临床外用技术规范（草案）［J］．中国现代应用药学．2019，36（24）：3116–3120.

（贾　慧）

第十节　下肢静脉性溃疡

一、概述

下肢静脉性溃疡是指发生在小腿内外侧下 1/3 的溃疡，多由下肢静脉功能不全或下肢外伤后感染未能及时控制，迁延日久，反复发作而形成的慢性非特异性溃疡。其主要的临床特点是经久不愈，或虽经久收口，却易因损伤而复发。好发于长期从事站立工作或担负重物的人群，一般伴有下肢静脉曲张病史；属于中医"臁疮"范畴，俗称"老烂腿"。明代王肯堂的《证治准绳·疡医》记载："或问足内外臁生疮，连年不已，何如？曰：此由湿热下注，瘀血凝滞于经络，以致肌肉紫黑，痒痛不时，女人名为裙风裤口疮，即臁疮也。"

二、病因病机

中医学认为内因和外因均可致本病。内因多由脾肾亏虚，水湿运化失常，湿浊下注，凝滞于小腿经脉，气血湿邪瘀结而发为臁疮。外因多由久站久立，或长期负重，劳伤筋脉；或虫兽咬伤，碰磕撞伤，感染湿热邪毒；或初患本病，治疗不当，皮破肉腐，日久发为臁疮[1]。杨博华[2]认为本病多由久站或过度负重而致小腿筋脉横解，青筋显露，血行不畅，发为瘀血，瘀阻于脉络，气血津液运行不畅，积滞在下，溢出脉络，存于肌肉腠理之间，发为湿邪，瘀与湿日久，可导致气血津液不能外达肌肤，局部肌肤失于濡养，则皮肤破损染毒，滋水淋漓。因此湿、瘀、虚是臁疮最主要的病理因素。奚九一[3]认为本病的病因病机为瘀血生湿，湿郁化热，热甚生风，湿热损络，风湿热胶结不解，加之久病正虚，导致本病缠绵难愈。

三、辨证论治

下肢静脉性溃疡属于中医"臁疮"范畴、俗称"老烂腿"。目前，臁疮的辨证论治中医尚缺乏统一的标准。各位医家对臁疮的分型辨证有着不同看法。奚九一[3]治疗本病以"因邪致瘀、祛邪为先"为原则，分为急性发作期和慢性缓解期。崔公让[4]认为臁疮的发生以"虚"为本，关键在"湿"和"瘀"，将本病分为急性期和慢性期。王军等[5]将本病分为血瘀湿热型和血瘀气虚型治疗。杨博华教授[2]认为臁疮的辨证应从湿、瘀、虚入手，故将本病分为血瘀证、湿热证、气虚证进行治疗。虽然各医家对臁疮辨证分型略有不同，但总体来说不外乎湿热下注与气滞血瘀两型，因此本书采纳湿热下注与气滞血瘀两型。

1. 湿热下注证

【症状】小腿青筋怒张，局部发痒、红肿、疼痛，继则破溃，滋水淋漓，疮面腐暗，伴口渴，便秘，小便黄赤；苔黄腻，脉滑数。

【治则】清热利湿止痒。

【组方1】黄连12g，七叶一枝花15g，蛇床子15g，紫草12g，血竭12g，川牛膝15g，黄柏12g，苍术9g。

处方来源： 陈奎铭，王小平，王珊珊，等. 中医外治法结合微波腔内闭合术治疗下肢静脉曲张伴溃疡的疗效［J］. 中西医结合外科杂志，2017，4（23）：128-133.

【组方2】白矾60g，石榴皮60g，黄柏30g，椿根皮30g，艾叶30g，黄连15g、透骨草15g，苦参20g，地肤子30g。

处方来源：周涛. 全国名老中医崔公让治疗臁疮经验 [J]. 中医学报，2012，27（164）：38-39.

2. 气虚血瘀证

【症状】病程日久，疮面苍白，肉芽色淡，周围皮色暗淡、板硬，肢体沉重，倦怠乏力；舌淡紫或有瘀斑，苍白，脉细涩无力。

【治则】益气活血，祛瘀生新。

治法

【组方1】黄连12g，七叶一枝花15g，蛇床子15g，紫草12g，血竭12g，川牛膝15g，黄芪9g，当归9g，丹参9g，红花6g。

处方来源：陈奎铭，王小平，王珊珊，等. 中医外治法结合微波腔内闭合术治疗下肢静脉曲张伴溃疡的疗效 [J]. 中西医结合外科杂志，2017，4（23）：128-133.

【组方2】白矾30g，石榴皮、黄柏、苍术、艾叶各60g，诃子、苏木、红花各15g。

处方来源：周涛. 全国名老中医崔公让治疗臁疮经验 [J]. 中医学报，2012，27（164）：38-39.

【组方3】黄芪30g，黄精15g，熟地15g，当归20g，丹参20g，川芎10g，红花10g，莪术10g，蜈蚣2g。

处方来源：宋爽. 三黄去瘀汤外洗治疗气虚血瘀证臁疮30例临床观察 [D]. 成都：成都中医药大学临床医学院，2019：13.

上述方剂均可用于熏蒸、外洗、塌渍，但不同外用方法略有不同。

熏蒸法：将装有中药的纱布袋放入熏蒸治疗仪熏蒸锅内煮沸，蒸气温度45℃~55℃，对患处进行熏蒸，每日1次，每次30分钟，7日1个疗程。

外洗法：水煎外洗，将煎好的药液倒入足浴器中加热，浸没关节，设定温度39℃，每次30分钟，每日1次，7天为1个疗程。

塌渍法：诸药研成细末，用冷开水调匀，均匀涂抹在脱脂纱垫上，厚度为1~2cm，外敷于红肿关节处，用绷带或保鲜膜固定，每日敷10~12小时，7~10天为1个疗程。若皮肤出现发红或瘙痒，则停止外敷。

四、处方经验

中医学认为，下肢静脉性溃疡属臁疮范畴。多因久站久立，或过度负重，而导致小腿筋脉横解，青筋显露，瘀停脉络，久而化热，或小腿皮肤破损外染邪毒，或素有湿热，未及时清除而蓄积，湿热下注，经络阻塞，久病多虚，则气虚血瘀凝滞筋骨而致。崔公让以"疡科辨证，首重阴阳"为纲，其疮疡外洗方的基本组成为：白矾60g，石榴皮60g，黄柏30g，椿根皮30g，艾叶30g。本方中白矾为君，性燥酸涩，善收湿止痒，化腐敛疮。石榴皮酸涩收敛，为臣药。二者同用，共起收湿去腐、敛疮收口之效。黄柏、椿根皮合用以清热解毒止痒，燥湿收敛，共为佐药。艾叶既可除湿止痒、温经通络止痛，又可佐制白矾、黄柏、椿根皮之寒凉之性。诸药合用，共奏燥湿止痒，解毒敛疮之功。崔老[7]认为臁疮湿热下注期时，为阳证，当在主方基础上加用黄连、芒硝、透骨草、苦参、地肤子等组成清热解毒燥湿止痒洗剂；气虚血瘀期为阴证，当在主方基础上加用苍术、诃子、苏木、红花等组成收敛化瘀洗剂。

五、病案举隅

崔公让医案[7]

严某，男，64岁，于2010年8月9日初诊。以"左下肢静脉曲张20年，左足内踝区皮肤反复溃破3年"为主诉来诊。症见：左下肢浅表静脉迂曲扭张成团，行走后患肢易出现困沉乏力酸胀不适感，患肢有轻度的指陷性肿胀，活动后症状加重。左足靴区皮肤粗糙、增厚，瘙痒，肤色较暗，呈褐色改变等营养障碍性改变。左足内踝上方有2cm×3cm大小溃疡面，有黄白色液体渗出，周边发红、肿胀，压痛明显。舌质红，苔黄腻，脉滑数。理化检查：左下肢静脉造影提示：左下肢深静脉瓣膜功能不全。诊为：臁疮（下肢静脉性溃疡），证属湿热型，热重于湿。以清热祛湿，和营解毒为法，自拟疮疡外洗方加减治疗，处方为：石榴皮60g，白矾60g，黄柏30g，苦参30g，地骨皮30g，地肤子30g。取10剂，水煎外洗，日1次。

二诊：用药后，病人下肢肿胀明显减轻，溃疡面渗出减少，周边有新鲜肉芽组织生长。但是患肢皮色仍较暗，有困沉不适，舌质淡，苔白腻，脉濡缓。外洗方中去黄柏、苦参，加用苏木30g，红花30g以增强活血化瘀之功。

三诊：原溃疡伤面已经愈合，无需服用药物，为巩固治疗效果，治疗原发疾病，建议病人日常生活中可以穿用医用弹力袜保护。

[参考文献]

[1]陈永梅.内外兼治臁疮60例疗效观察[J].吉林中医药，2012，3（6）：601-602.

［2］李晓庆. 杨博华治疗臁疮经验［J］. 山东中医杂志，2015，5（34）：384-386.

［3］吕延伟，李大勇. 周围血管病临床治疗难点与中医对策［M］. 北京：中国中医药出版社，2015：568-578.

［4］周涛. 全国名老中医崔公让治疗臁疮经验［J］. 中医学报. 2012,27（164）：38-39.

［5］杨瑞，王军. 中药内服外用治愈老年臁疮1例［J］. 吉林中医药，2010，30（2）：159.

［6］陈奎铭，王小平，王珊珊，董丽琴. 中医外治法结合微波腔内闭合术治疗下肢静脉曲张伴溃疡的疗效［J］. 中西医结合外科杂志，2017，4（23）：128-133.

［7］周涛. 全国名老中医崔公让治疗臁疮经验［J］. 中医学报，2012,27（164）：38-39.

［8］宋爽. 三黄去瘀汤外洗治疗气虚血瘀证臁疮30例临床观察［D］. 成都：成都中医药大学，2019.

（李友山）

第二章 皮肤病

第一节 湿 疹

一、概述

湿疹是皮肤科常见病、多发病之一，是一种常见的过敏性炎性皮肤病，以红斑、丘疹、水疱、瘙痒、渗出为主要特征，常对称分布和反复发作[1]。古代中医文献中又称为"浸淫疮"、"旋耳疮"、"奶癣"、"四弯风"等。《医宗金鉴·外科心法要诀》中对湿疹特点描述为："浸淫疮……此证初生如疥，搔痒无时，蔓延不止，抓津黄水，浸淫成片，由心火、脾湿受风而成"，"黄水疮，此证初如粟米，而痒兼痛，破流黄水，浸淫成片，随处可生。由脾胃湿热，外受风邪，相搏而成。"[2]，《诸病源候论·湿癣候》曰："湿癣者，亦有匡郭，如虫行，浸淫，亦湿痒，搔之多汁成疮，是其风、毒气浅，湿多风少，故为湿癣也。"《圣济总录·浸淫疮》中描述到："其状初生甚微，痒痛汁出，渐以周体，若水之浸渍，淫跌不止，故曰浸淫疮。"

二、病因病机

《医宗金鉴·外科心法要诀》认为其病机为："由湿热内搏，滞于肤腠，外为风乘，不得宣通"，"……由心火脾湿受风而成"；《诸病源候论》认为小儿发病乃"五脏有热，熏发肌肤，外为风湿所折，湿热相搏身体……"、"……是心家有风热"。祖国医学认为湿疹主因先天禀赋不耐，加之外受风湿热邪客于肌肤而发病；或因脾失健运，湿热邪气蕴于肌腠而成；或因营血不足，风燥与湿热蕴结，血虚风燥，肌肤失去濡养。本病发展过程中各阶段症状表现不同，其病机亦有改变。病情初起多为风湿热邪外客于皮肤，可见瘙痒、灼热等表现，病情较轻；若湿热不解，蕴结于内，熏蒸于外，则病情进展；若湿热留恋，久郁于内，日久而湿阻成瘀，则为病情迁延；在病情后期，风热伤阴，可见血不营肤或气阴两虚之证。

三、辨证论治

湿疹的辨证，主要辨皮损形态特点，次要辨夹杂、伴随症状。本病急性期以实证为主，风湿热邪为主因，亚急性期与慢性期则为虚实夹杂，甚至以虚证为主。湿疹总的治则是：急性、亚急性期以清热利湿、祛风止痒为主，慢性期以健脾渗湿、养血润燥为主。根据湿疹（湿疮）中医诊疗专家共识（2016年）[8]及基于300例湿疹患者的中医证型研究[9]，总结湿疹临床常见证型为：湿热浸淫证，脾虚湿蕴证，血虚风燥证或阴虚血燥证。

1. 湿热浸淫证

【症见】皮损以红斑、丘疹、丘疱疹为主，伴有糜烂、渗出、结痂，皮损边界不清，伴身热不扬，口渴不欲饮，尿黄赤；舌质红，苔黄腻，脉滑数。

【治则】清热利湿，凉血解毒。

治法

（1）外洗

【组方1】白鲜皮、苦参、黄柏各30g，草红花、乌梢蛇、蛇床子各10g，川椒20g。

【组方2】蒲公英30g，黄芩20g，地肤子、金银花、土茯苓各15g，苦参、黄柏、白鲜皮、荆芥、防风、苍术、生地、薄荷各10g，青黛(后下)3g，冰片(后下)1g。

【制用法】将中药煎煮后取汁约1000ml，待药液温度放至适宜，在患处进行外洗，每日1次，每次20~30分钟，7天为1个疗程。

组方1处方来源： 杜琨. 龙胆泻肝汤加减配合外洗法治疗急性湿疹疗效观察[J]. 北京中医药，2010，29（04）：295.

组方2处方来源： 王昊. 中药外洗治疗小儿亚急性湿疹湿热证30例临床研究[J]. 江苏中医药，2017，49（11）：46-48.

【组方3】马齿苋、生地榆、龙胆草。

【制用法】袋装，30g/袋，1袋/次，用1000ml热水冲开，急性期渗出明显者，将药液放凉后予以冷湿敷，亚急性、慢性期湿疹，用适宜温度浸洗、浴洗患处。

处方来源： 佘远遥，姚春海，田凤艳，等. 清热除湿汤内服联合皮湿1号外用治疗湿疹湿热互结证临床研究[J]. 中国中西医结合皮肤性病学杂志，2018，17（05）：449-451.

（2）溻渍

【组方1】黄柏、五倍子、苦参、马齿苋各20g。

【组方2】马齿苋60g，蛇床子、地肤子、黄柏、蝉蜕、龙骨各30g。

【组方3】薏苡仁30g，土茯苓20g，桑白皮、地骨皮、牡丹皮、防风、黄柏、忍冬藤各15g，蝉蜕10g。

【组方4】苦参、黄柏、地肤子、荆芥、马齿苋、野菊花各10g。

【组方5】马齿苋、蒲公英、丹皮、苦参各30g。

【组方6】苦参、徐长卿、川楝子、紫花地丁、金银花、两面针、桑白皮、夏枯草、蛇床子、野菊花、大黄各10g，甘草6g。

【组方7】苦参、马齿苋、马鞭草各5g。

【组方8】龙胆草、马齿苋各30g，黄芩、黄柏、地榆、金银花、地肤子各15g，黄连10g。

【组方9】黄柏30g，甘草60g，生地榆30g。

【制用法】将中药煎煮后取汁约1000ml，在低温处放至10℃左右，用纱布蘸取药液，敷于患处，每日1次，每次20~30分钟，7天为1个疗程。

组方1处方来源：刘久利，孙丽蕴. 燥湿止痒方冷湿敷治疗急性湿疹疗效观察［J］. 吉林中医药，2018，38（05）：560-561，620.

组方2处方来源：李晓宏，闫承韵，谢林芳. 皮炎汤联合燥湿止痒方冷湿敷治疗急性湿疹临床观察［J］. 四川中医，2017，35（09）：196-198.

组方3处方来源：贺洋. 薏苓化湿汤内服外敷治疗急性湿疹（湿热型）的临床疗效观察［D］. 成都中医药大学，2018.

组方4处方来源：王岩臣，刘建业. 中药冷湿敷法联合氯雷他定治疗急性湿疹的临床观察［J］. 临床医药文献电子杂志，2018，5（60）：163.

组方5处方来源：张秀桃，张玉卿. 复方青黛丸联合中药面部冷湿敷治疗面部糖皮质激素依赖性皮炎临床观察［J］. 包头医学院学报，2011，27（02）：80-81.

组方6处方来源：吴波，拓江，陈孝顶，夏丹，陈莉. 参卿止痒洗液治疗急性湿疹48例［J］. 中医外治杂志，2010，19（06）：18-19.

组方7处方来源：崔壤仁. 加味龙牡二妙汤联合外用中药煎剂治疗湿热浸淫型湿疹的临床观察［D］. 北京中医药大学，2014.

组方8处方来源：孟爽，高颖，程凤兰. 中药湿敷治疗面部湿疹皮炎80例疗效观察［J］. 中国中西医结合皮肤性病学杂志，2003（01）：18.

组方9处方来源：戴妙庆. 黄甘地汤湿敷液治疗皮炎湿疹体会［J］. 中国社区医师，1995（04）：31.

2. 脾虚湿蕴证

【症见】皮损渗出较少，以丘疹、结痂、鳞屑为主，颜色较暗或有轻度糜烂面，边界不清，也可有少数丘疱疹，伴有食少乏力，腹胀便溏，小便清长；舌淡胖，苔薄白或腻，脉濡。

【治则】健脾燥湿，养血润肤。

治法：外洗

【组方1】苦参60g，蛇床子30g，地肤子、百部各20g，蒲公英、白芷各15g，鸡血藤、五倍子、枯矾各10g。

【组方2】黄精、金银花、甘草、薄荷（根据皮损的不同阶段选择调整药物剂量，在急性期黄精和金银花的剂量比例为1∶2~3，慢性期比例为2~3∶1）。

【制用法】将中药煎煮后取汁约1000ml，待药液温度放至适宜，在患处进行外洗，每日1次，每次20~30分钟，7天为1个疗程。

组方1处方来源：王遵正. 中药内服外洗治疗慢性湿疹45例疗效观察［J］. 内蒙古中医药，2013，32（21）：55-56.

组方2处方来源：林颖，黄楚君，朱海莉，等. 陈达灿教授以中医外治法治疗特应性皮炎经验介绍［J］. 新中医，2011，43（05）：151-153.

3. 血虚风燥证

【症见】皮损以干燥粗糙、肥厚、瘙痒为主，可见苔藓样变及抓痕、血痂，皮肤色暗或有色素沉着，伴口干不欲饮，舌淡，苔白，脉弦细。

【治则】养血疏风，除湿润燥。

治法

（1）外洗

【组方1】黄精、蛇床子各30g，杏仁、侧柏叶、地肤子、千里光各20g，苦参12g，瓜蒌霜、夜明砂、白花蛇舌草各10g，甘草6g。

【组方2】白芍30g，生地黄、麦冬、牡丹皮、苦参、蒺藜、白鲜皮各20g，防风、当归各15g。

【组方3】苦参、地肤子、冰片、土茯苓、苍术、黄柏、生大黄、甘草（其中药物剂量的多少需要根据患者的皮损的大小而定）。

【制用法】将中药煎煮后取汁约1000ml，待药液温度放至适宜，在患处进行外洗，每日1次，每次20~30分钟，7天为1个疗程。

组方1处方来源：张元瑜，梁薛辰，席建元. 润肤止痒洗剂治疗血虚风燥型慢性湿疹疗效观察［J］. 广西中医药，2019，42（06）：19-20.

组方2处方来源：马天明，韩宪伟，刘贵军. 消癣Ⅲ号方内服外洗治疗神经性皮炎血虚风燥证临床研究［J］. 河北中医，2018，40（03）：344-347，352.

组方3处方来源：陈彩云，杨洁，孙俊. 苦参止痒汤外治慢性湿疹46例疗效观察［J］.云南中医中药杂志，2006，（06）：17-18.

（2）熏洗

【组方1】苦参40g，黄柏、白鲜皮各20g，蛇床子、苍术、川椒、地肤子、白芷各15g，野菊花、金银花、紫花地丁、蒲公英各12g。

【组方2】当归20g，川芎、生地黄、熟地黄、白蒺藜、鸡血藤、制何首乌、白芍、防风、丹参等各15g，苦参、地肤子各10g。

【组方3】黄精、金银花、威灵仙各20g，千里光、地肤子、防风、首乌藤、薄荷各10g。

【组方4】苦参、黄柏、马齿苋各30g，当归、川芎、夏枯草、透骨草、连翘、甘草各20g，僵蚕15g。

【制用法】将中药在锅内煮沸，取汁约1000ml倒入盆内，当蒸汽温度约为45℃~55℃左右时，对患处进行熏蒸（注意烫伤），当药液逐渐冷至常温后对患处进行淋洗，每日1次，每次20~30分钟，7天为1个疗程。

组方1处方来源：雷晴，王建国，黄德铨.中药内服外用治疗血虚风燥型慢性肛门湿疹的临床观察［J］.中国中医基础医学杂志，2016，22（03）：428-430.

组方2处方来源：田红霞，张虹亚.中药蒸汽浴治疗血虚风燥型慢性湿疹32例［J］.中医外治杂志，2014，23（01）：20-21.

组方3处方来源：刘云.养血润燥法联合药浴治疗成人期特应性皮炎（血虚风燥证）临床疗效观察［D］.江西中医药大学，2019.

组方4处方来源：兰东，冉立伟，贾红侠，等.老年血虚风燥型湿疹过敏原检测与光疗联合中药熏洗的疗效观察［J］.世界中西医结合杂志，2011，6（09）：780-783.

（3）浴洗

【组方1】生甘草60g，白芍、赤芍各30g，黄柏、生地、当归、苍术各15g，红花10g，将10g冰片另外溶于10ml的酒精中，一并加入中药液。

【组方2】黄芪、白土茯苓各30g，何首乌20g，黄精、当归、苍术、漏芦各15g，艾叶、大黄各10g，甘草60g。

【制用法】将中药煎煮后根据皮损面积大小取足量药液，倒入盆内，进行浴洗，每日1次，每次20~30分钟，7天为1个疗程。

组方1处方来源：项立明.芍药甘草汤加味药浴治疗慢性湿疹（血虚风燥型）的临床研究［D］.成都中医药大学，2017.

组方2处方来源：张萨.养血润肤散药浴治疗手足慢性湿疹（血虚风燥证）的临床研究［D］.成都中医药大学，2016.

（4）溻渍

【组方】生龙骨、煅牡蛎、地肤子各30g，骨碎补10g。

【制用法】将中药煎煮后取汁约1000ml，在低温处放至10℃左右，用纱布蘸取药液，敷于患处，每日1次，每次20~30分钟，7天为1个疗程。

处方来源：迟慧彦. 特应性皮炎中医药治疗临床疗效评价［D］. 中国中医科学院，2012.

四、处方经验

湿疹各期的皮损症状表现不尽相同，外治原则也随之改变，根据外治原则需要选择正确的外用药物，来控制病情的进展，促进疾病的痊愈。对于湿热浸淫证，皮损表现为水疱、糜烂渗出明显者，宜选用收敛消炎类药物外洗及湿敷，常用的外治药物有：龙胆草、生地榆、黄柏、苦参、马齿苋、地肤子、蛇床子、野菊花、冰片等，这些药物多配伍应用于治疗急性、亚急性湿疹。对于脾虚湿蕴证，皮损主要表现为红斑、丘疹而渗液较少者，应避免刺激，选用清热止痒类药物外洗如：薄荷、金银花、黄精、苦参、蛇床子、鸡血藤等。对于血虚风燥证，皮损以干燥粗糙、肥厚、瘙痒为主者，多选用养血疏风类药物外洗、熏洗、浴洗及冷湿敷，常用的外治药物有：当归、防风、白芍、地肤子等。近年来也有不少新药验方，如刺黄柏根茎皮、杠板归、以及一些虫类药物蝉蜕、乌蛇、蜈蚣、僵蚕、五倍子等煎汤外用，均取得满意疗效[10-12]。

五、病案举隅

患者张某，男，57岁，因身起疹伴痒1年余，加重20天来诊。患者1年余前无明显诱因左上肢起丘疹、红斑伴瘙痒，就诊于某三甲医院，诊断为"湿疹"，予口服抗敏止痒药物，外用卤米松乳膏治疗，效果不佳，皮疹逐渐泛发至躯干、四肢。后患者规律于另一医院口服中药汤剂，配合外用药治疗1年余，皮疹时轻时重，反复发作。20天前患者无明显诱因皮疹加重，泛发于躯干、四肢，伴明显瘙痒，瘙痒可影响睡眠。现症见：躯干、四肢泛发红色丘疹、斑丘疹、斑片，瘙痒明显，皮疹对称分布，舌暗红，苔薄黄，脉弦滑，综观舌脉症，病位在气分，病性属实，证属湿热浸淫证，治以清热利湿，佐以止痒为法。

【处方】龙胆草、黄芩、地肤子、马齿苋、苦参、白鲜皮各15g，煎水1000ml。

以上方中药液冷湿敷红斑配合半身熏洗小腿，局部皮损干燥处可予炉甘石洗剂外用收敛止痒，1天2次，每次20分钟左右，治疗14天，并向患者健康宣教，避免搔抓及肥皂热水烫洗，忌饮酒、食辛辣发物。

14日后患者复诊，药后效显，皮疹减轻，已无新发皮疹，躯干、四肢可见散发红色斑片，斑片及丘疹较前减轻，瘙痒较前明显减轻，嘱上方继用7天，以巩固疗效。

[参考文献]

[1] 北京中医医院编. 赵炳南临床经验集 [M]. 北京：人民卫生出版社. 2006：167.

[2]（清）吴谦等编. 医宗金鉴 外科心法要诀 [M]. 北京：人民卫生出版社. 1958：408.

[3] 谢长才，刘炽，禤国维. 中医外治法是提高皮肤病临床疗效的重要方法 [J]. 皮肤科学通报，2019，36（02）：183–190，173.

[4] 陈红风主编. 中医外科学 [M]. 北京：中国中医药出版社. 2016：149.

[5] 张相海，唐伟. 略论皮肤病的中医外治 [J]. 中医外治杂志，2004（01）：26.

[6] 赵炳南，张志礼主编. 简明中医皮肤病学 [M]. 北京：中国中医药出版社. 2014：92.

[7] 孙明丽，胡博，蔡玲玲，等. 中药冷热湿敷疗法治疗常见皮肤病临床经验探讨 [J]. 北京中医药，2019，38（09）：907–909.

[8] 湿疹（湿疮）中医诊疗专家共识（2016年）[J]. 中国中西医结合皮肤性病学杂志，2018，17（02）：181–183.

[9] 武李莉. 300例湿疹患者的体质分型及中医证型研究 [D]. 北京中医药大学，2014.

[10] 徐分根. 杠板归煎汤外洗治大面积湿疹 [J]. 浙江中医杂志，2000；35（7）：313.

[11] 王显超. 乌蛇酊治疗慢性湿疹30例 [J]. 中医药信息，2001；18（5）：33.

[12] 郭建英，韩猛祥，孙艳美. 辨证重用虫类药治疗湿疹42例 [J]. 实用中医内科杂志，2002；16（2）：89–90.

第二节 皮肤瘙痒症

一、概述

皮肤瘙痒症，是一种自觉瘙痒而无原发损害的皮肤病，因不断搔抓，常有抓痕、血痂、色素沉着和苔藓样变等继发性损害。中医文献中称之为"痒风"、"风瘙痒"。风瘙痒首见于《诸病源候论·风瘙痒候》："风瘙痒，此由游风在于皮肤，逢寒则身体疼痛，遇热则瘙痒。风瘙痒者，是体虚受风，风入腠理与血气相搏，而俱往来于皮肤之间，邪气微，不能冲击为痛，故但瘙痒也"。《外科证治全书·发无定处证》："痒风，遍身瘙痒，并无疮疥，搔之不止。肝脉血虚，燥热生风，不可妄投风药，养血定风汤主之。外用地肤子、苍耳叶、浮萍煎汤暖浴"。

根据瘙痒的范围和部位的不同又分为全身性瘙痒和局限性瘙痒。全身性瘙痒开始即全身泛发性瘙痒，也可初期仅限于身体局部后扩展至全身。其瘙痒表现多为阵发性，夜间尤甚，痒甚者可影响睡眠，仅有瘙痒之症而无原发皮损表现。由于反复搔抓可产生抓痕、表皮剥脱、血痂等继发皮损表现。常见于老年性瘙痒、冬、夏季瘙痒症、水源性瘙痒等。局限性瘙痒，多局限于某一部位，尤以肛门、阴囊、女阴处多见。1）肛门瘙痒：一般局限于肛门及其周围皮肤，亦可累及会阴、女性外阴及肛门皮肤。本病常阵发性反复发作。肛门皱襞及肛周皮肤继发浸渍、点状糜烂、放射状皲裂，长期的搔抓而继发浸润肥厚及苔藓样改变。2）阴囊瘙痒：一般局限于阴囊，或可扩展至阴茎根部及会阴、肛门，多呈阵发性瘙痒。长期剧烈搔抓可致阴囊皮肤水肿、点状糜烂、渗出、结痂、苔藓样变。3）女阴瘙痒：多见于成年女性，绝大多数为更年期和老年妇女。主要起病于大小阴唇、阴道口及阴蒂，甚者可累及会阴部和肛门。瘙痒多为阵发性，夜间瘙痒剧烈。外阴皮肤黏膜可继发水肿、浸润肥厚及苔藓样变。

二、病因病机

皮肤瘙痒症病因病机复杂，既可由外感风、寒、湿热邪致病，又可因气血、脏腑阴阳失调等导致。故其病机为1）外感邪气，血热生风发痒；2）久病体弱，久病体虚，气血亏虚，气虚则失于外固，风邪乘隙外袭，血虚生风发痒；3）气血循行不畅，经脉阻滞，营卫不得畅达，肌肤失于荣养而发痒；4）饮食不节，损伤脾胃，湿热内生，化热生风，内不得疏泄，外不得透达，郁于皮肤腠理，化火生燥，以致津液枯耗，不得蕴养肌肤，肤燥发痒；5）情志抑郁，烦恼焦虑，神经紧张，使脏腑气机失调，阴阳偏颇，五志化火，血热内蕴，化热动风，淫于肌肤发痒；6）肝肾阴亏，生风生燥，肌肤失于濡养而发痒。

三、辨证论治

皮肤瘙痒症的辨证，主要是首辨虚实，次辨兼夹。本病早期多以实证为主，多由感受风、寒、湿、热邪，中后期多以虚实夹杂或虚证为主。根据《皮肤瘙痒症中医诊治专家共识（北京地区）》[1~5]将本病分为血虚风燥证、风热血热证、湿热内蕴证。《中医皮肤性病学》[6]将本病分为血热生风证、湿热蕴结证、血虚生风证、瘀血阻滞证、风盛作痒证、风湿外袭证及风寒束表证。根据临床的辨证应用，本文将以《皮肤瘙痒症中医诊治专家共识》为标准，分为血虚风燥证、风热血热证、湿热内蕴证，应用外洗湿敷疗法分证论治。

1. 血虚风燥证

【症见】以老年人多见，病程较长，皮肤干燥瘙痒，血痕累累，伴头晕眼花，两目干涩，失眠多梦；舌红少苔，脉细数。

【治则】养血平肝，祛风止痒。

治法

熏洗

【组方1】当归30g，生地15g，蛇床子15g，制首乌30g，桃仁15g，杏仁15g，地肤子15g，蚕沙9g，苦参15g，瓜蒌霜15g，薄荷15g，红花15g。

【制用法】上述中药倒入瓦钵中，加入4000ml水浸泡30分钟后先用武火煎沸，改用文火煎20分钟去渣，再取冰片半量掺入药液中搅拌溶解（另半量复煎时掺入药液中搅拌溶解）。待药液降至40℃时倒入盆中熏洗，首次倒出药液不可超过2/3以免复煎时药汁不浓。每日1剂，2次/日，每次熏洗20~30分钟，以4周为1个疗程。

处方来源：钱轶雯，郭敏骅，蔡茂庆. 止痒外洗方联合当归饮子治疗血虚风燥型老年性皮肤瘙痒症疗效观察［J］. 现代中西医结合杂志，2017，26（24）：2685-2687.

【组方2】地肤子20g、黄柏40g、明矾40g、苦参60g、黄芩10g、川椒20g、白鲜皮30g。

【制用法】将中药用5000ml冷水浸泡10分钟，再煎30分钟，去渣，待药水不烫时外洗20~30分钟，每日1~2次，每付中药可煎2遍。以20天为1个疗程，连续治疗2个疗程。

处方来源：赵静，由丽娜，热依汗古丽·乌修尔. 中药内服配合药浴治疗老年皮肤瘙痒症30例［J］.中国中医药现代远程教育，2016，14（11）：91-93.

熏蒸

【组方】大黄15g，黄柏15g，黄芩15g，百部15g，川芎12g，蝉蜕10g，苦参30g，夜交藤30g，当归30g，蛇床子30g，地肤子30g，冰片（后下）3g。

【制用法】先用冷水把药浸泡30分钟，然后用全自动煎药机煎制并包装，每袋200ml，治疗前将以上药液放入中药熏蒸治疗器药缸内，接通电源待中药蒸汽使舱内温度达到37℃，将舱体调节成立姿让患者进入舱内，使患者头部暴露在舱外，调节舱体角度，使患者达到舒适的体位后锁定舱门，开始熏蒸，温度控制在40℃左右，治疗30分钟/次，1次/日。熏蒸过程中注意观察患者的生命体征及询问有无心慌、头晕、乏力等虚脱症状。熏蒸后立即用干净的毛巾擦干身体，然后外擦郁美净儿童霜以润肤保湿，延长药物作用时间。10天为1个疗程，连续3个疗程。

处方来源：潘靖.中药熏蒸配合皮肤保湿治疗老年皮肤瘙痒症临床观察［J］.中国疗养医学，2015，24（02）：148-149.

2.风热血热证

【症见】皮肤瘙痒，遇热或饮酒后加重，搔破后血痕累累，伴心烦，口渴，小便黄，大便干；舌质红，苔薄黄，脉浮数或弦数。

【治则】清热凉血，疏风止痒。

治法

外洗

【组方1】马齿苋120g。

【制用法】煮沸30分钟后去渣取汁600ml待凉后外洗患处20分钟，每天2次，7天为1个疗程。

处方来源：韩平，尹德辉.马齿苋治疗皮肤瘙痒症50例［J］.中国中医药科技，2008，（05）：377.

【组方2】艾叶100g，金银花50g，苦参50g，白鲜皮50g，苍耳子25g，四季青30g，蛇床子50g，冰片15g，地肤子50g，黄柏50g。

【制用法】煎汤1000ml外洗，每日1次。7日为1个疗程，最长治疗4个疗程。

处方来源：李小凤，周美珍，杨彩云.消风散加减配合中药外洗治疗风热型瘙痒性皮肤病临床疗效观察［J］.亚太传统医药，2015，11（21）：135-136.

3.湿热内蕴证

【症见】瘙痒不止，抓破后深夜结痂；或外阴肛周皮肤潮湿瘙痒；伴口干口苦，胸胁胀满，纳差；小便黄，舌红苔黄腻，脉滑数。

【治则】清热利湿止痒。

治法

熏洗

【组方】苍耳子、百部、苦参、黄柏、黄芩、蛇床子、地肤子、白鲜皮、土茯苓、艾叶、川椒、防风各30g，如有糜烂者去川椒加羌活、独活。

【制用法】上药加水3000ml，先浸泡30分钟，后煎至1500ml，将上药2次煎液滤出，凉至40℃左右，熏洗患处，每日2次，每次15~20分钟，10天为1个疗程，连续2个疗程。

处方来源： 季江，施辛，苏玉华，等. 中药外洗治疗阴部瘙痒症69例疗效观察 [J]. 中国麻风皮肤病杂志，2009，25（05）：329，332.

溻渍

【组方】黄柏20g，苍术20g，生大黄15g，连翘20g，白鲜皮30g为主。头目部重者加菊花，面部重者加白芷，上肢重者加桂枝，胸胁部重者加柴胡，会阴部重者加龙胆草，渗出多时加地榆，继发感染者可加用黄连。

【制用法】上药加凉水5000ml，武火煎沸后再煎10~15分钟，取汁待温备用。用两条毛巾浸药交替湿敷患处，每次20~40分钟，每日早晚各1次，早晨最好在5~6点用药，每剂药轻者用1日，重者用2日，1周为1个疗程。

处方来源： 肖曼莉. 中药外洗治疗瘙痒性皮肤病800例 [J]. 中医外治杂志，2002（02）：20.

外洗

【组方】（皮洗I号）威灵仙10g，蛇床子10g，苦参10g，当归尾10g，土大黄10g，百部10g，黄柏10g。

【制用法】上七味药，加水煎煮3次，时间分别为1.5小时、1.5小时、1.0小时，合并煎液，沉淀24小时，取上清液浓缩至250ml装瓶低温保存。晚临睡前，取皮洗I号适量，温开水按1∶1比例兑后，反复清洗病变处10分钟后就寝。或洗浴前，直接用皮洗I号原液涂抹患处，保留5分钟后洗浴。1周为1个疗程，共治疗2个疗程。

处方来源： 钱小娟，陈斯泰，王和林，等. 皮洗I号治疗外阴瘙痒性皮肤病临床疗效观察 [J]. 中国现代药物应用，2018，12（22）：101-102.

四、处方经验

皮肤瘙痒症的外洗湿敷常用药，以祛风药（威灵仙、防风、薄荷、艾叶、苍耳子），清热药（马齿苋、龙胆草、生地榆），燥湿药（黄柏、黄连、苦参），杀虫药（百部、蛇床子），润肤药（当归、杏仁、楮桃叶）多见。本病中医称为"风瘙痒""痒风",故而"风"为本病的要点。"风为百病之长",易与湿、热、燥等病邪合而起病,在治疗上应以祛风药为主,结合患者临床症状,辨证用药。

五、病案举隅

患者男性,68岁,因双下肢瘙痒1年余,加重2月于2016年5月来诊,曾自用止痒药膏(具体不详),效果不显,不规律口服开瑞坦止痒。刻下症:双下肢瘙痒,夜间痒甚,影响睡眠,大便干结,小便调。舌红苔黄,脉细数。查体:双下肢皮肤干燥,可见血痂、抓痕,部分皮损苔藓样变,无渗出倾向。中医辨证:血虚风燥症,治法:养血平肝,祛风止痒。

【口服处方】白芍20g、当归15g、生地30g、川芎10g、防风10g、白蒺藜20g、何首乌15g、荆芥10g、黄芪30g、甘草6g。日1剂,早晚2次分服。

【外洗处方】当归30g、生地15g、蛇床子15g、制首乌30g、桃仁15g、杏仁15g、地肤子15g、蚕沙9g、苦参15g、瓜蒌霜15g、薄荷15g、红花15g

【制用法】上述中药倒入瓦钵中,加入4000ml水浸泡30分钟后先用武火煎沸,改用文火煎20分钟去渣,再取冰片半量掺入药液中搅拌溶解(另半量复煎时掺入药液中搅拌溶解)。待药液降至40℃时倒入盆中熏洗,首次倒出药液不可超过2/3,以免复煎时药汁不浓。每日1剂,2次/日,每次熏洗20~30分钟,使用7日后复诊。

7日后患者复诊,自诉瘙痒较前缓解,皮肤干燥较前改善。嘱患者继用上口服方、外洗方。忌搔抓,痒时可拍打;调畅情志,注意饮食。守方继用21剂,患者皮肤逐渐光滑,瘙痒基本消失。

[参考文献]

[1] 鞠上,高瑜,杨博华,等.中医外科溻渍法的历史源流及现实意义[J].北京中医药,2016,35(10):931-933.

[2] 刘辅仁.几种外用特殊疗法.实用皮肤病学[M].2版.北京:人民卫生出版社,1996:56.

[3] 赵炳南,张志礼.简明中医皮肤病学[M].北京:中国中医药出版社,2014:92.

[4] 娄卫海,周垒.刘蠡.张志礼皮肤病临证笔谈[M].北京:北京科学技术出版社,2016:50

[5] 李元文,李楠.皮肤瘙痒症中医诊治专家共识(北京地区)[J].北京中医

药，2017，36（09）：777-779.

[6] 杨志波，范瑞强，邓丙戌. 中医皮肤性病学［M］. 北京：中国中医药出版社，2010：116-118

（孙丽蕴）

第三节 脂溢性皮炎

一、概述

脂溢性皮炎是发生在皮脂溢出部位的一种慢性丘疹鳞屑性、浅表炎症性皮肤病，好发于头面、躯干等皮脂溢出部位，以大小不等淡红色或黄红色斑片，上覆糠秕状鳞屑或油腻性痂屑为临床特征，伴有不同程度瘙痒，为临床常见疾病[1]。本病的病因机制还不明确，研究发现本病与马拉色菌感染、痤疮丙酸杆菌感染、皮脂溢出、免疫等因素有关。中医古代文献中并无与"头皮脂溢性皮炎"相对应的病名，依其症状散见于"白屑风"、"面游风"、"纽扣风"等。本病首见于唐代孙思邈所著的《备急千金要方》，书中记载"肺为五脏之盖，劳伤损肺，气冲头顶致使头痒，多生白屑……世呼为头风也"，从症状描述上可判断相当于西医的头部脂溢性皮炎。《外科正宗》首称本病为"白屑风"，书中记载"白屑风多生于头、面、耳、项、发中，初起微痒，久则渐起白屑，叠叠飞起，脱而又生"，将头面部的皮损称为"白屑风"。

二、病因病机

我国历代医家多认为本病为肺热熏蒸，风热血燥所致。唐代孙思邈《备急千金要方》载："治肺劳热，不问冬夏老少，头生白屑瘙痒不堪，然肺为五脏之盖，其劳损伤肺，气冲头顶致使头痒，多生白屑搔之随手起，人多患此，皆从肺来，世呼为头风也"，认为本病与肺有密切关系。宋·王怀隐、陈昭遇《太平圣惠方》"夫头风白屑，由人体虚，诸阳经脉为风邪所乘也。诸阳之脉，皆上走于头，若运动劳役，阳气发泄，腠理开疏，风邪入于脑中，伏留不散，故令头生白屑痉痒也"，认为本病是由于过度劳累，腠理开泄，体虚风邪侵袭头部阳经，伏留不散。元·张从正《儒门事亲》"人年少发早白落或白屑者，此血热而太过也。"明·陈实功《外科正宗》"白屑风生于头、面、耳、发中，初起微痒，久则渐生白屑，迭迭而起，脱之又生。此皆起于热体当风，风热所化"。清·吴谦等《医宗金鉴·外科卷上头部》"白屑风生头与面，燥痒日久白屑见，肌热风侵成燥化，换肌润肌医此患"。"……项后极痒，抓破、热湿甚者津黄水，风燥盛者津血水，痛楚难堪。由平素血燥，过食辛辣厚味，以致阳明胃经湿热，受风而成"。

现代医家们也对本病的病因病机有不同的认知。朱仁康[2]认为本病病因病机为血热风燥、湿热或阴伤血燥，可分为3型：血虚风燥证、脾胃湿热证、阴伤血燥证。禤国维[3]认为本病以肾阴虚证多见，肾阴不足，相火过旺，虚火上扰，迫精外溢肌肤，皮脂分泌增多；治以滋肾阴、清湿热。喻文球[4]用"水升油浮""热煎油出"类比本病内生湿热、迫油外出，认为本病因体内素有湿热，外感当风，湿热蕴阻肌肤。王玉玺[5]认为本病湿者属湿热、风热搏结于肌表；干者为体内阴虚、外感风热，邪郁化燥故皮肤干燥、脱屑。赵炳南[6]认为本病皮损属油性者多因风湿热邪搏结于肌肤；属干性者多为湿热内阻，久而化燥损伤阴血，肌肤失养。纵观各家观点，本病总因风湿热互结而发。

三、辨证论治

本病辨证当首辨虚实，再辨湿燥。本病辨证思路多从湿、燥入手。本病之湿又有湿热之实和湿困之虚两种，前者多为肺胃热盛证，湿困之虚则为脾虚湿困证。本病中燥有风燥、血燥之分。本病治疗中关键在于辨清虚实，清热的同时注意护阴，健脾、养血的同时不能敛邪。病程迁延，虚实夹杂，治疗中健脾燥湿药味使用的同时，不能助湿邪留滞。按照《中医病证诊断疗效标准》将本病（面游风）证型分为肺胃热盛、脾虚湿困、血虚风燥3型。

1.肺胃热盛证

【症见】急性发病，皮损色红，并有渗出、糜烂，结黄厚痂，瘙痒较明显，伴心烦口渴、大便秘结等热盛于内，湿热博结证。舌质红，舌苔黄，脉象滑数。此证若反复迁延，则可逐渐发展至血虚风燥证。

【治则】清热利湿。

治法

外洗

【组方1】参柏洗方。苦参30g，黄柏30g，侧柏叶20g，蒲公英30g，地肤子30g，百部20g，大黄15g，黄连15g，荆芥15g，防风15g，甘草10g。

【制用法】将中药煎汤取汁2000ml，待适宜温度，用中药水揉洗头发，用指腹按摩头部，使药液与头皮充分接触，揉搓10分钟，不用清洗，待干，每周用药两次，治疗30天。

处方来源：吴双．参柏洗方治疗头部脂溢性皮炎（湿热蕴结证）临床观察

［D］. 黑龙江中医药大学，2019.

【组方2】皂柏洗方。大皂角10g，生侧柏叶15g，透骨草20g，生地榆20g，苦参15g，川椒6g。

【制用法】取清水1000ml浸泡上药半小时左右，然后以文火煎制，煮沸后，先取出其中的500ml药液，其余药液加入500ml水后继续煎制，煮沸后取汁200ml，将其与之前取出的500ml药液混合，晾至常温后，蘸取药液揉搓头部约5分钟左右，用清水冲洗。隔日1次。治疗30天。

处方来源： 胡博. 皂柏洗方治疗头部脂溢性皮炎（湿热证）的临床疗效观察［D］. 北京中医药大学，2018.

2.脾虚湿困证

【症见】发病较缓，皮损色淡红或黄，有灰白色鳞屑，瘙痒时作，伴有便溏等脾阳不振症。舌质淡红，舌苔白腻，脉象滑。此证本就慢性发病，病史长，迁延不愈则最终亦出现血虚风燥之象。

【治则】健脾燥湿。

治法

外洗

【组方1】白花蛇舌草10g，苍术10g，蒲公英10g，栀子10g，厚朴10g，桂枝6g，防风10g，泽泻15g，陈皮10g，山楂8g，滑石30g，浙贝10g，茯苓15g，白鲜皮10g，白术15g，猪苓10g，甘草6g。

【制用法】加水煎煮2次后取汁400ml，早晚各服用200ml，最后将药渣加水煎煮后取药汁2000ml外洗患处。疗程30天。

处方来源： 顿志强. 除湿胃苓汤加减治疗脾虚湿热型脂溢性皮炎的临床效果［J］. 临床医药文献电子杂志，2018，5（33）：162-164.

【组方2】党参10g，白术10g，茯苓10g，泽泻10g，黄连5g，黄柏10g，防风10g，荆芥10g，蝉蜕10g，蒲公英20g，马齿苋30g，土茯苓10g，生甘草10g。

【制用法】加水煎煮2次后取汁400ml，早晚各服用200ml，最后将药渣加水煎煮后取药汁2000ml外洗患处。疗程30天。

处方来源： 周宝宽. 脂溢性皮炎辨证论治经验［J］. 辽宁中医药大学学报，2011，13（06）：14-15.

3.血虚风燥证

【症见】病程多呈慢性，迁延难愈，皮损表现为红斑基础上干性灰白色糠秕状鳞屑，瘙痒，患者皮肤、头发干燥无光泽，常伴有脱发等血虚精亏证。舌质红，舌苔薄白，脉象沉弦或弦细。

【治则】养血滋阴祛风。

治法

（1）外洗

【组方】白鲜皮15g，苦参15g，地肤子15g，百部15g，荆芥15g，防风15g，蛇床子15g，黄柏15g，土茯苓15g，川椒15g。

【制用法】将中药煎汤取汁2000ml，待适宜温度，每2日1剂水煎洗头发。

处方来源：燕玉生. 中药内服外洗治疗干性脂溢性皮炎［J］. 中国民间疗法，2011，19（08）：50-51.

（2）溻渍

【组方】养血解毒汤：

鸡血藤30g，土茯苓30g，当归10g，丹参20g，草河车10g，板蓝根15g，玄参10g，生地黄10g，麦冬10g。

【制用法】上方每天1剂加水煎煮2次，煎煮后纱布过滤，2次混合共得400ml，每次服用150ml，每天2次，剩余100ml药液加水400ml，用八层纱布冷湿敷，20分钟/次，每天3次。

处方来源：肖卫棉，周杰. 养血解毒汤内服外敷治疗面部干性脂溢性皮炎的临床观察［J］. 中国中医药科技，2020，27（01）：145-147.

四、处方经验

本病总因风湿热互结而发。多因内蕴湿热，外感风邪，湿热上蒸所致；或因湿热耗伤阴血，血虚风燥肌肤失养而成。既有先天禀赋的异常，又有后天饮食失节、情志内伤所致。禀赋不耐，素体内热，郁而生湿，复感外风，风湿热蕴阻肌肤，熏蒸于外而发。或后天饮食失节，嗜食肥甘炙煿、膏粱厚味，致脾失健运，湿热内生或脾为湿困，湿热内蕴，兼感风邪，郁于肌肤，湿热上蒸，头面皮疹，白屑纷纷，发黄红斑、丘疹、且见厚腻屑痂（油性脂溢）；或情志内伤，思虑无度，起居无常，日久生郁，脾气不足，耗伤阴血，血虚风燥，风燥热邪蕴阻肌肤，肌肤失养，皮肤干燥、粗糙，毛发干燥、细软、无华、脱落（干性脂溢）。本病辨证从脏腑辨证上责之于肺、脾胃；气血辨证归于血虚；六淫辨证为湿热。治疗上总以清热利湿、健脾燥湿、养血滋阴祛风为法。

脂溢性皮炎外洗湿敷的常用药物，以清热燥湿药（黄柏、苦参、白鲜皮、地肤子等），祛风药（荆芥、防风）多见，外用药以祛邪为主，少有扶正药。脾虚湿困证和血虚风燥证的内服药则祛邪扶正并用。提示中医外治脂溢性皮炎贯穿脂溢性皮炎各个阶段，多治以清热燥湿祛邪；脂溢性皮炎外多见湿热之邪，外洗湿敷使药力直达病所，无内服药过于寒凉损伤脾胃之虑。其中黄柏清热燥湿、泻火解毒，治热毒蕴结；苦参与地肤子相似，皆可祛风毒，清湿热，消毒肿；白鲜皮既能清热燥湿解毒，又能祛风止痒；荆芥、防风祛风止痒，尤治风邪侵袭所致病证。外治法均体现了从湿、从风邪论治脂溢性皮炎的思想。

五、病案举隅

曹某，男，28岁。2006年9月17日初诊。病史：头皮起疙瘩及脱屑2年。2前头皮开始起丘疹，发痒，抓破形成结痂，头屑明显增多，时轻时重，久治不愈。刻诊：头皮散在红色丘疹，干燥结痂，脱屑，无束状发，无薄膜现象，皮损向四周蔓延；瘙痒，口渴，大便干燥；质红，苔薄白，脉细数。治以：祛风清热，养血润燥。

【处方】自拟消风养血汤。药用：防风10g，荆芥10g，刺蒺藜10g，天花粉10g，当归10g，生地黄10g，胡麻仁10g，连翘10g，蒲公英10g，生甘草10g。上方口服及外洗。

二诊：上方口服及外用7剂。皮疹稍消退，痒减轻，口渴。上方加天冬10g，继续口服及外洗。三诊：上方又用14剂，皮疹消退，皮屑无，痒止。上方又用14剂愈。

[参考文献]

[1]赵辨主编.中国临床皮肤病学［M］.南京：江苏科学技术出版社，2017：775.

[2]中国研究院广安门医院.朱仁康临床经验集［M］.北京：人民卫生出版社，1989：93.

[3]江光明，范瑞强，池凤好.浅谈榻国维治疗脂溢性皮肤病临床经验［J］.深圳中西医结合杂志，2001（02）：90-92.

[4]喻文球.中医皮肤病性病学［M］.北京：中国医药科技出版社，2000：446.

[5]潘学东.王玉玺教授治疗脂溢性皮炎的经验［J］.吉林中医药，2008，28（8）：557-558.

[6]赵炳南.简明中医皮肤病学［M］.北京：中国展望出版社，1983：241.

第四节 痤 疮

一、概述

痤疮是毛囊皮脂腺的慢性炎症性疾病，具有一定的损容性。各年龄段人群皆可患病，但以青少年发病率为高。痤疮的发病主要与雄激素以及皮脂分泌增加、毛囊皮脂腺开口处过度角化、痤疮丙酸杆菌感染及继发炎症反应等四大原因相关，部分患者还与遗传、免疫、内分泌、情绪、饮食等因素相关。历代中医对痤疮亦十分重视，其首次记载于《黄帝内经·素问·生气通天论》中有"劳汗当风，寒薄为皶，郁乃痤"的记载。隋唐以前对于痤疮多以"皶"、"面疱"、"面皶疱"以及"嗣面"命名。其后则出现了"粉刺"、"酒刺"、"风刺"等病名。张介宾将"粉刺"与"痤"进行了描述及鉴别，注曰："形劳汗出，坐卧当风寒气薄之，凝液为皶，即粉刺也，若郁而稍大，乃形小节，是名曰痤。"故在古文献中"面疱"、"面皶疱"、"嗣面"、"粉刺"等都应属于痤疮之范畴。

二、病因病机

对于痤疮的病因病机，除了《黄帝内经》中的相关记载，在葛洪《肘后备急方》中有"年少气冲，面生疱疮"。《诸病源候论·面疱候》中提出："面疱者，谓面上有风热气生疱，头如米大，亦如谷大，白色者是也"。《外科正宗》："肺风属肺热，粉刺、酒皶鼻、酒刺属脾经。此四名同类，皆由血热郁滞不散。又有好饮者，胃中糟粕之味，熏蒸肺脏而成。经所谓有诸内形诸外，当分受于何经以治之。"在《医宗金鉴·外科心法要诀》中也对痤疮病因病机进行阐释："此证有肺经血热而成。每发于面鼻，起碎疙瘩，形如黍屑，色赤肿痛，破出白粉汁"。

现代医家对于痤疮病因病机的观点在古人的基础上发展，形成了自己独到的见解。陆德铭[1]认为痤疮发病的主要机理在于阴虚火旺，肺胃积热，血瘀凝滞肌肤。其中阴虚火旺为发病之本，肺胃积热、血瘀凝滞为发病之标。褚国维[2]认为痤疮的产生主要是肾阴不足，冲任失调，相火妄动，熏蒸头面而致。许连霈[3]认为痤疮的形成源于上中下三焦，属于实证或实中夹虚，病位在气分、血分。陈德润[4]认为饮食不节，过食肥甘厚味，内生湿热，蕴于中焦，阻于经脉使血热蕴结，复感风热，湿热与血热搏结，酿成痤疮。综上所述，痤疮实证主要涉及肺、胃、肝；虚证主要涉及脾、肾，挟热者多，而纯为阴寒之证者少见，其病因病机主要责之于肺经风热外袭头面，肠胃湿热熏蒸，热毒蕴结，煎灼津液，凝滞于局部生痰成瘀，肝郁化火，冲任失调，肝火挟冲任之血热上攻而生痤疮[5]。

三、辨证论治

痤疮之辨证主辨热与湿，兼辨虚与实。本病的早期主要是以风热为主，继而热渐入里，郁而化毒。病久则痰湿瘀滞，或损及肾阴，冲任不调，虚火携肝火上炎。故而本病多从热、湿、瘀、虚而治。李征[6]将痤疮分为肺胃蕴热、热盛染毒、冲任失调以及血瘀痰凝4型。朱仁康[7]认为痤疮大致可分为肺风型和痰瘀型二证。周鸣岐[8]将本病辨证分为肺胃湿热、外感毒邪和痰火郁结、湿毒内蕴2种类型。梁贻俊[9]将本病分为肺热、毒热、痰瘀、脾胃湿热以及冲任失调5种证型。不同的医家对于痤疮的辨证论治有着自己的特色，但临床中运用最广泛的分型主要包括有肺经风热、热毒蕴结、痰湿瘀滞以及冲任不调4种证型[10]。因此，我们以此为标准进行辨证论治。

1.肺经风热证

【**症见**】皮损常发于颜面部和胸背部，表现为丘疹及黑头或白头粉刺居多，可有脓疱，颜色较红，或有痒痛，伴鼻息气热，口渴，喜冷饮，小便短赤，大便秘结；舌尖边红，苔薄黄，脉弦数。

【**治则**】疏风清热，散结消肿。

治法

（1）熏蒸

【**组方1**】赤芍20g，白茯苓20g，白花蛇舌草20g，鱼腥草20g，黄芩15g，苦参15g，知母15g，牡丹皮15g，连翘15g，大黄9g，黄柏9g，桑白皮9g。

【**制用法**】上药温水浸泡30分钟，煎煮至200ml药液后装袋，将100ml药液注入熏蒸治疗仪中，距离面部30~35cm进行开放式熏蒸治疗，温度为35℃~40℃，熏蒸治疗时间为30分钟/次，2次/周，持续治疗6周。

处方来源：范建国，蔡天国.清热消痤汤联合熏蒸治疗肺经风热型中轻度寻常痤疮的临床观察[J].中华全科医学，2019，17（11）：1922-1924，1975.

【**组方2**】黄芩15g，黄连15g，大黄15g，丹参15g。

【**制用法**】上药温水浸泡30分钟，水煎成200ml药液，滤渣后装袋。每次以100ml药液注入面部熏蒸器熏蒸患部，时间为10分钟/次，2次/日，10天为1个疗程，共3个疗程。

处方来源：王晓红.中药熏蒸法治疗痤疮60例[J].南京中医药大学学报，1997（05）：309.

（2）外洗

【组方1】大黄30g，芒硝12g，皂角刺9g，赤芍12g，红花12g。

【制用法】上药温水浸泡30分钟，加水500ml，煎5~10分钟，外洗患处，时间为20分钟/次，2次/日，7天为1个疗程，共5个疗程。

处方来源： 苏丽，赵希森，陈冬菊．中药外洗治疗痤疮［J］．中医外治杂志，2000，9（2）：48-49．

【组方2】黄芩15g，当归15g，苦参15g，连翘15g，皂角刺15g，蒲公英15g，野菊花15g，夏枯草15g。

【制用法】上药温水浸泡30分钟，加水500ml，煎10~20分钟，一剂分2日使用，外洗时间为20分钟/次，2次/日，7天为1个疗程，共3个疗程。

处方来源： 何静岩．中药外洗治疗痤疮的临床疗效观察［J］．中外医疗，2010，29（02）：105．

（3）湿渍

【组方】黄连5g，黄芩10g，大黄10g，金银花15g，紫背天葵5g，地榆15g，苦参30g，白芷10g，野菊花15g，蒲公英30g，紫花地丁30g，荆芥10g，防风10g，薄荷（后下）10g，路路通15g，徐长卿10g，白鲜皮15g，生地黄30g，紫草10g。

【制用法】上药水煎成300ml药液，装袋，每袋150ml，冷藏备用。每次取30ml药液以压缩面膜纸浸泡完全后冷湿敷患处，时间为20分钟/次，2次/日，14天为1个疗程，共3个疗程。

处方来源： 肖琦，廖文滔，周强，等．三黄五味消毒洗剂冷湿敷治疗寻常性痤疮疗效观察［J］．广西中医药，2019，42（04）：14-16．

2.热毒蕴结证

【症见】局部皮肤油腻，皮损以丘疹为主，红肿热痛，或有脓疱及结节，破后脓液黄白稠厚，渗液较多。伴口渴，口臭，便秘溲赤；舌红，苔黄腻，脉滑数。

【治则】清热解毒利湿，消肿散结。

治法

（1）熏蒸

【组方1】金银花15g，野菊花10g，蒲公英10g，紫花地丁15g，黄芩15g，连翘15g，桑白皮15g，当归15g，川芎15g，赤芍15g，地黄15g，桃仁12g，柴胡15g，甘草6g。

【制用法】上药加水500ml煎沸30分钟，取汁趁热熏蒸患处，待药汁温度38℃左右时用药汁清洗患处，时间为30分钟/次，1次/日，7日为1个疗程，共7个疗程。

处方来源： 何丽超，杨加美．五味消毒饮内服外熏洗治疗湿热蕴结型粉刺118

例临床观察［J］.中医临床研究，2014，6（03）：92-93.

【组方2】苍术、茯苓、厚朴、陈皮各20g。

【制用法】上药煎水注入锅内，加适量水加热，待蒸气喷出时对着皮损部位熏蒸30分钟，1次/日，7天为1个疗程，休息2天后，开始下1个疗程，共7个疗程。

处方来源： 靳正仓，董治军，张贵一.中药蒸气熏蒸治疗痤疮118例总结［J］甘肃中医，2003，16（2）：23-24.

（2）外洗

【组方1】白花蛇舌草30g，丹参20g，山楂20g。

【制用法】上药加水浓煎，乘热以水蒸气熏蒸，水温适宜时外洗患处，外洗10分钟/次，2次/日，7日为1个疗程，共5个疗程。

处方来源： 黄硕，陈金鑫.中药内服外洗治疗寻常型痤疮67例［J］.中医外治杂志，2006，15（2）：34.

【组方2】金银花、桔梗、黄芩、牡丹皮各30g。

【制用法】上药水煎，400ml，装袋。每次取200ml，加热到37℃左右，反复洗患处，时间为10~15分钟/次，2次/日。15日为1个疗程，共3个疗程。

处方来源： 侯慧先.美容汤外洗治疗颜面部痤疮300例［J］.中医药信息，2001，18（6）：44.

（3）湿渍

【组方】黄芩10g，马齿苋15g，白鲜皮10g，虎杖10g，丹参10g，白芷10g。

【制用法】上药加水浓煎，取皮损大小相宜的4层消毒单纱布，浸泡在药液中，冷却备用。然后以盛放有药液的中草药热喷器蒸面10分钟，后取浸透的湿纱布，拧干至不滴水为度，平敷于患处，冷湿敷10分钟/次，2次/日，温水清洁面部即可。15日为1个疗程，共3个疗程。

处方来源： 韩桂香.熏蒸湿敷法治疗热毒蕴结型痤疮［J］.江苏中医药，2006，27（12）：32.

3.痰湿瘀滞证

【症见】皮损以红色或暗红色结节、囊肿和凹凸不平的瘢痕为主，或伴有小脓疱、丘疹粉刺以及色素沉着。舌红或暗红有瘀点，苔薄黄，脉弦滑或细弦。

【治则】活血化瘀，消痰软坚。

治法

（1）熏蒸

【组方1】益母草30g，白僵蚕30g，白芷10g，玫瑰花10g，霜桑叶10g。

【制用法】上药浸泡30分钟，共煎煮2次，混合药液至600ml。取制备好的药液300ml，倒入中药喷雾器，将喷口对准患者面部约25cm，温度大约在45℃左右，蒸面时间为20分钟/次。每3日1次，30天为1个疗程，共治疗2个疗程。

处方来源： 唐凤姣．化瘀通络汤熏蒸治疗痤疮后色素沉着（气滞血瘀型）临床研究［D］．成都：成都中医药大学，2015．

【**组方2**】桃仁20g，红花15g，当归15g，生地10g，白芍20g，川芎15g。

【**制用法**】上药煎水注入锅内，加适量水加热，待蒸气喷出时对着病变部位熏蒸，30分钟/次，1次/日，7天为1个疗程，休息2天后，开始下1个疗程，共7个疗程。

处方来源： 靳正仓，董治军，张贵一．中药蒸气熏蒸治疗痤疮118例总结［J］．甘肃中医，2003，16（2）：23-24．

（2）外洗

【**组方1**】生大黄100g，荆芥100g，红花60g。

【**制用法**】上药第一煎加1000ml水取汁500ml，第二煎600ml取300ml，将两次药汤均匀装瓶备用。每晚临睡前温水洁面，取药汁（温度以35℃~38℃稍高于皮肤为宜）外洗面部5~10分钟，次日清洁面部，1次/日，5日为1个疗程，休息2天后，开始下1个疗程，共7个疗程。

处方来源： 张玉珊．大黄荆红汤外洗治疗寻常痤疮100例［J］．中国中西医结合皮肤性病学杂志，2007，6（1）：29．

【**组方2**】苦参、白鲜皮各20g，当归30g，荆芥15g。

【**制用法**】上药煎水400ml，装袋。每次取200ml，加热到37℃左右，反复洗患处，时间为10~15分钟/次，2次/日，15日为1个疗程，共3个疗程。

处方来源： 侯慧先，肖平，郑美华，等．中药内外合治青春期颜面痤疮的临床研究［J］．中医药学报，2002，30（5）：11-12．

（3）溻渍

【**组方**】紫花地丁、蒲公英、白花蛇舌草、薄荷（后下）各30g。

【**制用法**】上药煎水500ml，冷藏，使用时加热至40℃左右，用毛巾浸于药液中，以不滴水为度，敷于面部和其他皮损处20分钟/次，2次/日，7天为1个疗程，共3个疗程。

处方来源： 丁萍，马辉．清肺逍遥饮合中药冷湿敷治疗青春期痤疮120例［J］．福建中医药，2007（06）：5-6．

4.冲任不调证

【**症见**】皮损常位于口周或下颌，以丘疹、粉刺或凹陷性疤痕为主，可有脓疱，局部皮肤油腻。其发生与月经周期关系密切，大多经前加重，经后减轻。伴月经前乳房胀痛，烦躁易怒，月经不调，小腹胀痛，腰膝酸软。舌质紫暗，苔白或薄黄，脉弦或细数。

【治则】滋阴降火，解毒活血。

治法

（1）熏蒸

【组方】大黄、黄柏、桑白皮各9g，黄芩、苦参、知母各15g，白芷、赤芍、白茯苓、白花蛇舌草、鱼腥草各20g，牡丹皮、连翘、仙灵脾各12g。

【制用法】上药温水浸泡30分钟，煎制汤汁约300ml，总共2次，药液冷却后装桶置于4℃冰箱中备用。治疗前将中药煎剂300ml加水至900ml后装入中药熏蒸汽仪中，出气口距离面部30~40cm，熏蒸治疗20分钟/次，1次/周，共治疗7周。

处方来源：梅莉红，干慧慧，曾义斌，等．中药熏蒸治疗轻、中度寻常痤疮疗效观察及血清细胞因子水平检测［J］．中国皮肤性病学杂志，2011，25（9）：716-718.

（2）外洗

【组方】硫黄、生大黄粉各7.5g，石灰水100ml，清茶水100ml。

【制用法】将上述药物混合，外洗患处，时间为5~10分钟/次，2次/日，7日为1个疗程，共5个疗程。

处方来源：周倩．艾儒棣治疗痤疮临床经验［J］．辽宁中医杂志，2014，41（05）：856-858.

（3）溻渍

【组方1】白头翁、百部、蒲公英、苦参、丹参、白鲜皮各30g。

【制用法】水煎后水温至40℃时热湿敷面部患处，时间为30分钟/次，2次/日，14天为1个疗程，共3个疗程。

处方来源：张力军，杨雪琴．复方白头翁湿敷剂治疗异常型痤疮80例体会［A］．中国中西医结合学会皮肤性病专业委员会．2003中国中西医结合皮肤性病学术会议论文汇编［C］．中国中西医结合学会皮肤性病专业委员会：中国中西医结合学会，2003.

【组方2】益母草30g，车前草30g，夏枯草10g，藁本10g，白芷10g。瘙痒加千里光15g；触痛者加蔓荆子10g；皮损色红、脓疱较多者加马齿苋30g，蒲公英15g。

【制用法】嘱患者洁面后，先以聚维酮碘消毒，用粉刺针挑治清除粉刺及脓疱。将上述药物水煎，水温40℃时以药液敷面20分钟/次，2次/日，14天为1个疗程，共3个疗程。

处方来源：李聪颖，邓娅. 精芪消痤饮结合中药湿敷治疗气阴两虚型面部寻常性痤疮临床观察［J］. 中国美容医学，2015，（6）：69-71，85.

【组方3】芒硝15g。

【制用法】每日睡前将外用芒硝15g，放入脸盆中，加入200ml开水，待水温降至40℃时，将毛巾或纱布浸湿敷于患处15分钟，2次/日，7日为1个疗程，连续使用3个疗程。

处方来源：王高雷，路波. 三黄二花汤内服与外洗方治疗女性痤疮疗效观察［J］. 陕西中医，2013，34（11）：1457-1458.

四、处方经验

痤疮患者以青少年为主，多体质壮实。本病初起常由风热外袭，蕴于肺经，或素体肺经蕴热，邪热上攻于头面而成痤疮。再者后天饮食生活失理，肥甘厚腻之品素积，蕴久而化热，肠胃之蕴热与肺经之热相合，热毒蕴结而上炎以至面生痤疮。病久则局部气血运行不畅，痰瘀凝滞。本病在女性者还与冲任相关，患者平素情志易怒，肝火偏亢，冲任不调，肾阴不足则虚火内生，虚火与肝火携冲任之血热上攻。由此可见，本病与肺、胃之关系密切，亦与肝、肾相关，常为实证，亦可为实中夹虚之证。其治疗以驱邪为主，扶正为辅，主要以清热、祛湿、化瘀和调摄冲任为治法。

痤疮的外治药多以清热药（大黄、黄柏、金银花）、祛湿药（生薏米、苍术、茯苓）、散结药（连翘、夏枯草、白僵蚕）、化瘀药（桃仁、红花、赤芍）为主。运用最多的药物是大黄、黄柏与黄芩。大黄苦寒，归脾、胃、大肠经，具有泻下攻积、清热泻火、凉血解毒、逐瘀通络、利湿退黄的作用。《本草纲目》中有记载"大黄主治：下瘀血血闭、实热燥结、推陈致新等功效"。大黄在痤疮外治方中的运用主要是取其泻火解毒，凉血消肿，推陈出新治疗热毒痈肿疔疖之效。黄芩与黄柏同属于清热燥湿之品，与金银花、蒲公英、紫花地丁等药物同用则增强清热解毒之力，适用于阳、热、实证，其与生薏米、茯苓、陈皮等药物同用则增强外治方燥湿祛痰之功效，适宜于痤疮见结节、囊肿等痰湿之证者。此外，若加入红花、桃仁、赤芍等活血化瘀药，适用于痤疮色紫暗者。若明显色素沉着者，多在方中加入白芷、百合、白茯苓等药物，以色养色以减轻色素沉着。

五、病案举隅 [11]

患者姚某某，女，19岁，初诊日期：2006年4月17日。额部痤疮半年，加重

1月余。患者半年前额部突起红色丘疹，不痒，部分红疹顶端有脓头，无发热恶寒，睡眠、饮食尚可，未作特殊治疗。近1月来额部痤疮增多，丘疹满布，色赤肿痛，鼻部也见散发颗粒，丘疹内有白色或黄色脂栓，触之皮肤粗糙，高低不平，大便干，2~3日一行，舌红、苔黄微腻，脉数。诊断为痤疮，属热毒蕴结证，治宜清热解毒利湿，消肿散结。

【处方】黄芩10g、马齿苋15g、白鲜皮10g、虎杖10g、丹参10g、白芷10g。

【制用法】上药加水浓煎，取皮损大小相宜的4层消毒单纱布。浸泡在药液中，冷却备用。然后以盛放有药液的中草药热喷器蒸面10分钟，后取浸透的湿纱布，拧干至不滴水为度，平敷于患处，冷湿敷10分钟，2次/日，敷后温水清洁面部即可。

上法治疗3次后，额部丘疹减少，未见新发，鼻部丘疹变暗，皮肤光滑；治疗10次后皮损全部消退，仅留有色素沉着及瘢痕。

[参考文献]

[1]阙华发.陆德铭治痤疮经验撷萃[J].江西中医药，1997，（3）：7.

[2]禤国维.皮肤病临症见解[J].新中医，1996，28（1）：14.

[3]孙凤琴.许连霈教授治疗痤疮经验介绍[J].北京中医药大学学报，1999，22（5）：48.

[4]金兑炫.陈德润治疗皮肤病验案举隅[J].江苏中医药，2002，23（10）：11-12.

[5]李艳萍，张友堂.痤疮病因病机探讨[J].中国中医基础医学杂志，2004，10（11）：59-60.

[6]李征.辨证分型治疗寻常性痤疮136例疗效观察[J].中国皮肤性病学杂志，1997，11（5）：294.

[7]中医研究院广安门医院.朱仁康临床经验集[M].北京：人民卫生出版社，1986.197.

[8]周升平.周鸣岐疑难病临证精华[M].大连：大连出版社，1994.

[9]刘春芳.梁贻俊教授治疗痤疮经验[J].中医药学刊，2006，24（12）：2186-2187.

[10]杨岚，李元文，曲剑华.痤疮辨证分型的文献研究[J].北京中医药，2015，34（06）：472-473.

[11]韩桂香.熏蒸湿敷法治疗热毒蕴结型痤疮[J].江苏中医药，2006，27（12）：32.

第五节　白癜风

一、概述

白癜风是一种常见的色素性皮肤病，以后天性局限性皮肤色素脱失、无明显痛痒为主要特征，目前病因不明、顽固难治；其发病率逐年增高，严重影响着患者的容貌及心理。目前医学研究认为其发病多与自身免疫学说、黑素细胞自毁学说、微量元素缺乏学说、神经与化学学说、遗传学等相关，机械性刺激等因素也可能诱发，多数学者认为其发病是多种内外因素共同作用的结果[1]。白癜风属于中医"白驳风"、"白癜"等范畴，其首见于《肘后备急方》："白癜风，一名白癫，或谓龙舐，此大难治。"又曰："治面颈忽生白驳，状如癣，世名为疬疡，……"其中"白癫"、"疬疡"与目前的麻风病相似，可能是因为当时条件受限，将白癜风与色素减退性皮肤病混为一谈，亦或为异病同治之论。通过对白癜风源流的探讨，古之白癜风又有白处、白毋奏、白癫、龙舐、驳白、斑驳等诸多病名。

二、病因病机

《诸病源候论》载有"白癜者，面及颈项身体皮肉色变白，与肉色不同，亦不痒痛，谓之白癜。此亦是风邪搏于皮肤，血气不和所生也"。《医宗金鉴·外科心法要诀》亦言："此证自面及颈项，肉色忽然变白，状类斑点，并不痛痒，由风邪相搏于皮肤，致令气血失和。施治宜早，若因循日久，甚者延及遍身"。《寿世保元》则指出白癜风"因心火之汗出，与醉饱后，毛窍开时，受风侵逆皮凑所致，而生食后即睡者常有之"。《疡科大全》称："脾经积热……肺虚受风……气血运行失常，风邪所壅之处，渐变为白矣。然四肢为脾之本，皮毛乃肺之合，故起于手足者居多"。此外，诸多古代医家总结认为白癜风等皮肤色素减退性疾病会涉及肺、肝、心三脏，与外风、内热、外湿、气、血均有关，病机是气血不和或气血瘀滞，病位在皮肤、肌肉[2]。《医林改错》创造性地提出了本病是由于血瘀皮里而成，并首创通窍活血汤，主张用活血祛瘀法治疗本病，为后世研究及治疗开拓了新思路。

而现代医家在不断探索总结中也对该病有了不同的认识，并针对其病因病机提出了新的看法。正如朱光斗[3]提出白癜风与肝关系密切，主张从肝论治，在治疗时提倡运用疏肝解郁、调理情志配合活血祛风类的药物。禤国维教授[4]指出治疗疾病之根本在于阴阳平衡，应根据其主要的三个病机着重论治，包括风湿相搏、情志损伤、久病肝肾亏伤导致肌肤失养。张志礼教授[5]则强调"气滞"和"风邪"两大病机重点，并与现代医学相结合，指出肝肾阴虚型多与现代医学所谓自身免疫功能紊乱有关，心肾不交型与精神因素有关。综上所述，其病机主要是外由风邪侵袭，内因情志饮食内伤、肝气郁结、心火肺热或脾胃虚弱、肝肾亏损等脏腑失调，导致气血失和、脉络瘀阻，肌肤腠理失于濡养而酿成白斑。

三、辨证论治

白癜风的辨证，主要围绕风邪、情志、气血及脏腑。结合《白癜风临床分型及疗效标准》以及目前临床上的具体情况，主要分为风邪侵袭、气血不和，肝郁气滞，气滞血瘀，肝肾亏虚四个证型辨证治疗。

1.风邪侵袭，气血失和证

【症见】白斑色泽光亮，好发于头面部或身体上半部，发病较迅速，蔓延较快。局部常有痒感，苔薄白，脉浮。

【治则】祛风通络，调和气血。

治法

（1）外洗

【组方】羌活、桂枝、细辛、防风、当归、何首乌、鸡血藤各10g，黑芝麻、补骨脂、僵蚕、菟丝子、狗脊各20g。

【制用法】水煎外洗，待煎好的药液放至温热后外洗患处及浴足，每日2次，每次30分钟。

处方来源：周宝宽，周探. 白癜风外治验案举隅［J］. 中医药导报，2012，18（04）：107-109.

（2）湿敷

【组方】黄芪15g，太子参、煅自燃铜、红枣各12g，白术、防风、浮萍草、苍耳子、白蒺藜、当归、菖蒲各9g、桂枝4.5g，甘草3g。

【制用法】将药物入水煎煮，待煎好的药液放至温热后湿敷，每次30分钟，每日1次。

处方来源：顾乃强，顾乃芳. 顾伯华治疗白癜风六法［J］. 上海中医药杂志，1988，（01）：17-19.

2.肝郁气滞证

【症见】白斑色泽时明时暗，无固定的好发部位，白斑或圆或长，或为不规则云片状，无痒痛感。发病可急可缓，但多随精神变化而消长，较多见于女性。可伴有急躁易怒、胸胁胀满、月经不调等证。舌质红、苔薄白或黄，脉弦滑或弦细。

【治则】疏肝行气，养血活血。

治法

（1）外洗

【组方】柴胡、郁金、佛手、陈皮、制半夏、三七、丹参各10g，补骨脂、墨旱莲、女贞子、黑芝麻、当归、何首乌、菟丝子、狗脊各20g，蜈蚣2条，乌梅、甘草各5g。

【制用法】水煎外洗，待煎好的药液放至温热后外洗患处，每日2~3次，每次20分钟。

处方来源：周宝宽，周探．白癜风外治验案举隅［J］．中医药导报，2012，18（04）：107-109．

（2）溻渍

【组方】丹皮5g，栀子10g，柴胡5g，茯苓10g，白术10g，炙甘草5g，薄荷3g，蔓荆子10g，川芎10g，当归10g，补骨脂10g，何首乌10g，黑桑椹20g，黑芝麻20g，防风10g，刺蒺藜10g，炒枣仁20g，夜交藤10g。

【制用法】将药物入水煎煮，待煎好的药液放至温热后湿敷，每次30分钟，每日1次。

处方来源：周宝宽．白癜风证治经验［J］．辽宁中医药大学学报，2011，13（07）：27-28．

3.气滞血瘀证

【症见】皮损多为不对称性白斑，边界清楚，白斑色偏暗，可有轻微疼痛感，多发于外伤或其他皮肤损伤后。斑内毛发变白，病情进展缓慢，疗效缓慢，可伴有面色发暗，肌肤甲错。舌质紫暗或有瘀斑、舌下静脉迂曲，苔薄，脉细涩。凡跌仆损伤，郁怒伤肝，或久病失治，均可导致气滞血瘀，脉络瘀滞，肌肤失养而发病。

【治则】行气活血通络。

治法

外洗

【组方】麝香10g，桃仁10g，红花10g，赤芍10g，川芎10g，老葱根3根，大枣10枚，当归10g，防风10g，刺蒺藜10g，补骨脂10g，黑桑椹20g，黑芝麻20g，炙甘草5g。

【制用法】水煎外洗，待煎好的药液放至温热后外洗患处及浴足，每日2次，每次30分钟。

4.肝肾亏虚证

【症见】明显性脱色白斑，边界清楚，颜色纯白，或局限于一处，或泛发于各处，脱色斑内毛发变白，病程较长，发展缓慢，治疗效果不显著，多有家族史或有遗传倾向。可伴有腰膝酸软，头晕耳鸣，两目干涩。舌质淡、苔薄，脉细弱无力。

【治则】滋补肝肾，养血祛风。

治法

（1）外洗

【组方】山药、山茱萸、熟地黄、玄参、知母、当归、炒酸枣仁、何首乌、刺蒺藜各20g，补骨脂、黑桑椹、黑芝麻、葛根各30g，甘草10g。

【制用法】水煎外洗，待煎好的药液放至温热后外洗患处及浴足，每日2次，每次30分钟。

处方来源：周宝宽，周探. 白癜风外治验案举隅［J］. 中医药导报，2012，18（04）：107-109.

（2）湿渍

【组方】熟地黄20g，山萸肉10g，山药10g，茯苓10g，泽泻10g，牡丹皮5g，防风10g，刺蒺藜10g，川芎10g，菟丝子10g，补骨脂10g，黑桑椹20g，黑芝麻20g，炙甘草5g。

【制用法】将药物入水煎煮，待煎好的药液放至温热后湿敷，每次30分钟，每日1次。

处方来源：周宝宽. 白癜风证治经验［J］. 辽宁中医药大学学报，2011，13（07）：27-28.

四、辨病论治

（1）外洗

【组方】鸡血藤20g，补骨脂、白芷各12g，血竭2g，冰片1g。

【制用法】补骨脂、鸡血藤、白芷加水煎煮，煎煮2次，过滤后浓缩，用时加入研磨后的冰片和血竭，涂擦患处，每天2次。

处方来源：严国卿. 中药内服外敷治疗白癜风疗效观察［J］. 新中医，2014，46（02）：115-116.

（2）湿渍

【组方1】桂枝15g，红花15g，鸡血藤20g，姜黄20g，独活15g，牛膝15g，白芷20g，煅自然铜20g，沙苑子20g，补骨脂20g。

【制用法】将中药放置纱布包内，缝好后以2000ml凉水浸泡30分钟，武火煮沸后转文火煎熬15分钟，待药液温度降低至45℃左右时，取出纱布轻拧至不滴水敷于白斑处，热敷时避免烫伤，热敷30分钟/次，每日1剂。

处方来源：李佩聪，李璇，刘焕强．中药热敷联合卤米松乳膏和复方白芷酊治疗白癜风［J］．吉林中医药，2020，40（07）：924-926.

【组方2】补骨脂、白芷、沙苑子、鸡血藤、自然铜各20g，桂枝、红花、姜黄、独活及牛膝各15g。

【制用法】将中药放置纱布包内，缝好后以2000ml凉水浸泡30分钟，武火煮沸后转文火煎熬15分钟，待药液温度降低至45℃左右时，取出纱布轻拧至不滴水敷于白斑处，热敷时避免烫伤，热敷30分钟/次，每日1剂。

处方来源：甄希，赵金涛，王晓龙，等．准分子激光联合中药热敷在白癜风患者中的应用效果分析［J］．皮肤病与性病，2020，42（02）：247-249.

【组方3】补骨脂20g，沙苑子20g，红花12g，鸡血藤9g，牛膝6g，桂枝6g，防风12g，白蒺藜9g，白芷12g，独活9g，甘草9g，煅自然铜9g。

【制用法】将中药装入纱布包中水煎后热敷，温度保持在42℃左右，每日1次，每次持续30分钟。6个月为1个疗程。

处方来源：李佩赛．中药热敷联合窄谱中波紫外线和他克莫司治疗白癜风的临床观察［D］．石家庄：河北医科大学，2016.

五、处方经验

中医学认为白癜风外因主要是风邪或风湿夹杂之邪，内因主要是情志内伤、肝郁气滞，血运不畅或久病气血亏虚、肝肾不足，内外相应导致气血失和、血不养肤而发为该病。其病变脏腑主要是肝、肾，因此临床上中药外治治疗白癜风多以行气活血化瘀、祛风除湿、滋养肝肾为主要方法。

白癜风的外洗湿敷常用的药物，以补虚药（补骨脂、菟丝子、墨旱莲、女贞子、黑芝麻）、活血化瘀药（川芎、红花、赤芍、当归、丹参）、解表药（白芷、薄荷、桂枝、防风）多见[6]，提示中药外治白癜风多治以扶正祛邪、行气活血；其中光敏性中药如补骨脂、菟丝子、女贞子、白芷及其他性能的中药如白蒺藜，具有激活酪氨酸酶活性、促进黑色素的生成和增加黑色素的含量从而达到治疗色素脱失的目的，其中补骨脂的作用最强[7]，无论是单用还是作为主药在外洗方、酊剂中均被广泛应用。现代药理研究也表明，补虚类药物可增加机体的免疫功能，并能调节机体的内分泌，改善虚证患者的内分泌功能减退；活血类药物可以改善血液循环，尤其是微循环，具有抗炎、抗过敏以及防止形成新的瘀血的作用[8]。此外，从这些常用药物可以看出，外洗湿敷治疗白癜风多采用辛温类药物，以归肝、肾经为主，辅以心肺，体现了行气养血、祛散风邪、调养肝肾、活血化瘀的主要治疗原则。

许多医家在不断探索和尝试中，也会总结出不少针对辨病治疗白癜风的理论或经验方，如张志礼教授的经验方——白癜风酒浸剂，以补骨脂15g、白芷10g、墨旱莲15g、栀子10g、红花10g共研粗末，用10%百部酒浸泡后外洗患处，在目前应用中亦取得了显著的疗效[5]。对于部分白癜风患者只以出现白斑为主诉而无其他不适症候、难于进行辨证论治的情况下，杨柳教授[9]提出中药"色象"理论：在分期辨证论治的基础上，外用方剂可灵活选用补骨脂、密陀僧、雄黄、红花、乌梅、菟丝子、何首乌、麝香、骨碎补、斑蝥、丹参、旱莲草、附子、黑芝麻、五倍子等深颜色药物，即择"黑"弃"白"。

六、病案举隅

患者丁某，男，39岁。因前胸及双手背起白斑5年余，于2010年7月3日来诊。自述5年前发现双手背起白斑，不久前胸后继出现白斑，曾按白癜风治疗，多方求医，疗效不佳。刻诊：双手背均有白斑，鸡蛋大小，前胸有3.0cm×5.0cm的白斑，境界清楚；患者头晕耳鸣，腰膝酸软；舌质红，苔少，脉沉细。中医诊断当属白癜风，结合症、舌、脉，辨为肝肾阴虚证。治以滋补肝肾，养血祛风为主。

【处方】熟地黄20g，山萸肉10g，山药10g，茯苓10g，泽泻10g，牡丹皮5g，防风10g，刺蒺藜10g，川芎10g，菟丝子10g，补骨脂10g，黑桑椹20g，黑芝麻20g，炙甘草5g。

【制用法】将药物入水煎煮，待煎好的药液放至温热后湿敷，每次30分钟，每日1次。

患者3周后复诊，前胸皮损缩小，有色素皮岛出现，手背白斑无变化；头晕耳鸣，腰膝酸软症状有所减轻。嘱患者继用4周后前胸皮损明显缩小，色素加深，部分皮损已接近正常肤色，手背白斑也有色素皮岛出现，头晕耳鸣、腰膝酸软症状明显减轻；上方去熟地黄、泽泻、丹皮，继续口服及湿敷，外涂补骨脂酊治疗4周后患者仅左手背有小指头大小白斑，色素变深。嘱患者继用上方3周以巩固疗效。

[参考文献]

[1]刘芳，李树君，窦莉莉.白癜风的中医诊疗思路[J].皮肤病与性病，2020，42（01）：36-39.

[2]漆军.古代医籍对白癜风等色素减退性皮肤病的认识和治疗[J].北京中

医药大学学报，1998（03）：3–5.

[3]欧阳恒，杨志波.新编中医皮肤病学[M].人民军医出版社，2000.

[4]李红毅，禤国维.禤国维教授治疗白癜风经验[J].中医药学刊，2006（01）：24.

[5]郭昕炜，李萍，陶毅，等.张志礼治疗白癜风经验[J].中医杂志，2020，61（05）：400–402，417.

[6]戴辉，许爱娥.中药外用治疗白癜风的组方分析与临床疗效的相关性研究[J].中华中医药学刊，2011，29（09）：2090–2092.

[7]李洪武，朱文元.白癜风丸及其组方中药对酪氨酸酶活性的影响[J].中国麻风皮肤病杂志，2007（01）：39–40.

[8]司富春，张丽.中医治疗白癜风证型和方药分析[J].世界中西医结合杂志，2012，7（08）：709–712.

[9]邓燕，杨柳.杨柳论治白癜风经验介绍[J].广州中医药大学学报，2013，30（03）：419–420，423.

第六节　黄褐斑

一、概述

黄褐斑是一种常见的获得性色素沉着性皮肤病，好发于面部、颈部等曝光部位，主要表现为面积大小不等的黄褐或淡黑色斑片，呈对称分布，抚之不碍手；皮损常随着内分泌、情绪的变化、日晒等因素加重。在古代医籍中，"面尘"、"肝斑"、"黧黑斑"或"蝴蝶斑"等疾病与该病类似。

二、病因病机

《诸病源候论》曰："面黑皯者，或脏腑有痰饮，或皮肤受风邪，皆令血气不调，致生黑皯"。《外科正宗》中记载："黧黑斑者，水亏不能制火，血弱不能华肉，以致火燥结成斑黑，色枯不泽"。《医宗金鉴》提及本病："由忧思抑郁，血弱不华，火燥结滞而生于面上，妇女多有之"，说明本病外因责之外感风邪，内因与肝、肾、脾有关：肾阴不足，肾水不能上承，或肾水不能制火，虚火上炎，以致肌肤失养；或是肝郁气结，郁久化热，灼伤阴血，导致颜面气血失和；或是劳伤脾土，气血两亏，致使气血不能荣于颜面。

《灵枢·经脉篇》记载本病："血不流则髦色不泽，故其面黑如漆柴者"。《难经·二十四难》亦言："手少阴气绝，则脉不通，脉不通，则血不流，血不流，是色泽去，故面黑如黧，此血先死"，说明在气血方面，本病与气滞血瘀有关。

现代医家在总结前人经验的基础上，进一步阐述了黄褐斑的病因病机。大部分医家虽各有侧重但大体一致，认为黄褐斑的发病与风邪、肝、脾、肾、气血、冲任有关。有统计资料表明，名老中医对黄褐斑累及脏腑排名为：肾>肝>脾>胞宫>经络>肌肤[1]。杨玲玲[2]根据中医面部分脏腑理论，统计分析后发现，本病的发生除与肝、脾、肾脏相关外，与肺、大肠、小肠也有关联，可能与现代社会人们饮食规律和空气质量的变化有关。

三、辨证论治

黄褐斑的病机关键在血瘀，根据"无瘀不成斑"、"治斑不离血"的理论，主要治法为活血化瘀；在脏腑方面，多从肝、脾、肾论治；在气血方面，多注重活血行气。目前《黄褐斑中医治疗专家共识（2019）》[3]将黄褐斑证型分为肝气郁滞证、肝肾阴虚证、脾虚湿蕴证、气滞血瘀证四种证型。

1.肝气郁滞证

【症见】面部弥漫分布褐色斑片；伴有情绪抑郁、爱生闷气，或急躁易怒，胸胁胀满，口苦咽干，女子月经不调，经前乳房胀痛等症状；舌质红，苔薄，脉弦细。

【治则】疏肝理气，活血退斑。

治法

（1）外洗

【组方】生地15g，白芍15g，赤芍15g，当归15g，川芎15g，仙灵脾15g，制首乌15g，柴胡12g，香附12g，红花5g，川牛膝15g，怀牛膝15g，薏苡仁24g。

【制用法】水煎后取药液500ml，外洗面部20分钟。1个月为1个疗程。

处方来源：雷成阳. 活血养颜汤内服外洗治疗黄褐斑30例［J］. 中国中医药科技，2001（02）：70.

（2）溻渍

【组方】三七10g，丹参10g，桃仁10g，红花10g，当归10g，何首乌10g，生地黄10g，山慈菇10g，天冬10g，金银花10g，连翘10g，麦冬10g，玉竹10g，桂枝10g，白芷10g，浙贝母5g，细辛5g。

【制用法】水煎后取药液500ml，纱布溻面部，每日1~2次，每次20分钟。

处方来源：周宝宽，周探. 黄褐斑外治验案［J］. 辽宁中医药大学学报，2013，15（10）：18–19.

（3）喷雾

【组方】当归12g，川芎15g，丹参12g，熟地12g，柴胡5g，赤芍9g，红花9g。

【制用法】水煎，取药液500ml，加入超声雾化器中，喷雾15分钟，约350ml，每周2次。

处方来源：李琛，李月敏．中药喷雾加面部经穴按摩治疗黄褐斑30例［J］．山西中医，2002（01）：42.

（4）熏蒸

【组方】白芍10g，白芷10g，白薇10g，白及10g，白附子10g，白鲜皮10g，柴胡10g，赤芍10g，郁金10g。

【制用法】水煎后取药液500ml，熏蒸面部，每日熏蒸30分钟。

处方来源：庾馨予，严莉，陈冬平，等．针刺结合中药熏蒸治疗黄褐斑体会［J］．江西中医药，2018，49（06）：65-67.

2.肝肾阴虚证

【症见】面部褐黑斑片，面色晦暗，常有慢性疾病；伴头晕耳鸣，腰膝酸软，失眠健忘，烦热盗汗等症状；舌质红，少苔，脉细。

【治则】补益肝肾，化瘀退斑。

治法

（1）外洗

【组方】当归30g，桃仁10g，红花10g，熟地黄10g，白芍10g，川芎10g，何首乌10g，山茱萸10g，女贞子10g。

【制用法】水煎，取10ml药液，用面巾浸湿后外敷皮损部15~20分钟，待药干后去掉，每日1~2次。1个月为1个疗程。

处方来源：张淑娥，杨海珍，薛少薇．桃红四物汤加味治疗黄褐斑45例［J］．江苏中医，2000：26.

（2）溻渍

【组方】山药10g，山茱萸10g，熟地黄10g，北沙参10g，墨旱莲10g，女贞子10g，香附10g，三七10g，鸡血藤10g，牛膝10g，陈皮10g，猫爪草10g。

【制用法】水煎后取药液500ml，纱布溻面部，每日2次，每次30分钟。

处方来源：周宝宽，周探．黄褐斑外治验案［J］．辽宁中医药大学学报，2013，15（10）：18-19.

（3）喷雾

【组方】当归12g，川芎15g，丹参12g，熟地12g，菟丝子15g，生地30g，柏子仁15g，泽泻12g。

【制用法】水煎，取药液500ml，加入超声雾化器中，喷雾15分钟，约350ml每周2次。

处方来源：李琛，李月敏．中药喷雾加面部经穴按摩治疗黄褐斑30例［J］．山西中医，2002（01）：42.

（4）熏蒸

【组方】白芍10g，白芷10g，白薇10g，白及10g，白附子10g，白鲜皮10g，山药10g，茯苓10g，熟地黄10g。

【制用法】水煎后取药液500ml，熏蒸面部，每日熏蒸30分钟。

处方来源：庾馨予，严莉，陈冬平，等．针刺结合中药熏蒸治疗黄褐斑体会［J］．江西中医药，2018，49（06）：65-67.

3.脾虚湿蕴证

【症见】面部灰褐斑片，状如尘土附着；伴有疲乏困倦，纳呆胸闷，月经色淡，白带量多等症状；舌淡胖，边有齿痕，脉濡或细。

【治则】健脾温阳，活血退斑。

治法

（1）外洗

【组方】当归30g，桃仁10g，红花10g，熟地黄10g，当归10g，白芍10g，川芎10g，黄芪10g，白术10g，党参10g。

【制用法】水煎，取10ml药液，用面巾浸湿后外敷皮损部15~20分钟，待药干后去掉，每日1~2次。1个月为1个疗程。

处方来源：张淑娥，杨海珍，薛少薇．桃红四物汤加味治疗黄褐斑45例［J］．江苏中医，2000，26（02）：26.

（2）溻渍

【组方】桂枝10g，白芷10g，制附子10g，白术10g，茯苓10g，山茱萸10g，菟丝子10g，淫羊藿10g，巴戟天10g，补骨脂10g，鸡血藤10g，桃仁10g，红花10g，细辛5g，熟地黄20g。

【制用法】水煎后取药液500ml，纱布溻面部，每日2次，每次30分钟。

处方来源：周宝宽，周探．黄褐斑外治验案［J］．辽宁中医药大学学报，2013，15（10）：18-19.

（3）喷雾

【组方】当归12g，川芎15g，丹参12g，熟地12g，白术9g，茯苓12g，黄芪15g。

【制用法】水煎，取药液500ml，加入超声雾化器中，喷雾15分钟，约350ml，每周2次。

处方来源： 李琛，李月敏. 中药喷雾加面部经穴按摩治疗黄褐斑30例 [J].
山西中医，2002（01）：42.

4. 气滞血瘀证

【症见】灰褐或黑褐斑片，伴有慢性肝病，或月经色暗夹血块，或痛经等症
状；舌暗红有瘀斑，脉涩。

【治则】理气活血，化瘀消斑。

治法

（1）湿渍

【组方1】当归30g，桃仁10g，红花10g，熟地黄10g，白芍10g，川芎10g，
柴胡10g，郁金10g，香附10g。

【制用法】水煎，取10ml药液，用面巾浸湿后外敷皮损部15~20分钟，待药干
后去掉，每日1~2次。1个月为1个疗程。

处方来源： 张淑娥，杨海珍，薛少薇. 桃红四物汤加味治疗黄褐斑45例 [J].
江苏中医，2000，26（02）：26.

【组方2】当归15g，川芎15g，红花15g，丹参15g，赤芍15g，甘草9g。

【制用法】服药后药渣继续水煎20分钟，煎后药液约500ml，将干净毛巾完全
浸入药液中，轻轻拧至不滴水即可，用毛巾裹热水袋热敷面部1小时以上。15天
为1个疗程。

处方来源： 魏作明. 活血化瘀治疗黄褐斑132例 [A]. 中华中医药学会. 中国
中医药学会中医美容分会成立大会论文集 [C]. 中华中医药学会：《中华中医药杂
志》编辑部，1997：1.

【组方3】小白附子12g，柿叶12g，丹参12g，白蔹12g，藁本12g。

【制用法】上方研末，充分混匀，分装入无纺布袋中，放入1000~1500ml的开
水盆中浸泡片刻，待水温适中时，用毛巾蘸药液热敷面部，每次热敷15分钟，每
日早晚各1次。

处方来源： 张琦，常华，李秀文. 内外合治黄褐斑60例临床观察 [J]. 中国
医药学报，2004，（01）：50–51.

【组方4】红花12g，桃仁12g，川芎12g，当归尾15g，白芷12g，鸡血藤12g，
丝瓜络12g，菟丝子15g。

【制用法】水煎两次：第一煎加入水600ml，煎煮15分钟，滤出药液；第二煎
再加入水400ml于药渣中，煎煮10分钟后滤出药液。混合两次药液。将脱脂纱布
完全浸入备用中药药液1分钟，取出拧至不滴水，覆盖患者皮损部位，纱布变晾

干前取下，重新浸湿纱布敷面。敷面共15分钟，每日两次。

处方来源： 张云玲．外用化瘀通络方从"络"干预女性黄褐斑治疗的临床观察［D］．成都中医药大学，2013．

【组方5】当归12g，柴胡12g，郁金12g，生地12g，赤芍12g，川芎12g，苍耳子12g，虫蜕12g，胡麻仁12g，丹皮10g，白术10g，地骨皮10g。

【制用法】水煎15分钟后药液约500ml，纱布渍患处，早晚各1次。

处方来源： 李印，李金鑫．化斑汤治疗黄褐斑42例［J］．现代中西医结合杂志，2011，20（12）：1503．

（2）熏蒸

【组方1】白芷15g，当归30g，白蔹20g，白附子15g，姜黄15g，木瓜20g，防风10g，荆芥（生）10g，白芍15g，茯苓15g，甘草6g，麸炒白术15g。

【制用法】中药颗粒免煎制剂（每次使用1剂的三分之一）加入90℃~100℃纯净水200ml充分溶解后，过滤，加入中药汽疗仪中，对面部患处进行熏蒸，连续熏蒸15分钟，每隔2天熏蒸1次。

处方来源： 杨雨晴．玉容散中药熏蒸配合桃红四物汤治疗气滞血瘀证黄褐斑的临床疗效观察［D］．四川：成都中医药大学，2019．

【组方2】白芍10g，白芷10g，白薇10g，白及10g，白附子10g，白鲜皮10g，川芎10g，黄芪10g，丹参10g，生地黄10g。

【制用法】水煎后取药液500ml，熏蒸面部，每日熏蒸30分钟。

处方来源： 庾馨予，严莉，陈冬平，等．针刺结合中药熏蒸治疗黄褐斑体会［J］．江西中医药，2018，49（06）：65-67．

四、处方经验

黄褐斑是本虚标实致病，以外邪、痰湿、瘀血为标，以肝脾肾亏虚为本，治疗时宜内外合治，扶正祛邪，标本兼顾。在治则治法上，本病以疏肝健脾补肾，理气活血化瘀为主。本病外洗湿敷的常用药物有桃仁、红花、川芎、丹参、柴胡、白芷、茯苓、白术、当归、熟地、生地、白芍。其中丹参、桃仁、红花活血散瘀；川芎活血行气，为"血中之气药"，柴胡疏肝行气；当归补血养血，活血调经，为"补血之圣药"，熟地、生地、白芍补血滋阴、补肝益肾；白芷、茯苓、白术健脾利水燥湿。综上所述，黄褐斑的治疗中需要注意以下几点：①本病的主要治法是活血化瘀，同时可加疏肝行气之品，有"气行则血行"之意；②活血行气药亦可与补血养血之品搭配，以达到"祛瘀而不伤气血，养血而不致气血壅滞"的作用；③补虚时需要顾护脾胃，脾胃为后天之本，气血生化之源，只有脾胃健运，精血才能充实。

五、病案举隅[4]

患者张某，女，29岁，面部出现色斑5年，加重3年。患者为中学教师，21岁结婚，24岁孕育1儿子，生育后1年面部出现色斑，起初颜色较淡，随后颜色逐渐加深，以双侧脸颊和前额为主。患者面色暗沉、形体偏瘦、常烦躁易怒、神疲乏力、经期不准、月经量少、色黑、有血块、舌质暗红，少苔、脉细弱。辨证为肝肾亏虚证；治疗原则为补益肝肾、养血益气。

【处方】熏蒸：白芍10g，白芷10g，白薇10g，白及10g，白附子10g，白鲜皮10g，山药10g，茯苓10g，熟地黄10g。

【制用法】水煎后取药液500ml，熏蒸面部，每日熏蒸30分钟。

针灸：上脘、中脘、双侧滑肉门、双侧天枢、肾俞、命门、关元。

患者治疗1个月后，双侧脸颊斑色变淡，前额色斑范围变小，面部气色较好，全身不适症状减轻；连续治疗2个月后，前额色斑基本消失，双侧脸颊色斑范围变小，全身状况较好；连续治疗4个月后，面部色斑消失，面色红润。

[参考文献]

[1]毕亚男，潘祥龙.黄褐斑病因病机及其中医治疗述评[J].上海中医药杂志，2010，（03）：82-84.

[2]杨琳琳.女性黄褐斑皮损"微观"与中医辨证分型的相关性研究[D].广州中医药大学，2012.

[3]中华中医药学会皮肤科分会，中国医师协会皮肤科医师分会中西医结合专业委员会.黄褐斑中医治疗专家共识[J].中国中西医结合皮肤性病学杂志，2019，18（04）：372-374.

[4]庾馨予，严莉，陈冬平，等.针刺结合中药熏蒸治疗黄褐斑体会[J].江西中医药，2018，49（06）：65-67.

第七节 足 癣

一、概述

足癣是一种发生于足部浅表皮肤部位的真菌感染性疾病，具有较强的传染性和复发性，常缠绵难愈不易根治。临床上以足底部或趾缝间潮湿、表皮浸渍发白、糜烂流滋；或足趾红肿热痛、起疱、渗液有特殊臭味；以及角化过度、瘙痒脱屑为特征[1]。在中医学中，将足癣称为"脚湿气"，根据其发病的特点又有"妇人脚丫作痒"、"臭田螺"、"田螺泡"之称。在《诸病源候论·伤寒病后脚气候》中还记载有"脚气"一说，原文言道"此谓风毒湿气，滞于肾经。肾主腰脚，今肾既湿，故脚弱而肿。其人小肠有余热，即小便不利，则气上，脚弱而气上，故为脚气也"。由此可见，早在古代时期各个医家就对足癣有了较为深远的认识。

二、病因病机

《臭田螺第一百十九》曰："臭田螺，乃足阳明胃经湿火攻注而成。此患多生足指脚丫，随起白斑作烂，先痒后痛，破流臭水，形似螺靥，甚者脚面俱肿，恶寒发热"。《妇人脚丫作痒第九十七》记载"妇人脚丫作痒，乃从三阳风湿下流凝聚不散，故先作痒而后生湿烂。又或足底弯曲之处，痒湿皆然"。《医宗金鉴》中亦言道"田螺泡在足掌生，里湿外寒蒸郁成，豆粒黄疱闷胀硬，破津臭水肿烂疼"。可见古人论足癣以"湿"为要，总由湿邪下注所致。《内经》中同样有"半身以下者，湿中之也"之说。

现代医家在中医传统理论的指导下结合自身的经验对足癣的病因病机提出了新的见解。中医皮肤科泰斗赵炳南老先生提出了"湿滞"的创新理论，湿为阴邪，其性趋下，足居人体下部，实为湿邪易侵之处，且湿邪阻滞局部，气血不通，经脉腠理失和而为故。宋业强教授[2]认为本病病因主要在于湿热和虫毒为患，湿热结聚，日久化热生虫，郁于肌肤而生癣病。庄国康教授[3]在治疗足癣顽固性瘙痒时提出了"痒必挟风"、"风火相煽"的病因病机。庄老认为瘙痒由风邪所致，若为顽固性瘙痒，多伴有情志失调，肝失疏泄，心神浮越，其中瘙痒与情志则为风火相煽的关系。朱仁康老先生[4]运用脾胃学说来分析足癣的病因病机，认为脾贵健运不息，胃贵下行不滞，若脾失健运，酿成内湿，浸淫下肢成疮则发为足癣。综上所述，足癣的发病不外乎虚实两个方面，虚则脾失运化，内湿由生而郁久化热；实则感受湿邪，侵及肌肤，壅滞不去，化热生虫。

三、辨证论治

足癣的治疗中当首辨虚实，风湿虫毒、湿热侵袭为实；肾虚络空、脾虚湿蕴、病久阴伤血燥为虚。早期因湿邪侵袭、壅滞腠理，发病以实证为多；日久郁结化燥、耗伤阴血，常由实转虚，而表现为一派燥象。《中医皮肤性病学》中将足癣分为水疱型、糜烂型、鳞屑角化型3个证型。吴美超在手足癣中医药外治研究进展中将其分为角化过度型、丘疹鳞屑型、水疱型和浸渍糜烂型4型。而在最新《足癣（脚湿气）中医治疗专家共识》中又将足癣证型分为湿热下注证和血虚风燥证。可见各个医家根据足癣的不同表现，在对足癣的辨证分型上有各自独到的见解，在此以中医专家共识中的分型来进行论述。

1. 湿热下注证

【症见】皮损主要表现为足趾间浸渍发白，可见皮下深在性针尖样大小的水疱，撕去疱壁呈现出蜂窝状基底及鲜红色糜烂面，灼热疼痛，瘙痒剧烈，常因搔抓而引发感染。若湿重于热者，可见皮损水疱密集、渗液较多、浸渍发白明显；热重于湿者，皮损渗液较多且黏稠，基底糜烂面潮红灼热，甚至引发足部感染，红肿化脓，臭气熏人；湿热并重者，水疱较多、渗液黏或不黏、糜烂面多呈淡红，不痒或伴有不同程度的瘙痒。全身症状可见发热倦怠、大便秘结、小便短黄，舌红苔黄或苔黄厚腻，脉滑数。西医症状分型中的水疱型和糜烂型，因其水疱结聚，糜烂渗出较多，以中医"湿"为主，故当归属于此型。

【治则】清热解毒，祛湿杀虫。

治法

（1）熏蒸

【组方1】大黄30g，黄柏30g，苦参30g，土茯苓30g，苍耳子30g，百部20g。

【组方2】五倍子30g，蛇床子30g，白鲜皮15g，马齿苋30g，紫草15g，土槿皮15g，石榴皮15g，川芎15g，金银花15g。

【制用法】将装有中药的纱布袋放入熏蒸治疗仪熏蒸锅内煮沸，蒸气温度控制在45℃~55℃，然后将患足置于药液蒸气之上熏蒸30分钟，每日1次，7天为1个疗程。

组方1处方来源：杨敏芳. 杀虫止痒汤联合曲安奈德益康唑乳膏治疗浸渍糜烂型足癣临床观察［J］. 中国中西医结合皮肤性病学杂志，2011，10（05）：315-316.

组方2处方来源：周美儿，夏小青，应月丹. 自拟中药足浴联合联苯苄唑凝胶治疗湿热下注型足癣效果观察［J］. 中国乡村医药，2016，23（09）42.

（2）外洗

【组方1】苦参、大黄、黄柏、黄精、白鲜皮、百部、蛇床子、当归、藿香各10~15g。

【制用法】上方加入500ml清水煎煮半小时，至沸腾后待水温皮肤可触碰时，浸泡患足，每次30分钟，1天1次，4周为1个疗程。

处方来源：郑小景，段奇静，曹建军等．三黄除癣方联合联苯苄唑乳膏治疗手足癣临床研究［J］．新中医，2020，52（6）：98-100.

【**组方2**】黄连15g，黄芩15g，黄柏15g，龙胆草15g，白鲜皮30g，海风藤30g，苦参30g，海桐皮20g，蚕沙20g，夏枯草12g，花椒10g。

【**制用法**】上方煎取浓汁400ml，温热时浸足半小时，早晚各1次，浸药后忌用清水洗患足，以干燥毛巾擦干，1周为1个疗程。

处方来源：彭雪花，张莎莎．中医外治法临证验案举隅［J］．浙江中医杂志，2020，55（5）：386.

（3）湿渍

【**组方1**】鱼腥草80g，黄柏80g，金银花15g，五味子15g，紫苏叶15g，丁香15g。

【**制用法**】每天1剂，加水1000ml，浸泡20分钟，先用武火煎沸，改文火煎20分钟，取药液约500ml，待药液温度至30℃左右时，根据皮损面积，用2~3层纱布（或相当厚度的棉布）浸入药液，拧至不滴水后敷于患处，使其与皮损紧密接触，每隔3~5分钟更换1次，更换时取下湿敷纱布，重新浸入药液中。重复使用，每次湿敷约10分钟，湿敷完成后不得再用清水洗。1天1剂，每天4次，1周为1疗程。

处方来源：陈建宏．黄鱼止痒方治疗湿热浸淫证足癣疗效观察［J］．新中医，2016，48（7）：147-149.

【**组方2**】苍术30g，黄柏30g，生地榆50g，马齿苋60g，百部30g，连翘30g。

【**制用法**】中药颗粒1剂1天，加水1000ml，冷置0℃~4℃，用6~8层纱布浸泡于药液中，取出至不滴药液时敷于患足皮损部位，纱布略干后，再次浸泡后湿敷，1天2次，1次20分钟，4天为1个疗程。

处方来源：王素梅．足癣洗方对急性浸渍糜烂型足癣的临床干预［J］．山西医药杂志，2017，46（14）：1722-1724.

2. 血虚风燥证

【**症见**】皮损表现为局限性或弥漫性肥厚粗糙、干燥脱屑，表皮角质增厚显著，热水浸足后可刮下一层白粉样物质，严重者可见皮肤皲裂、出血，自觉症状轻微，伴有瘙痒及疼痛。常发于足趾、趾旁，亦可见于足底、足侧缘及趾间，单侧患者多见，严重者可以累及双侧。症状常于冬季加重，病久失治可累及足背，甚至延及小腿，临床上此型当属西医鳞屑角化型足癣。

【**治则**】祛风除湿，润燥止痒。

治法

（1）熏蒸

【**组方1**】苦参30g，黄柏30g，黄精30g，石菖蒲30g，生百部30g，白鲜皮

30g，艾叶15g，黄芩15g，黄连15g，生大黄15g，花椒15g，川楝子15g。

【组方2】土荆皮30g，蛇床子15g，地肤子15g，皂角15g，花椒12g，大枫子30g，白矾15g。

【制用法】将装有中药的纱布袋放入熏蒸治疗仪熏蒸锅内煮沸，蒸气温度控制在45℃~55℃，然后将患足置于药液蒸气之上熏蒸30分钟，每日1次，7天为1个疗程。

组方1处方来源： 王玉霞，宋业强. 复方苦参汤联合环吡酮胺乳膏治疗丘疹鳞屑型足癣疗效观察［J］. 实用中医药杂志，2016，32（6）：559.

组方2处方来源： 兰建平. 癣泡方治疗丘疹鳞屑型足癣228例［J］. 内蒙古中医药，2010，（24）：9.

（2）外洗

【组方1】苦参60g，白鲜皮50g，蛇床子40g，川花椒30g，百部40g，白芷15g，黄柏20g，苍耳子40g，蒲公英40g，地肤子30g，土荆皮40g，白矾20g，菊花60g，石菖蒲30g，乌梅60g。

【制用法】将中药饮片清洁混合，每剂水煎1500ml，待温度适宜时泡洗足部，每日1剂，1日2次，每次30分钟，1周为1个疗程。

处方来源： 杨素清，孙艺榕，王姗姗. 止痒洗剂1号治疗角化过度型足癣临床研究［J］. 河南中医，2017，37（12）：2136-2138.

【组方2】苍耳子15g，地肤子15g，苦参15g，土槿皮15g，百部15g，蛇床子15g，枯矾6g。

【制用法】诸药共碾成粗末，布袋装好，加水3000ml，煮沸20分钟，待温浸泡患足，1天1次，每次15分钟，以10周为1个疗程。

处方来源： 周涛，徐文俊，张镜等. 苍肤洗剂联合酮康唑乳膏治疗角化过度型足癣的疗效观察［J］. 中医药导报，2018，24（6）：54-55，59.

（3）湿渍

【组方1】明矾(冲)30g，大黄30g，苦参30g，徐长卿20g，当归30g，桃仁(打)20g、黄精30g。

【制用法】诸药研成细末，用冷开水调匀，均匀涂抹在脱脂纱垫上，厚度为1~2cm，外敷于足部患处，用绷带或保鲜膜固定以保持湿度，每日敷10~12小时，7~10天为1个疗程。若皮肤出现发红或瘙痒，则停止外敷。

处方来源： 陈冲. 中西医结合疗法对鳞屑角化型足癣患者的治疗体会［J］. 双足与保健，2019，23（229）：192-193.

【组方2】地骨皮30g，苦参30g，川楝子30g，地肤子30g，蛇床子30g，白鲜皮30g，透骨草30g，贯众30g，藿香10g，黄精10g，枯矾10g。

【制用法】诸药研末，加入1500ml白醋，150g葱白，浸泡72小时后用6~8层纱布浸泡于药液中，取出至不滴药液时敷于患足皮损部位，纱布略干后，再次浸泡后湿敷，1天1次，每次30分钟，1剂药用1周，共4周。

处方来源： 张艳丽，梁爱芳，杨小静. 中西医结合治疗角化过度型足癣临床疗效观察［J］. 中外医疗，2012，31（28）：121，123.

四、处方经验

足癣患者多数具有久居湿地或工作环境潮湿的经历，素因起居不慎，感染虫毒，风湿、湿热外袭所致。湿为阴邪，其性趋下，易袭阴位，且湿邪黏腻而重浊，易阻滞脏腑经络、皮肤腠理，壅滞不去，故其致病多具有病程长久，缠绵难愈的特点，符合足癣易复发，病程长的表现。若为饮食肥甘，损伤脾胃，运化失常而内生湿热者，则湿热合邪于内，胶着难解，郁阻气机，气化失常则水津不布，故可见皮肤干燥、粗糙、角化皲裂的一派"燥象"，因此在治疗足癣时应尤注重"湿邪"。另外，湿邪郁久易于化热生虫，热性炎热，燔灼阴液，耗伤阴血，阴血亏虚则皮毛失于濡养，且血虚常易生风，风性偏燥，故治疗时当以润燥止痒为宜。总之，本病实证为主，以风湿、湿热下注居多，日久伤及阴血，生风化燥，而由实转虚，在治疗上应以清热利湿，养血润燥，祛风止痒为原则。

足癣外洗湿敷的常用药物以清热燥湿药（黄连、黄芩、黄柏、龙胆草、白鲜皮）、杀虫止痒药（地肤子、苦参、土槿皮、蛇床子、百部、花椒、白矾）多见。因其以实证居多，"邪盛则实"，故用药时以祛邪杀虫药物为主，而较少使用扶正补虚之品。且采用外洗湿敷疗法施治，药液与皮毛直接接触，药力可直达病所，不伤及脾胃，无蕴湿留邪之弊，故多无需顾护脾胃。其中黄柏清热燥湿，泻火解毒，退虚热，其归经属肾，偏于清泻下焦，对于湿热下注者尤为适宜，且与黄芩、黄连相须使用可增强燥湿解毒之力；龙胆草主清泻肝经实火，清利肝经湿热；苦参清热燥湿，祛风杀虫，《长沙药解》记载到其有"清乙木而杀虫，利壬水而泻热"之功效；白鲜皮清热燥湿，祛风解毒；地肤子、土槿皮、蛇床子清热祛湿，杀虫止痒；百部杀虫灭虱，花椒温中杀虫；白矾能够解毒杀虫，燥湿止痒，《雷公炮制药性解》曰其"主寒热泄痢，白沃阴蚀，诸恶疮癣。"另外，赵炳南老先生以苍肤水剂来治疗足癣疗效确切，方中以苍耳子为君，取其祛风湿，疗癣疮之效。《雷公炮制药性解》曰苍耳"主风寒湿痹，头风脑漏，疔肿困重，疥癣瘙痒……苍耳甘温，故能走皮，肺主皮毛，所以入之，肺主风邪，故治疗如上。"《玉楸药解》言道其能"散风湿拘挛，泻湿祛风，治肢节挛痛，瘰疬疥疡，风瘙瘾疹"。诸药配伍共奏燥湿杀虫，解毒止痒之功，在对足癣的治疗上着重体现了祛湿通阴阳，杀虫止瘙痒的思想。

五、病案举隅[5]

患者，女，52岁，2018年8月3日初诊。患者5年前无明显诱因于双足起红疹、脱屑、瘙痒，曾于外院诊断为"足癣"，外用抗真菌药物有效，但停药后病情反复，每于夏季加重，冬季减轻。1周前因淋雨涉水后双足皮疹加重，伴流水，瘙痒明显；纳眠可，二便调。皮肤科情况：双足趾有潮红糜烂面，其上多发米粒大小丘疱疹，可见少量黄色浆痂，趾缝间浸渍明显。舌淡红，苔薄白，脉滑。辨证为湿热下注（糜烂型）；以清热燥湿、杀虫止痒为法。

【处方】苍耳子30g、地肤子30g、蛇床子15g、苦参15g、百部15g、枯矾10g、地榆30g、芒硝20g。

【制用法】诸药加水煎煮至3000ml，放至常温，1天2次，泡洗双足。

8月8日二诊：患者足部皮疹部分干燥结痂，无渗出倾向，无新发丘疹、丘疱疹，基底炎性红斑变淡，瘙痒减轻五成。效不更方，继续原方外用泡洗10天，双足皮疹完全干燥结痂，瘙痒减轻九成。患者自诉泡洗后皮肤干燥不适，遂于8月20日三诊时原方去芒硝、枯矾，加当归、桃仁，用法如前，并嘱患者适量外用润肤保湿剂。用药2周后患者足部皮疹消退，遗留色素沉着，无明显鳞屑及瘙痒。

［参考文献］

［1］李文静，林燕.《外科正宗》对癣病的论治［J］.中医药导报,2015,21（8）：4-6.

［2］王玉霞，宋业强.复方苦参汤联合环吡酮胺乳膏治疗丘疹鳞屑型足癣疗效观察［J］.实用中医药杂志，2016，32（6）：559.

［3］颜志芳，张晓红，范瑛，等.庄国康教授运用重潜搜风法治疗顽固性皮肤瘙痒的经验［J］.环球中医药，2015，8（01）：63-65.

［4］李博.朱仁康老师运用脾胃学说指导皮肤病治疗的经验［J］.新中医，1982（08）：4-6，12.

［5］周涛，邓丙戌，周冬梅，等.赵炳南外洗方苍肤洗剂治疗湿滞临证发挥［J］.北京中医药，2019，38（10）：953-955.

第八节 银屑病

一、概述

银屑病是一种以局限或广泛分布的红斑、丘疹、鳞屑损害为主的慢性复发性、炎症性皮肤病。其典型皮损为红斑基础上覆盖多层银白色鳞屑，刮之可见薄膜及点状出血。银屑病可分为寻常型、脓疱型、关节病型、红皮病型，以寻常型银屑病最为常见。其发病率占世界人口的2%~4%[1]，近年来，患病人数呈现上升的趋势。银屑病是遗传与环境等多种因素相互作用所引起的疾病，顽固难愈，反复发作，具有遗传易感性，能增加患者肥胖、高血压、糖尿病及心血管等疾病的发病率，极大程度地影响了患者的生存质量，并且其损容性伤害易给患者造成焦虑、抑郁等不良心理影响。

银屑病，俗称"牛皮癣"，中医谓之"白疕"，此外，古代文献中关于蛇虱、蛇风、粟疮、银钱疯、干癣、松皮癣、白癣等病的描述也与银屑病有相近之处。银屑病最初见于隋·巢元方《诸病源候论》[2]："干癣，但有匡郭，皮枯索，痒，搔之白屑出是也。"描述符合银屑病的皮损特点。"白疕"一词作为一种症状始见于明·王肯堂《证治准绳·疡医·诸肿》[3]："遍身起如风疹、疥、丹之状，其色白不痛，但瘙痒，抓之起白疕，名曰蛇虱"，并首次出现了蛇虱的病名。"白疕"一词作为一种病名始见于清·祁坤《外科大成》[4]："白疕肤如疹疥，色白而痒，搔起白屑，俗呼蛇虱。"

二、病因病机

明清以前，大多医家认为银屑病病因以"风、寒、湿、热、虫"外因为主，其中又以"风邪"为主要致病因素。《诸病源候论》[2]："皆是风湿邪气，客于腠理，复值寒湿，与血气相搏所生"。宋代《圣济总录》[5]亦载："……其病得之风湿客于腠理。搏于气血，气血痞涩，久则因风湿而变化生虫，故风多于湿，则为干癣"。明清以后各家对银屑病的认知日趋完善，由重视外因向内外因结合转变。清代《医宗金鉴》[6]："由风邪客于皮肤，血燥不能荣养所致"认为银屑病是由风邪和血燥内外因相合所致。明·陈实功《外科正宗》[7]云："顽癣，乃风、热、湿、虫四者为患，……此等总皆血燥风毒客于脾、肺二经"。书中提出，风、湿、热、虫皆为外因，血燥为内因，亦与肺脾二经受邪相关。

而现代医家根据对本病的不同认识，对其病因病机也提出了新的看法。赵炳南[8]认为，血热是发病的内因，而多种因素可引起血热的发生。内因方面多为七情内伤，气机壅滞，郁久化火，以致心火亢盛，使得热伏于营血或因饮食失节，过食腥荤动风的食物，以致脾胃失和，气机不畅，郁久化热。外因方面主要是由于受风邪或夹杂燥热之邪客于皮肤，内外合邪而发病，热壅血络则发红斑，风热燥盛、肌肤失养则皮肤发疹，搔之屑起，色白而痒。顾伯华[9]提出该病总因营血亏耗，生风化燥，肌肤失养所致。朱仁康[10]强调"血分有热"是银屑病的主要发病原因，由气分有热，郁久化毒，波及营血而成。久则耗伤阴血，而致阴虚血燥，肌肤失养，经脉闭塞，血瘀脉络，可存在于白疕的各期。丁履伸等[11]认为，风热邪气及血虚化燥乃致病重要因素，由此出现的血瘀才是致病主因。除以上学说外，其他尚有诸如痰瘀互结论、毒盛学说、情志致病学说等。

三、辨证论治

现代医家普遍认为银屑病的发病与"血"有关，其经典分型为血热、血燥、血瘀，其中血热是主要病机，血热可致阴血虚，引起血燥；血热则迫血妄行，血不循常道而外溢，血燥则血流不畅，运行受阻，合而化为血瘀。赵炳南[8]将本病分为血热型（进行期）和血燥型（静止期）。朱仁康[12]临证将本病分为血热型、血燥型、风湿型（关节病型）、毒热型（脓疱型）、燔营灼血型（红皮病型）。禤国维[12]临证将本病分为血热毒瘀型、血虚毒瘀型、脾虚毒瘀型。

根据2013版寻常型银屑病中医药循证临床实践指南和专家共识[13]，寻常型银屑病的辨证论治规律是"辨血为主，从血论治"，血热证、血燥证和血瘀证是基本证型，在此基础上可加用其他多种辨证方法，以反映本病的复杂情况。血热证相关类型包括风热血燥证，风热证和血热内蕴证；血燥证相关类型包括血虚风燥证；血瘀证相关类型包括瘀滞肌肤证和气滞血瘀证。兼夹证包括夹热毒、夹湿、夹风、兼肝火旺盛、兼肝郁、兼脾虚、兼血虚、兼阴虚、兼阳虚等。

1. 血热证

【症见】皮疹发生及发展迅速，泛发潮红，新出皮疹不断增多，鳞屑较多，表层易于剥离，底层附着较紧，剥离后有筛状出血点，基底浸润较浅，自觉瘙痒明显，常伴有口干舌燥、大便秘结、心烦易怒、小溲短赤等全身症状。舌质红绛，舌苔薄白或微黄，脉弦滑或数。

【治则】清热解毒，凉血活血。

治法

（1）熏蒸

【组方1】狼毒15g，虎杖40g，苦参30g，土茯苓40g，土槿皮30g，白花蛇舌草40g。

【制用法】将汤剂300ml放入熏蒸治疗仪内，蒸气温度38℃ ~40℃，对患处进行熏蒸，隔日1次，每次30分钟，10次为1个疗程。

处方来源：徐平，丁佩军，张慧敏．狼毒方熏洗联合复方青黛胶囊口服治疗寻常型银屑病血热证31例临床观察［J］．中医杂志，2016，57（22）：1943–1945．

（2）外洗

【组方1】秦皮60g，侧柏叶30g，桑叶30g，当归30g，白芍15g。

【组方2】黄芩15g，栀子15g，薄荷15g，牡丹皮15g，赤芍15g，连翘15g，白芷30g，红花15g，苦参30g，紫草15g。

【组方3】生地榆、山豆根、威灵仙、苦参、黄柏、地骨皮各30g。

【制用法】将所有药物纳入布袋，加水浸泡12小时左右，浸泡时间宜长。煎至沸腾10~15分钟后，捞出布袋，取药液放温后外洗，水温20℃ ~40℃左右（温度的控制随体质、气候等因素而定），嘱患者充分暴露皮损部位，用药液淋洗患处，或浸浴全身。每次15~20分钟，每日1~2次。布袋放冰箱保存，避免药物变质，一剂药可重复煎3~4次。

组方1处方来源：肖玉霜．秦柏洗剂配合内服对寻常型银屑病（血热证）的疗效观察［D］．山西中医药大学，2020．

组方2处方来源：董秀慧．清热利湿饮内服合消银洗药外洗治疗寻常型血热证银屑病的疗效观察［D］．山东中医药大学，2012．

组方3处方来源：田庆，徐菁，陈乐，等．中药内服外洗治疗血热证寻常型银屑病262例［J］．陕西中医药大学学报，2019，42（02）：105–107．

（3）溻渍

【组方1】生地黄30g，丹参20g，地肤子20g，苦参20g，白鲜皮20g，地骨皮20g，蛇床子10g，红花10g，白花蛇舌草20g。

【组方2】马齿苋100g，黄柏50g，苦参50g。

【制用法】用药液浸湿纱布6~8层或相当厚度的毛巾等敷料，拧挤到不滴水为度贴敷患处，保持敷料湿润，每次贴敷时间20~30分钟左右，每日可数次。湿敷时因药液蒸发，需要准备两份敷料交替使用，或者将药液频滴于敷料上以保证敷料适宜的温度和湿度。

组方1处方来源：肖若男．自拟凉血消疕方溻渍法治疗寻常型银屑病（血热证）临床疗效观察［D］．北京中医药大学，2018．

组方2处方来源：陈维文，周冬梅，王萍，等．寻常型银屑病中医诊疗方案的多中心临床研究［J］．中医杂志，2012，53（18）：1557–1561．

2. 血燥证

【症见】皮损以斑片状为主，或形如钱币、地图，皮肤干燥，呈淡红色斑块，鳞屑较薄，干燥疏松，抚之即落，甚则皲裂，动辄出血，瘙痒或痛。同时可伴五心烦热、肢体倦怠、头晕少眠等症状。舌淡苔薄。

【治则】凉血润肤、活血散风。

治法

（1）熏蒸

【组方1】侧柏叶20g，苦参15g，地肤子15g，大黄15g，枯矾15g，芒硝15g，土槿皮15g，土茯苓30g，蜂房10g，川椒15g，百部15g，野菊花10g。

【制用法】将汤剂300ml放入熏蒸治疗仪内，蒸气温度38℃~40℃，对患处进行熏蒸，隔日1次，每次30分钟，10次1个疗程。

处方来源：阚丽君，谭玉惠，门慧慧，等. 中药熏蒸联合抗银1号治疗寻常型银屑病血燥证的临床疗效评价［J］. 中医药信息，2017，34（06）：96-98.

（2）外洗

【组方1】丹参、当归、赤芍、地肤子、蛇床子、白鲜皮、苦参各30g。

【组方2】生地黄、当归、白芍、川芎、麦冬、桃仁、红花、白鲜皮各20g。

【制用法】将所有药物纳入布袋，加水浸泡12小时左右，浸泡时间宜长。煎至沸腾10~15分钟后，捞出布袋，取药液放温后外洗，水温在20℃~40℃（温度的控制随体质、气候等因素而定），嘱患者充分暴露皮损部位，用药液淋洗患处，或浸浴全身。每次15~20分钟，每日1~2次。布袋放冰箱保存，避免药物变质，一付药可重复煎3~4次。

组方1处方来源：黎娟，孙世明，杨志波. 中药浴加窄谱中波紫外线治疗寻常性银屑病疗效和生活质量分析［J］. 中国中西医结合皮肤性病学杂志，2012，11（03）：161-162.

组方2处方来源：吴春燕，白方树，徐晓静，等. 中药外洗治疗寻常型银屑病血燥证的临床观察［J］. 光明中医，2020，35（03）：377-378.

3. 血瘀证

【症见】病程较长，反复发作，经年不愈，皮损紫暗或色素沉着，鳞屑较厚，有的呈蛎壳状，或伴有关节活动不利。舌暗苔薄，舌有瘀斑，脉细涩。

【治则】清热凉血、活血消斑。

治法

（1）熏蒸

【组方】苦参、黄柏、白鲜皮、徐长卿、马齿苋、地肤子、威灵仙、五倍子、艾叶，干姜、桂枝、当归、红花各30g。

【制用法】将汤剂300ml放入熏蒸治疗仪内，蒸气温度38℃~40℃，对患处进行熏蒸，隔日1次，每次15分钟，10次1个疗程。

处方来源：郝倩雯，王建锋，张虹亚. 桂枝麻黄各半汤联合熏蒸发汗法治疗血瘀型银屑病疗效观察 [J]. 安徽中医药大学学报，2020，39（04）：41-44.

（2）外洗

【组方1】艾叶15g，侧柏叶15g，野菊花15g，薄荷10g，荆芥10g，莪术15g，生地30g，虎杖15g。

【组方2】黄柏、红花、当归、紫草各30g。

【制用法】将所有药物纳入布袋，加水浸泡12小时左右，浸泡时间宜长。煎至沸腾10~15分钟后，捞出布袋，取药液放温后外洗，水温20℃~40℃左右（温度的控制随体质、气候等因素而定），嘱患者充分暴露皮损部位，用药液淋洗患处，或浸浴全身。每次15~20分钟，每日1~2次。布袋放冰箱保存，避免药物变质，一付药可重复煎3~4次。

组方1处方来源：李银玲. 海艾汤加减方外泡联合中药内服治疗寻常型银屑病（血瘀证）疗效观察 [D]. 南京中医药大学，2016.

组方2处方来源：周宇，谢知音，白方树. 中药外洗联合窄谱中波紫外线治疗血瘀型银屑病 [J]. 长春中医药大学学报，2016，32（01）：134-135，190.

（3）溻渍

【组方】当归、赤芍、鸡血藤、紫草、鬼箭羽、白鲜皮、土茯苓各20g。

【制用法】用药液浸湿纱布6~8层或相当厚度的毛巾等敷料，拧挤到不滴水为度贴敷患处，保持敷料湿润，每次贴敷时间20~30分钟左右，每日可数次。湿敷时因药液蒸发，需要准备两份敷料交替使用，或者将药液频滴于敷料上以保证敷料适宜的温度和湿度。

处方来源：刘久利，钱佳丽，马腾飞，等. 消斑敷剂治疗血瘀证银屑病60例疗效观察 [J]. 中国中西医结合皮肤性病学杂志，2019，18（01）：46-48.

四、处方经验

银屑病患者大多因素体外感六淫；或心绪烦扰，内伤七情；或进食辛辣炙煿，鱼虾酒酪，饮食失节，致脾胃受伤，郁久化热等多种因素，使气机壅滞，郁久化火。热壅血络则发为鲜红斑片或鲜红色丘疹，新出皮疹不断增多；病程日久，血热盛，耗液伤津，营血亏耗，生风化燥，毒热未尽，而阴血却已耗伤，肌肤失于滋养，干燥白色鳞屑迭出；热入营血，血热互结，血液黏滞而运行不畅，或热灼脉络，血行不畅，瘀热不化，风、热之邪结聚于机体，致"热结血瘀"[12]。

外用药应用原则应按照进行期、静止期、消退期的不同阶段，功效由缓和到增效再缓和；浓度由低至高再降低的循环模式，避免激惹刺激新发皮疹。银屑病的进行期及消退期以及银屑病各型之间的移行，可能均属银屑病的不稳定前期或不稳定期。在外用药的选择上，应尽量选择无刺激性的单药[12]。银屑病的外洗湿敷常用的药物，以清热凉血药（紫草、侧柏叶、丹皮、生地黄、赤芍、生地榆）、清热燥湿药（苦参、黄柏、白鲜皮）、活血化瘀药（桃仁、红花、丹参、鸡血藤、当归）多见，以清热药为主，兼以活血补血药物，提示银屑病多为血热证，治以清热解毒、凉血活血；又因药力直达病所，多无顾护脾胃之虞。其中紫草甘寒，归心肝经，有清润凉血及活血功效，可解血分热毒；侧柏叶清热凉血止血；丹皮清热凉血，活血化瘀；生地黄具有滋阴补血、生津止渴的作用；赤芍味苦，性微寒，功擅清热凉血、祛瘀止痛，皮肤科临床多用于血热、血瘀之证；生地榆清热解毒，凉血敛疮。苦参清热燥湿，祛风杀虫，治疗皮肤瘙痒、疥癣疮疡；黄柏味苦性寒，清热燥湿解毒，主治疮毒湿疹；白鲜皮味苦，性寒，既可清热解毒，又能除湿止痒，为治疗皮肤病之要药。桃仁、红花均具有活血化瘀、散湿去肿的作用；丹参祛瘀止痛，活血通经，清心除烦；鸡血藤苦甘性温，既能活血，又能补血，且有舒筋活络之功；当归辛香而润，香则走脾，润则补血，故能透入中焦营气之分，而为补营之圣药。

五、病案举隅 [14]

患者丕某，女，54岁，因全身散在红斑，上覆糠秕样鳞屑反复15年，加重2月于2010年9月就诊。患者15年前不明原因头部开始出现红斑、鳞屑，后逐渐泛发于全身，冬季加重，夏季减轻，反复发作，两个月前感冒后皮损开始逐渐增多、增厚，遂于我科就诊。专科检查：可见全身散在片状红斑、上覆鳞屑，自觉瘙痒。舌红，有裂纹，苔薄，脉弦，二便调。中医诊断为白疕，证属气阴两虚，西医诊断为寻常型银屑病。治以清热解毒，滋阴补血，活血止痒。

【处方】内服汤剂：黄芪30g，北沙参30g，麦冬15g，女贞子10g，桑椹15g，制首乌20g，白花蛇舌草30g，鸡血藤20g，枸杞子10g，怀牛膝10g，紫荆皮10g，白蒺藜15g。外洗方：生首乌30g，当归15g，女贞子20g，桑椹15g，黄精15g，大黄15g，玉竹15g，白及20g。

【制用法】药物加水浸泡12小时左右，煎至沸腾10~15分钟后，捞出药物，取药液放温后外洗，每次15~20分钟，每日1次。

服药2周后复诊，患者明显好转，部分皮损红斑变暗，鳞屑减少，瘙痒消失，无不良反应。守上方内服汤剂去麦冬、枸杞子、白花蛇舌草、紫荆皮、白蒺藜、怀牛膝，加川芎10g、当归15g、山萸肉15g。守上方外洗方去玉竹、大黄、白及，加熟地20g、枸杞15g。服上方2周后，鳞屑变薄，皮损变暗，舌根苔白厚，脉弦。遂加重健脾除湿药，适当减少补阴药。内服药方：黄芪30g，生白术15g，茯苓15g，鸡血藤30g，女贞子15g，枸杞15g，桑椹10g，当归10g，制首乌30g，蛇舌草10g，山茱萸15g，川芎10g，熟地15g。外洗方：生首乌30g，当归20g，桑椹20g，菟丝子15g，女贞子20g，黄精15g，枸杞子15g，大黄15g。服上方2周后，患者临床治愈。

[**参考文献**]

[1] 肖玉霜. 秦柏洗剂配合内服对寻常型银屑病（血热证）的疗效观察 [D]. 山西中医药大学，2020.

[2] 巢元方. 诸病源候论 [M]. 北京：中国医药科技出版社，2011.

[3] 王肯堂. 证治准绳·疡医 [M]. 上海：上海科学技术出版社，1959.

[4] 祁坤. 外科大成 [M]. 上海：商务出版社，1963.

[5] 赵佶. 圣济总录 [M]. 北京：人民卫生出版社，1962.

[6] 吴谦. 医宗金鉴 [M]. 北京：人民卫生出版社，1973.

[7] 陈实功. 外科正宗 [M]. 北京：人民卫生出版社，1956.

[8] 北京中医医院. 赵炳南临床经验集 [M]. 北京：人民卫生出版社，1975.

[9] 顾伯华. 中医外科临床手册 [M]. 上海：上海科学技术出版社，1980.

[10] 宋坪，李博鉴. 从血论治 诸法合用—朱仁康研究员治疗银屑病经验（一）[J]. 中国中西医结合皮肤性病学杂志，2004（01）：1-2.

[11] 丁履伸，赵绚德. 银屑病的中医治疗 [J]. 山东中医学院学报，1980（04）：47-49.

[12] 王萍，张苍主编. 中医皮肤科主治医生748问 [M]. 北京：中国协和医科大学出版社. 2010.

[13] 寻常型银屑病（白疕）中医药循证临床实践指南（2013版）[J]. 中医杂志，2014，55（01）：76-82.

[14] 牛蔚露，崔伟锋，黄莺，等. 从104张处方谈钟以泽教授治疗银屑病的用药规律及特点 [J]. 中华中医药学刊，2016，34（12）：2893-2896.

（孙丽蕴）

第三章 妇科疾病

第一节 外阴色素减退性疾病

一、概述

外阴色素减退性疾病是一组以瘙痒为主要症状、外阴皮肤色素减退为主要体征的外阴皮肤疾病。2006年国际外阴阴道疾病研究学会（International Society for the Study of Vulvovaginal Disease，ISSVD）对外阴皮肤疾病采用基于组织病理学的分类，用于病理诊断。在2011年ISSVD分类中，外阴色素减退性疾病根据其临床表现属于白色病变，但病理组织学分类包括棘层细胞增生型、苔藓样型、均质化或硬化型等，该病为外阴部位的非肿瘤性皮肤病变之一。本节主要讨论外阴白色病变，包括外阴慢性单纯性苔藓、外阴硬化性苔藓等。该病病因尚不明确，可能与外阴局部刺激、免疫反应、性激素影响、感染、遗传等因素有关。中医学中尚无"外阴色素减退性疾病属"病名，巢元方《诸病源候论》云："妇人阴痒……则痒，重者乃痛"及"白癣之状白色㿀㿀然而痒"，结合该病的临床特征，应归属于"阴痒"、"阴痛"、"阴疮"等范畴。

二、病因病机

中医学认为，本病多责之肝、脾、肾，肝为风木之脏，藏血主疏泄，肝脉绕阴器，脾主运化，为气血生化之源，肾藏精，肾开窍于前后二阴。《疡医大全》记载："妇人阴痒，乃肝脾风湿流注，亦有肝火郁结而成"；《金匮要略·妇人杂病脉证并治》中也提出："少阴脉滑而数者，阴中即生疮，阴中蚀疮者，狼牙汤洗之"。若情志不遂，或大怒伤肝，肝郁气滞，疏泄失常，气血运行不畅，阴部脉络瘀阻，可致阴痒；若素体脾虚，运化失司，内生痰湿；或阴部摄生不慎，感受湿热之邪，或久居湿地，湿蕴化热，流注下焦，湿热之邪浸渍外阴，或肝经郁热，热与湿邪胶结，脉络瘀阻可致外阴瘙痒，肌肤增厚、粗糙、变白；除阴部脉络不畅，气血失和外，阴部失于濡养也可致本病。若素体肝肾不足，或肝郁化火，肝血亏损日久及肾，精血亏虚，或大病久病，或房劳多产，阴血耗伤，冲任精血不足，或脾虚气血生化乏源，血虚而生风化燥，阴部失荣，致外阴灼热、瘙痒、疼痛；或脾肾阳虚，阴部肌肤失煦，均可出现阴部瘙痒、皲裂、萎缩、变白等表现。

三、辨证论治

外阴色素减退性疾病的中医治疗，应根据辨病与辨证相结合的原则，以"虚则补之，实则泻之"的原则论治。目前，本病尚无权威的分型标准，根据《中医妇科学》中的相关内容，并结合历代医家诊疗经验，可将其分为湿热下注证、肝肾阴虚证、脾肾阳虚证。因此，在临床外治法的治疗中，常根据虚实侧重不同，通过熏蒸或外洗的方式治以清热利湿、清热解毒、疏肝解郁、滋补肝肾、杀虫止痒等法。

1. 湿热下注型

【**症状**】外阴瘙痒剧烈甚则灼痛难忍，外阴皮肤黏膜色白、粗糙肥厚、脱屑、溃疡或红肿而痛，伴带下量多，色黄如脓，黏稠臭秽，心烦少寐，口苦而腻，溲赤便秘；舌质红，苔黄腻，脉弦滑而数。

【**治则**】清热除湿，通络止痒。

【**组方**】苦参20g，白鲜皮30g，鸡血藤30g，蒲公英15g，野菊花15g，蛇床子15g，地肤子15g，泽泻10g，补骨脂10g。

【**制用法**】每日1剂，早晚各煎1次，每次取液1000~2000ml，坐浴20~30分钟。

处方来源：沈姚琴，陆金霞. 中西医结合治疗外阴鳞状上皮增生62例临床观察［J］. 浙江中医杂志，2018，53（10）：757.

【**组方**】蛇床子15g，滑石15g，当归15g，川楝子15g，地肤子15g，苦参15g，马齿苋15g，黄柏15g。

【**制用法**】上药用3升水浸泡半小时，煎煮成1升，去渣取液体，水温降至42℃左右后坐浴，每日1剂。每天坐浴2次，每次20分钟，2个月为1个疗程。

处方来源：张庆. 中药内服并外洗治疗外阴鳞状上皮增生体会［J］. 中华中医药杂志，2013，28（08）：2495-2496.

【**组方**】蛇床子30g，防风20g，苦参20g，百部15g，野菊花15g，地肤子30g，蒲公英15g，花椒15g或薄荷15g（冬用花椒，夏用薄荷）。

【**制用法**】上药用3升水浸泡半小时，煎煮成1L，去渣取液体，先热熏蒸，水温降至42℃左右后坐浴20分钟，2次/天。

处方来源：李单祎，孙建华. 中药结合曲安奈德治疗外阴慢性单纯性苔藓疗效观察［J］. 中国现代药物应用，2019，13（23）：206-207.

【**组方**】苦参30g，黄柏25g，蛇床子30g，百部25g，白鲜皮30g，制首乌

25g，红花20g，白芷20g，丹参30g，丹皮25g，防风20g，紫草25g，土茯苓25g。

【制用法】上药用3升水浸泡半小时，煎煮成1升，去渣取液体，先热熏蒸，水温降至42℃左右后坐浴30分钟，每日1次，连续用药3个月。

处方来源：佟号.中西医结合外治法治疗女性外阴硬化性苔藓疗效观察[J].辽宁中医药大学学报，2016，18（05）：206-208.

【组方】苦参30g，白鲜皮30g，花椒20g，土荆皮20g，茵陈15g，虎杖20g，野菊花15g，白花蛇舌草10g，甘草10g。

【制用法】上药用3升水浸泡半小时，煎煮成1升，去渣取液体，先热熏蒸，水温降至42℃左右后清洗外阴，每日早晚各1次，连续治疗2个月，经期停药。

处方来源：刘向华.自拟祛白灵汤熏洗联合局部封闭疗法治疗外阴白斑的临床观察[J].中国中医药科技，2019，26（05）：792-793.

【组方】白头翁30g，土荆皮20g，茵陈蒿20g，透骨草20g，地肤子20g，白蒺藜15g，白花蛇舌草15g，防风15g，白鲜皮15g，川椒15g。

【制用法】上药用3升水浸泡半小时，煎煮成1升，去渣取液体，先热熏蒸，水温降至42℃左右后清洗外阴，每日1剂，水煎后先熏洗，后坐浴，7天为1个疗程，连用3个疗程。

处方来源：陈皇珍，姚美玉，吴效科.王秀霞中西医结合治疗外阴白斑经验总结[J].辽宁中医药大学学报，2010，12（01）：106-108.

2.肝肾阴虚

【症状】外阴部干涩瘙痒，夜间尤甚，局部皮肤色白或粉红、组织萎缩或变薄，弹性极差或消失，甚则干裂疼痛、潮红灼热，伴带下量少，色黄或混有血丝，头晕耳鸣，五心烦热或时有烘热汗出，腰膝酸软困楚；舌红，苔少或薄黄，脉沉细或细数。

【治则】补养肝肾，养血润燥。

【组方】白头翁30g，何首乌20g，补骨脂20g，地肤子15g，白蒺藜15g，淫羊藿15g，防风15g，白鲜皮15g。

【制用法】上药用3升水浸泡半小时，煎煮成1升，去渣取液体，先热熏蒸，水温降至42℃左右后清洗外阴，每日1剂，7天为1个疗程，连用3个疗程。

处方来源：陈皇珍，姚美玉，吴效科.王秀霞中西医结合治疗外阴白斑经验总结[J].辽宁中医药大学学报，2010，12（01）：106-108.

【组方】苦参30g，白鲜皮30g，蛇床子30g，黄柏25g，补骨脂25g，制首乌30g，丹参30g，牡丹皮25g，红花15g，白芷25g，熟地25g，百部30g，土茯苓30g。

【制用法】上药用3升水浸泡半小时，煎煮成1L，去渣取液体，先热熏蒸，水温降至42℃左右后清洗外阴，每日1次，每次30分钟，连续用药3个月。

处方来源：佟号．中西医结合外治法治疗女性外阴硬化性苔藓疗效观察［J］．辽宁中医药大学学报，2016，18（05）：206-208.

【组方】熟地20g，山萸肉20g，淮山药20g，泽泻20g，土茯苓20g，当归15g，栀子15g，白鲜皮15g。

【制用法】将以上药剂煎2次后混合药汁，先熏再洗，每次10~15分钟，1日1剂，1天1次，10次为1个疗程。每个疗程于月经干净后开始，治疗4个疗程。

处方来源：韦桥兰，王君，黄敏华，等．微波合并祛风补肝肾中药熏洗治疗外阴白斑［J］．中国医药科学，2019，9（03）：63-65，75.

【组方】白蒺藜30g，菟丝子30g，补骨脂30g，益母草30g，女贞子30g，旱莲草30g，何首乌30g，黄柏30g，蛇床子30g，白鲜皮30g，桂枝30g。

【制用法】上药用3L水浸泡半小时，煎煮成1L，去渣取液体，先热熏蒸，水温降至42℃左右后坐浴，每日1剂，擦净后稍予按摩，早晚各1次，月经期停药。3个月为1个疗程，连续2个疗程。

处方来源：葛莉．愈白熏洗剂治疗外阴硬化性苔藓疗效观察［J］．中国麻风皮肤病杂志，2015，31（08）：491-493.

3. 脾肾阳虚

【症状】外阴瘙痒，局部皮肤黏膜薄脆，变白，弹性减退，形寒肢冷，纳呆便溏，腰膝冷痛，小便频数，性欲淡漠。舌淡胖，苔薄白或薄润，脉沉弱。

【治则】温肾健脾，养荣润燥。

【组方】当归20g，淫羊藿20g，蛇床子20g，苦参20g，牛膝20g，补骨脂20g，荆芥20g，黄柏20g，茯苓20g，防风20g，苍术20g，白鲜皮20g，紫草10g，鹿衔草10g。

【制用法】将上述中药用1000ml的清水煎煮20分钟后，去渣取汁500ml。待药汁温度合适后，对患者进行中药坐浴治疗，每次坐浴15~20分钟，每天早、晚各坐浴1次，连续治疗3个月，患者月经来潮期间暂停坐浴。

处方来源：莫飒．用中药坐浴疗法治疗外阴鳞状上皮细胞增生的效果研究［J］．当代医药论丛，2019，17（13）：203-204.

【组方】淫羊藿15g，蛇床子15g，荆芥12g，防风12g，艾叶15g，黄柏12g，花椒12g，马齿苋15g，苦参24g，土茯苓15g，紫草15g，白蒺藜20g，红花12g。

【制用法】将上述中药用1000ml的清水煎煮20分钟后，去渣取汁500ml。待药汁温度合适后，对患者进行中药坐浴治疗，每次坐浴15~20分钟，每天早、晚各坐浴1次，连续治疗3个月，患者月经来潮期间暂停坐浴，每日1剂，15天为1个疗程，治疗6个疗程。

处方来源：孙春青，张师前．妇科洗剂Ⅱ号治疗外阴白色病变141例临床观察［J］．内蒙古中医药，1998（04）：3-5.

四、处方经验

在治疗外阴色素减退性疾病时应遵循燥湿止痒、疏肝清热，补益肝肾、养血润燥等治疗原则。因本病以外阴瘙痒为主要临床表现，苦参、蛇床子、地肤子、白鲜皮、白芷、百部等燥湿止痒之品为熏洗外治的常用药味。《本草正义》云："苦参，大苦大寒，退热降泄，荡涤湿火，其功效与芩、连、龙胆皆相近，而苦参之苦愈甚，其燥尤烈，故能杀湿热所生之虫，较之芩、连力量益烈，然毒风恶癞，非此不处"，可见苦参在清热燥湿，解毒杀虫方面作用显著。蛇床子杀虫止痒、燥湿祛风，地肤子具有燥湿祛风解表之功效，白芷祛风止痒，燥湿止痛，白鲜皮则能清热燥湿，解毒止痒，百部具有灭虱杀虫之功效，能有效抑制细菌、真菌等多种病原微生物。因肝郁易于化热，木旺侮土，则脾虚不能运化，湿浊内生，湿热互结，损伤任带二脉，带下积聚于外阴，浸渍日久则发病，因此湿热是重要的病理因素，在治疗中则以黄柏、虎杖、茵陈、土茯苓、金银花、蒲公英、野菊花、白花蛇舌草、紫草等加强清热利湿解毒，去腐生肌之功。

该病也与气血无法濡养外阴有关，血虚生风化燥而致痒痛难忍，且该病发病日久会伤及正气。因此，除湿热胶结外，肝、肾、脾三脏功能失调也是外阴色素减退性疾病的主要致病机制。针对本病的外治法中，常以何首乌、熟地黄、菟丝子、山萸肉、旱莲草、女贞子等补肾养肝。当归、丹参、牡丹皮、鸡血藤、红花、牛膝等既养血和血又活血化瘀，在活血的同时也注重凉血，与祛风除湿药配伍，能达到"治风先治血，血行风自灭"的目的。若肾阳不足，则以淫羊藿、巴戟天、补骨脂、鹿衔草补肾助阳，又能使皮肤腠理疏通，经络气血循环顺畅。兼有脾虚者，可佐以花椒补益中焦阳气，茯苓、山药利水渗湿、健脾补肾及宁心安神等功效。外洗、熏蒸等治法的外用中药，能通过药液的局部作用，使药力直达病灶，往往通过配伍加减使全方利湿与清热、补养阴阳共施，补泻兼施，降中寓升，祛邪的同时亦不伤正，最终使阴痒症状减轻，局部皲裂、溃疡、粗糙肥厚或薄脆弹性差迅速得到改善，该方法简单易行，疗效确切，值得应用推广。但值得注意的是，该病在治疗期间及治疗后仍应长期随访，若伴有长期不愈的溃疡、硬结者，应尽早活检送病理检查以排除外阴癌可能。在预防和调护方面，应嘱患者平素穿宽松、透气性好的内裤，禁止搔抓外阴，禁用以肥皂、刺激性清洁剂等物质过度、反复清洗外阴及阴道，并保持心情舒畅，加强锻炼，提高免疫力；饮食清淡，忌食辛辣、温燥、宣发之品。

肖承悰先生创外洗方治疗外阴硬化性苔藓，疗效满意，药物组成为：覆盆子50g，淫羊藿50g，旱莲草30g，鸡血藤30g，地肤子30g，布包后水煎，外用坐浴，日1~2次。中原门氏妇科门锦荣先生创外阴白斑方，包括口服、外洗及膏药方三部分，内外兼治而达到满意疗效。其中外洗方组成为生南星15g，生半夏15g，姜黄15g，苦参30g，花椒15g，白矾15g。

刘敏如、谭万信主编的中医药高级丛书《中医妇产科学》提到了一些经验方。

1. 按疾病分类

（1）增生型营养不良：①地肤子30g，苦参、蛇床子、蒲公英、紫草、黄柏各15g，痒甚加川椒、枯矾、鹤虱；溃疡者加五倍子、狼毒；干涩者加淫羊藿、地骨皮。②马齿苋、生蒲黄、当归、川椒、硼砂、白矾、蛇床子，局部红肿破溃后去川椒加黄柏、冰片。

（2）硬化苔藓型营养不良：淫羊藿、蛇床子、苦参、野菊花、川椒、白芷、补骨脂等，水煎熏洗坐浴。

（3）混合型营养不良：三棱、莪术、山慈菇、川椒、白芷各12g，土茯苓30g，淫羊藿、蛇床子、苦参、野菊花各15g，水煎外洗。

2. 按辨证分类

（1）肝肾阴虚证：淫羊藿、白花蛇舌草各50g，蒺藜、当归、川断、白鲜皮各25g，硼砂15g，水煎外洗。

（2）肝郁气滞证：茵陈、蒲公英、紫花地丁、地肤子、何首乌各25g，冰片（后下）2.5g，水煎外洗。

（3）心脾两虚证：当归、赤芍、何首乌各15g，水煎外洗。

（4）脾肾阳虚证：山西省中医研究所经验方，马齿苋30g，艾叶、川椒、硼砂各10g，痒甚者加生蒲黄、当归各15g。

（5）湿热下注证：①鹤虱30g，苦参、蛇床子、野菊花各15g，用水10碗煎煮，滤汁入盆内坐浴，先熏后洗，严重者洗时加鲜猪胆汁1枚与药汁搅匀，日2次，1月1个疗程。②茵陈、蒲公英各50g，地肤子、蛇床子各25g，黄连、黄柏、紫花地丁各15g，水煎外洗。

第二节 外阴及阴道炎症

一、概述

外阴及阴道炎症是妇科最常见的疾病，各年龄组均可发病，严重影响患者的生活质量。外阴阴道与尿道、肛门毗邻，局部潮湿，易受污染。外阴及阴道炎可单独存在，也可两者同时存在。引起炎症的病原体包括多种微生物，如细菌、病毒、真菌等。该类病症主要包括非特异性外阴炎、前庭大腺炎症、滴虫性阴道炎、外阴阴道假丝酵母菌病、细菌性阴道病、萎缩性阴道炎、婴幼儿外阴阴道炎。外阴及阴道炎症多表现为带下量、色、质、味异常、阴部瘙痒、外阴灼热等，根据各疾病的临床表现及特点，外阴及阴道炎症属中医学"带下病"、"阴痒"等范畴，若阴户生疮，则属"阴疮"范畴。

二、病因病机

"带下"首载于《素问·骨空论》："任脉为病，男子内结七疝，女子带下瘕聚"。隋·巢元方在《诸病源候论》中论述："带下病者，由劳伤血气，损动冲脉、任脉，致令其血与秽液兼带而下也……五脏之色，随脏不同"，明确提出了"带下病"之名，并分"带五色俱下候"。带下异常为阴道炎症的常见症状，《傅青主女科》云："带下俱是湿症"，带下病以"湿邪"为患，任脉不固，带脉失约是带下过多的核心病机。除了带下异常外，阴部瘙痒，甚至痒痛难忍，坐卧不宁也是本病的常见表现，《肘后备急方》中记载的"阴痒汁出"就是古人对阴部瘙痒的描述。《诸病源候论·妇人杂病诸候》："妇人阴痒是虫食所为。三虫、九虫在肠胃之间，因脏虚虫动，作食于阴，其虫作势，微则痒，重者乃痛。"；《女科经纶·杂证门》言："妇人有阴痒生虫之证也，厥阴属风木之脏，木朽则蠹生，肝经血少，津液枯竭，致气血不能荣运，则壅郁生湿。湿生热，热生虫，理所必然"。可见阴痒多以湿、虫为病因。

本病的发病机制与湿热、湿毒之邪或与湿虫滋生密切相关，湿邪分为内湿、外湿。外阴不洁，久居湿地，冒雨涉水等为产生外湿的原因，可导致湿浊泛溢，湿虫蚀于阴中，发为带下异常，阴痒难忍。而内湿与脾、肾、肝三脏功能失常为本病发生的内在条件，饮食不节、劳倦过度，或忧思气结，损伤脾气，脾虚失运，湿浊内生；素禀肾虚，房劳多产，或年老体虚，肾阳虚衰，气化功能失职，水湿内停；或肾气虚衰，封藏不固，致使阴液滑脱；情志不畅，肝郁化热，肝郁克脾，湿热互结于下焦，则带下过多，湿热浸淫阴部则阴痒；或肝肾阴虚，精血亏虚，阴虚生风化燥，亦可发为阴痒。而"阴疮"则主要由热毒内蕴，或日久不消，寒湿凝滞，瘀血内停，阴部肿胀生疮。

三、辨证论治

外阴及阴道炎症的中医辨证，主要根据带下量、色、质、气味，阴部瘙痒情况及其他伴随症状，结合舌脉情况辨其寒热虚实。目前，本病的中医辨证分型尚无规范、统一的标准，脾肾阳虚证、肝肾阴虚证、阴虚夹湿证、湿热下注证、血虚生风证、湿虫滋生证等均为临床中常见证型，各证型也常常相互兼夹。由于女性解剖及生理的特殊性，且外阴及阴道炎症常以局部症状为主，虽然外治法在本病的治疗中具有优势，但也具有一定的局限性。在本病的外用药治疗中主要针对湿浊、湿热、热毒、寒湿、湿虫滋生等病理因素开展治疗，以祛湿止带、解毒杀虫为主。

另外，前庭大腺炎可参照"阴肿""阴疮"论治，初期病程短，多为阳证，属热毒，外治药物以清热解毒，活血化瘀，消肿止痛为主。

1. 带下异常和（或）阴痒

（1）湿热下注

【症状】带下量多，色黄或呈脓性，气味臭秽，外阴瘙痒或阴中灼热；伴全身困重乏力，胸闷纳呆，小腹作痛，口中黏腻，小便色黄，短少，大便难解；舌质红，苔黄腻，脉滑数。

【治则】清热利湿、杀虫止带。

（2）湿毒内蕴

【症状】带下量多，色黄绿如脓，质黏稠，臭秽难闻，伴小腹或腰骶胀痛，烦热头昏，口苦咽干，小便短赤或色黄，大便秘结；舌质红，苔黄腻，脉滑数。

【治则】清热解毒，除湿止带。

（3）湿虫滋生

【症状】阴部瘙痒，如虫行状，甚至瘙痒难忍，灼热疼痛，带下量多，色黄，呈泡沫状，或色白如豆渣状，臭秽难闻；心烦少寐，胸闷呃逆，口苦咽干，小便黄赤；舌红，苔黄腻，脉滑数。

【治则】清热利湿，解毒杀虫。

治法

（1）外洗

【组方1】苦参30g，地肤子15g，蛇床子15g，百部15g，黄柏10g，白鲜皮

15g，红藤15g，蒲公英15g。

【组方2】白鲜皮30g，野菊花30g，土茯苓30g，败酱草15g，黄柏15g，苦参15g，蛇床子15g，连翘15g，金银花15g。

【组方3】苦参30g，蛇床子30g，黄柏30g，白鲜皮30g，地肤子30g，白术20g，山药20g，苍术20g，车前子10g，龙胆草20g，土茯苓30g。

【制用法】中药以2L水煎煮至500ml，待水温降至42℃左右，冲洗阴道及外阴（或坐浴），每晚1次，7天为1个疗程。经期停用，孕妇慎用。

组方1处方来源：牛芳，李亚梅，马凤岚，等. 参肤外洗方联合克林霉素乳膏治疗细菌性阴道炎的临床疗效分析［J］. 上海中医药大学学报，2019，33（03）：36-39.

组方2处方来源：鲍爱利，郑春青. 自拟中药方剂治疗非特异性外阴炎的临床疗效分析［J］. 陕西中医，2016，37（01）：7-9.

组方3处方来源：庞艺虹. 中药内服外洗治疗阴道炎70例疗效观察［J］. 中医临床研究，2013，5（17）：12-13.

（2）熏蒸

【组方】白鲜皮30g，蛇床子30g，苦参20g，鹤虱20g，木瓜15g，龙胆草15g，白矾15g，川椒15g，白芷9g。

【制用法】诸药用3L水煎成1L，先熏蒸阴部，待药液温度下降至约42℃后，浸浴阴部，每次15~20分钟，2次/天，1周为1个疗程。经期停用，孕妇慎用，注意避免烫伤。

处方来源：林慧光，邓月娥，张亮亮，等. 芳香外洗方治疗外阴瘙痒84例［J］. 福建中医药，2016，47（01）：45.

【组方】蒲公英20g，龙胆草15g，蛇床子15g，地肤子15g，苦参15g，土大黄15g，黄柏20g，补骨脂20g，生黄精30g，赤芍20g，冰片（后下）3g。

【制用法】将上述药物煎煮浓缩至200ml，将浓缩液倒入中药熏蒸仪中，熏蒸外阴20分钟。每日2次，每次100ml，连续治疗14天。

处方来源：许玢. 中药内服加熏蒸治疗老年性阴道炎40例临床观察［J］. 四川中医，2015，33（05）：112-113.

【组方】苦参10g，龙胆草5g，紫草10g，生黄芪10g，黄连2g，金银花14g，百部13g，白鲜皮10g。

【制用法】诸药用3L水煎成1L，先熏蒸，水温降至42℃左右时改坐浴，1剂/天，1次/天，连续治疗3个月。

处方来源：张柱海. 中药熏洗配合氟康唑治疗复发性真菌性阴道炎50例［J］.

西部中医药，2019，32（10）：85-87.

2. 阴疮

热毒证

【症状】阴部生疮，灼热结块，甚则溃烂流脓，黏稠臭秽，恶寒发热，头晕目眩，口苦咽干，心烦不宁，便秘溲黄；舌红，苔黄，脉滑数。

【治则】清热利湿，解毒消疮。

（1）外洗

【组方】大血藤30g，透骨草15g，艾叶15g，皂角刺15g，乳香15g，没药15g，马齿苋15g，木贼骨15g，千里光30g。

【制用法】将上述药物加入3L水煎汤取汁1L，温度在42℃上下，坐浴15分钟，2~3次/天。

处方来源：叶华，胡樱. 中药汤剂联合熏洗法治疗前庭大腺囊肿验案举隅［J］. 亚太传统医药，2019，15（12）：118-119.

【组方】黄柏30g，苦参30g，黄连6g，连翘15g，赤芍30g，丹参30g，苏木30g。

【制用法】将中药浸泡30分钟，另加水淹过药面，煎煮至300ml，每剂药煎2次，合并煎液，温度约35℃~37℃，每晚睡前坐浴半小时，坐浴时将患处充分浸泡于药液中。

处方来源：江建南. 清热活血中药外治阴疮22例［J］. 中医外治杂志，1995（02）：12.

（2）熏蒸

【组方】苦参15g，白花蛇舌草15g，蛇床子10g，百部10g，野菊花10g，连翘10g，黄柏10g，地肤子10g，蒲公英15g，大黄10g，金银花10g，明矾6g，土茯苓10g，白鲜皮10g。

【制用法】先将上述药物用冷水浸泡30分钟，再煎煮30分钟，待水温降至40℃~45℃时熏洗坐浴，每日1剂，1日2次，每次10~15分钟，1周为1个疗程，连用2个疗程。

处方来源：毛穗，邹芸香，欧阳莎，等. 仙方活命饮合外洗法治疗阴疮20例［J］. 江西中医药，2015，46（09）：67，77.

四、处方经验

历代医家多认为湿邪是外阴及阴道炎症致病的主要病因，因此在治疗中常从湿邪论治带下病。刘完素《素问病机气宜保命集》中云："皆湿热结于脉，故津液涌溢，是为赤白带下"。在外用药的治疗中，主要以利湿止带、清利湿热、泻火解毒、泻肝清热化湿等法为主。在临床中，外阴及阴道炎症除表现为带下异常外，也可伴有阴痒，如萎缩性阴道炎患者常表现为外阴灼热不适，瘙痒难忍。国医大师许润三教授[1]认为阴痒多为火热，但又应分为实火及虚火两类，青中年阴道炎患者多由于湿聚久化热所致，而老年女性患阴道炎症主要因肝肾之阴不足，精血不能荣养阴窍，生风化燥所导致，且外阴不洁，湿虫滋生也可导致阴痒难忍。因此，外阴及阴道炎症也常治以清热解毒、滋阴降火、杀虫止痒等法。

采用外洗熏蒸等外治法治疗外阴及阴道炎症的常用药物，常以苦参、地肤子、白鲜皮、黄柏、黄芩、土茯苓等清热燥湿；以苍术、车前子、木瓜、艾叶等除湿通络；以防风、白芷、川椒等祛风胜湿；诸药利水除湿，则带下自止。阴痒者配以蛇床子、百部、鹤虱、冰片、明矾、土荆皮等加强燥湿杀虫止痒之功。多项现代药理学研究证实，治疗外阴及阴道炎症的常用中药具有抗炎杀菌、抗病原微生物，改善阴道内环境的作用。若火热内蕴、湿毒蕴结者，可加以野菊花、连翘、金银花、败酱草、蒲公英、白花蛇舌草等清热解毒；肝经湿热明显者，可加以善除下焦湿热之龙胆草清肝燥湿泻热；湿热、湿毒蕴结日久，气血运行不畅，导致血瘀明显者，加用赤芍、红藤、大黄活血通络祛瘀；脾虚湿盛者，加白术、山药、黄芪以健脾益气除湿；肾阳虚，封藏失职者，加补骨脂、仙灵脾温肾益火，兼能散风祛湿。而在"阴疮"的治疗中则在清利湿浊的同时，注重清热解毒、活血散瘀之品的应用。

外阴瘙痒的熏洗及外涂方法十分重要，有些患者仅通过外阴熏洗及外敷药物就能获得很好的疗效，当然前提是明确病因及辨证准确，但本病多数情况下存在多种病理因素兼夹的情况，因此在外治法的组方中往往兼有清热解毒、燥湿止痒之品。如《中医妇科验方选》摘王华秀方：银花藤30g，野菊花30g，苦参20g，黄柏20g，薄荷20g，贯众20g，水煎熏洗外阴，日2次。彭云辉以苦参外洗方治疗：苦参30g，白鲜皮30g，蛇床子30g，冰片3g，防风15g，荆芥10g，花椒20g，透骨草35g，黄柏20g，日1剂，水煎外洗，早晚各1次。

外阴湿疹的外用治疗如《中医妇科验方选》摘郑长记方：苦参30g，蛇床子30g，千里光30g，龙胆草10g，明矾2g，煎水熏洗，适用于外阴湿疹。如果是急性湿疹，《中医外治奇方妙药》载用诃子100g，打烂用水6碗，文火煎至4碗，取药汁浸渍患处，不能浸渍的部位用棉纱湿热敷，敷时药液温度适中，每日浸洗3次，每次30分钟，日1剂。

感染性阴道炎所用的外洗方剂很多。如《何子淮女科经验集》以蛇床子20g，地肤子20g，鹤虱15g，苦参20g，皮根15g，明矾3g，水煎外洗或坐浴。《妇产科疾病中医治疗全书》以麦饭石（包）30g，地肤子15g，白鲜皮30g，赤芍12g水煎熏洗，日2次；苦参、土茯苓、蛇床子、生百部各30g，龙胆草、黄柏、紫荆皮、川椒、苍术、地肤子各15g，水煎熏洗，日1剂，早晚各1次，每次20~30分钟，10日1个疗程。《中医妇科常见病外治良方》以白鲜皮20g，金银花30g，龙胆草20g，荆芥20g，水煎先熏后洗，日2次。《中西医结合治疗难治妇产科病的良方妙法》中桑海莉以蛇床子、五倍子、黄柏、川椒、苦参、白鲜皮、木槿皮、百部、地肤子、胡大麻各15g，土茯苓12g，白矾、冰片各10g，包煎取汁熏洗坐浴，日1~2次，每次15~20分钟；张凤岭以龙胆草、栀子、黄芩、川木通、泽泻、当归、车前子、川椒、苦参、白头翁、豨莶草各10g，草河车、白花蛇舌草各30g，水煎熏洗，日2次，每次20分钟，14日1个疗程。

老年性阴道炎跟局部抵抗力及雌激素缺乏相关，外用治疗方剂也多。如《妇科辨病专方治疗》中以龙胆草10g，黄柏15g，鹿衔草15g，甘草6g，淫羊藿10g，水煎熏洗，日2次。《中医妇科治疗大成》以黄柏30g，金银花10g，淫羊藿10g，水煎熏洗阴道，日2次。

前庭大腺炎的熏洗法适用于前庭大腺红肿热痛者，《中医妇科临床手册》用野菊花15g，紫花地丁30g，蒲公英30g，赤芍9g，龙胆草15g，纱布包煎20分钟，先熏后坐浴，日2次。

另外，在外洗熏蒸等外治法治疗此类疾病的时候，也有医家辨病为先，再结合辨证而选方用药。如齐爱英[2]治疗药物及其他化学品引起的外阴过敏性皮疹，即外阴湿疹，认为此病归属于"阴痒"、"阴疮"，辨证为湿毒瘀结，治以清热利湿、杀虫解毒，选用妇科洗药：蛇床子15g，苦参15g，黄柏15g，明矾10g，川椒10g，百部30g，白鲜皮15g，地肤子30g，加水煎汤泡洗外阴，每日2次，每次10~15分钟，效果满意。顾强[3]治疗急性外阴炎40例，选用炎痒净：药物组成为黄芩、苦参、蛇床子各25g，银花、连翘、大黄各15g，薄荷、明矾各9g，加水1000~2000ml，煮沸后文火再煎15分钟，去渣倒盆，放凉至40℃~25℃。患者先用药液冲洗清洁会阴部，坐浴浸泡30分钟，第一天3~6小时1次，第二天6~8小时1次，第三天8~12小时1次。发现总有效率为100%，平均止渗时间为16~32小时，平均止痒时间为16~40小时，治疗过程中无不良反应。牟青慧等[4]以外阴洗剂熏洗治疗幼女外阴炎300例，有效率为100%。药物组成及用法具体如下：苦参15g，黄柏15g，土茯苓30g，黄连10g，艾叶15g，白鲜皮15g，以上药物先浸泡0.5~1小时，两煎均取汁250ml，熏洗外阴，日2次，5日为1个疗程。庞超等[5]中药熏洗治疗女阴瘙痒症100例，治疗3周后发现总有效率为96%，而仅应用派瑞松的对照组有效率为62%。药物组成及用法为：苦参50g，龙葵20g，马齿苋20g，龙胆草30g，黄柏30g，川椒20g，百部30g，车前子30g，白鲜皮30g，薄荷20g，加水3000ml，浸泡2小时，煎沸20分钟，滤汁去渣，每日熏洗20分钟，日2次，熏洗结束擦拭干净外涂派瑞松。刘凤芝[6]用自拟百蛇苦汤治疗各种原因引起的女阴瘙痒症500例，总有效率98.8%。药物组成及用法为：百部、蛇床子、苦参、白鲜皮、地肤子各30g，盐黄柏、川椒、龙胆草、菖蒲各5g，以上药物加水2000~3000ml，煮沸30分钟后，去渣熏洗外阴并坐浴，有条件者用阴道冲洗器冲洗阴道，1剂/日，早晚各1次，每次约30分钟。如阴道内瘙痒甚者，除熏洗外，另用带线的棉球蘸药液塞入阴道内，次晨取出，10天为1个疗程。陈霞云等[7]用中药外洗治疗滴虫性阴道炎，对照组用灭滴灵阴道上药，结果发现中药组总有效率为71.4%，对照组为43.2%。外洗方药物组成及用法为：苦参、蛇床子、百部各30g，黄柏、土茯苓各20g，地肤子15g，花椒、败酱草、鱼腥草、枯矾各10g，上药加水2000ml，煎至1500ml，将药液滤出，置入小盆中先熏外阴，至药液温度不烫时坐浴洗涤阴道20~30分钟，日2次，治疗期间内裤用沸水泡洗，10天1个疗程。曹向黎[8]以加味知柏地黄汤保留灌肠配合自拟止痒汤治疗老年性阴道炎，总有效率达97%。具体药物组成及方法为：地肤子、蛇床子、苦参各30g，黄柏、徐长卿、艾叶各15g，花椒、白鲜皮、百部各10g，煎煮后取1500ml倒入盆中熏蒸外阴，待药液温度适中后坐浴，直到药冷为止，日2次，7日为1个疗程。田虹利等[9]用黄鹤止痒方治疗支原体性阴道炎，总有效率100%，对照组用复方沙棘子油栓，总有效率为97.5%，有统计学差异。具体组方及用法为：黄柏、仙鹤草、银花、鸡冠花、生地、紫草、苦参、白鲜皮、茵陈、百部、蛇床子，由该院制剂科加工成药液，每袋150ml，每次用1袋，按1∶10的比例加入温开水稀释，搅匀后坐浴，早晚各1次，每次20~30分钟。张琪[10]用中药熏洗治疗妊娠合并各种阴道炎的患者140例，发现总有效率为95%以上，其中又以细菌性阴道炎疗效最佳。具体药物组成及用法为：苦参、黄柏各25g，土茯苓、蛇床子、地肤子、白鲜皮、百部各15g放入砂锅，加凉水约2000ml浸泡半小时，煮沸15分钟过滤后待药液凉至45℃先熏后洗阴道，洗时注意让药液进入阴道，日1次，每次20~30分钟，7~10日1个疗程。杨利林等[11]利用中医传承辅助平台和CNKI整理发现念珠菌性阴道炎外用处方中药物药性偏寒，药味偏苦，出现频次最高的药物依次为苦参、黄柏、蛇床子，治疗以清热燥湿、止痒杀虫为主。

关于中药外洗，还有一些专利以及市面上销售的中成药，均有一定疗效，可以辨证后选用。

外洗方中，教材中的蛇床子散比较有名，适用于各种阴道炎及阴痒，尤其适用于滴虫性阴道炎，蛇床子、川椒、明矾、苦参、百部各10~15g，煎汤先熏后洗或坐浴，日1次，10日为1个疗程。外阴破溃则去川椒。《疡医大全》中记载有塌痒汤：鹤虱30g，苦参、威灵仙、归尾、蛇床子、狼毒各15g，煎汤，趁热先熏后洗，日1次，10日为1个疗程。临洗时加猪胆汁1~2枚，效果更佳，适用于各种阴痒，如外阴溃疡者不宜用。此书中还记载了蛇床子洗方：蛇床子30g，花椒9g，白矾15g，煎汤趁热先熏后洗，日2~3次。刘敏如，谭万信主编的中医药高级丛书《中医妇产科学》中还提到：

（1）治疗外阴阴道假丝酵母菌病的外洗方：①杀霉菌方—萆薢12g，薏苡仁15g，土茯苓30g，藿香15g，白矾(后下)30g，薄荷5g，煎水坐浴。②制霉洗剂：苦参30g，蛇床子15g，寻骨风15g，土茯苓30g，黄柏15g，枯矾9g，雄黄9g，煎水先熏后洗，日2次。

（2）治疗阴疮熏洗方：①生百部30g，蒲公英20g，紫花地丁15g，野菊花15g，黄柏10g，龙胆草15g，苦参15g，蛇床子20g，川椒6g，用于阴疮局部红肿热痛，未溃脓者，水煎熏洗，日1~2次。②苦参、黄柏、生甘草、贯众、土茯苓各15g，防风10g，薄荷3g，用于阴疮蚀烂，黄水淋漓，疼痛较甚者。如久病或年老气血亏虚，溃疡久不收敛则去贯众、土茯苓，加黄芪、当归、丹皮。③苦参15g，蛇床子15g，白鲜皮15g，黄柏15g，艾叶15g，白矾15g，芒硝15g，用于阴疮状如蚕茧，伴局部坠胀不适者，煎水加食醋10ml熏洗，日1~2次。

名老中医也有一些经验方。如天津哈荔田先生所创外洗方，药物为蛇床子9g，黄柏6g，吴茱萸3g，用于寒湿及湿热带下或阴痒。如滴虫性阴道炎则加苦参、石榴皮；外阴阴道假丝酵母菌病则加枯矾、土槿皮、紫荆皮。布包药物，温水浸泡15分钟后，煎数沸，倾入盆中，趁热熏洗、坐浴，早晚各1次，每次5~10分钟，洗后可拭干外阴。如煎煮药液有困难，可将药用布包置于大口杯中，再用开水浸泡备用，一般晨泡晚用，晚泡晨用。应用时将药液倾入盆中，再加入适量沸水，熏洗坐浴，1包药可浸泡2次。药效以前者为佳。浙江何子淮先生创涤净洗剂，药有苦参10g，白鲜皮10g，川椒3g，鹤虱10g，冰皮适量。用于湿毒蕴结所致阴痒带多。孟河医派常州市中医医院妇科协定方阴痒方主治湿热下注之带下、阴痒，药物有苦参15g，黄柏12g，蛇床子9g，白鲜皮9g，地肤子9g，土荆皮9g，冰皮6g。

外洗熏蒸等外治法在该病的治疗中应用广泛，能快速、直接作用于病位，在恢复阴道微生态平衡，改善患者临床症状方面疗效明显。但该病常为虚实夹杂之证，若脾肾亏虚或肝肾阴虚日久者，应配合口服中药治疗，以缩短治疗时间。同时，对患者进行健康宣教，嘱其平素注意外阴清洁，切勿过度清洗阴道破坏内环境，规律作息，饮食有节。

[参考文献]

[1] 宋晓丹, 佘延芬, 陈豪, 等. 许润三治疗阴道炎经验的传承与应用 [J]. 中国中医基础医学杂志, 2020, 26 (07): 1004-1006.

[2] 齐爱英. 中药治疗过敏性外阴炎 [J]. 四川中医, 2008, 26 (3): 87.

[3] 顾强. 炎痒净外治急性外阴炎40例 [J]. 中医外治杂志, 2001, 10 (5): 7.

[4] 车青慧, 曲晓红, 窦情, 等. 中药熏洗治疗幼女外阴炎300例疗效观察 [C]. 中华中医药学会. 第十一次全国中医外治学术年会论文集. 2015: 346-347.

[5] 庞超, 杨柳新. 中药熏洗为主治疗女阴瘙痒100例 [J]. 中医外治杂志, 2013, 22 (5): 53.

[6] 陈霞云, 徐泽宇. 外洗方治疗滴虫性阴道炎56例 [J]. 陕西中医, 2009, 30 (11): 1463-1464.

[7] 曹向黎. 加味知地黄汤灌肠配合外阴熏洗治疗老年性阴道炎68例 [J]. 陕西中医, 2009, 30 (11): 1461-1462.

[8] 刘凤芝. 百蛇苦汤治疗女阴瘙痒症500例 [J]. 国医论坛, 2001, 16 (2): 42.

[9] 田虹利, 冯洪声, 张淑杰. 黄鹤止痒方治疗支原体阴道炎80例 [J]. 陕西中医, 2009, 30 (11): 1462-1463.

[10] 张琪. 中医熏洗治疗妊娠合并阴道炎140例分析 [J]. 中国民族民间医药, 2010, 19 (13): 128.

[11] 杨利林, 郜洁, 丘维钰, 等. 基于中医传承辅助平台的念珠菌性阴道炎外用治疗方剂组方规律分析 [J]. 时珍国医国药, 2018, 29 (5): 1251-1253.

第三节　盆腔炎性疾病及后遗症

一、概述

盆腔炎性疾病 (pelvic inflammatory disease, PID) 指女性上生殖道的一组感染性疾病, 主要包括子宫内膜炎、输卵管炎、输卵管卵巢脓肿、盆腔腹膜炎。炎症可局限于一个部位, 也可同时累及几个部位, 以输卵管炎、输卵管卵巢炎最常见。该病多发生在性活跃的生育期女性。如果盆腔炎性疾病未能得到及时、正确的诊断或治疗, 就会发生遗留病变, 既往称其为"慢性盆腔炎", 现更名为"盆腔炎性疾病后遗症", 以不孕、异位妊娠、慢性盆腔痛、盆腔炎性疾病反复发作为主要临床特点，缠绵难愈，严重影响女性生殖健康及生活质量。在中医古籍中并无该病名记载，《诸病源候论》云："若经水未尽而合阴阳，即令妇人血脉挛急，小腹重急支满，胸胁腰背相引，四肢酸痛，饮食不调，结牢。恶血不除，月水不时……""阴阳过度则伤胞络，风邪乘虚而入胞中，损冲任之经……致令胞络之间，秽液与血相兼，连带而下。"根据其临床特点，可归属于"妇人腹痛"、"癥瘕"、"带下病"、"不孕"等范畴。

二、病因病机

盆腔炎性疾病主要发病机制与湿、热、毒相互交结关系密切。经期、产后、流产后或手术后正值卫外之力衰弱，血室开放之时，气血亏虚，或摄生不慎，或房室不节，湿热、邪毒入侵，交结于冲任、胞宫、胞脉，与气血搏结，邪正交争而致病，可引起发热、腹痛等临床表现，或在胞中结块，蕴积成脓。

若盆腔炎性疾病治疗不及时、彻底，则会使邪气留滞，影响气血的正常运行而成瘀，最终引起盆腔炎性疾病后遗症。宋·陈自明《妇人大全良方》云"妇人以血为基本"，女性的特殊生理——月经、带下、妊娠、产育、哺乳均以血为基本。若血行不畅，阻滞不通，则会导致瘀阻胞宫血脉而致病，瘀血阻遏即为其基本病机。若湿热内蕴，余邪未尽，正气未复，气血阻滞，湿热瘀血交结于冲任胞宫；或情志内伤，肝气不舒，气滞血瘀，脉络不通；或素体阳虚，下焦失于温煦，水湿凝结，寒湿留于下；或感受寒湿之邪，直中于胞宫，与胞宫内余血浊液相结，聚结成瘀；寒邪日久亦会损伤阳气，气血运行失畅致瘀；素体虚弱，或久病不愈，正气已伤，余邪留恋或复感外邪，稽留于内，致血行不畅成瘀；相反，气血瘀滞日久也会损及肾阴肾阳，肾气匮乏则运血无力，加重冲任瘀阻。可见，湿、热、寒、瘀、虚均是本病的重要病因，最终形成慢性迁延性疾病。

三、辨证论治

盆腔炎性疾病及后遗症应根据腹痛情况、发热特点等方面，并结合全身症状及舌脉综合分析。盆腔炎性疾病主要可分为热毒内蕴证及湿热瘀结证，如正不胜邪或失治误治，还可出现正虚邪陷的危急重症，此时应"急则治其标，缓则治其本"，及时中西医结合治疗。若盆腔炎性疾病得不到及时治疗，病情进展，易发展为盆腔炎性疾病后遗症，一般病程较长，余邪不去，留恋下焦，脏腑气血失调，冲任受损，呈现寒热相异、虚实错杂不同表现，主要分为湿热瘀结证、气滞血瘀证、寒湿瘀阻证、气虚血瘀证及血瘀肾虚证。中医药治疗应遵循"急则治其标，缓则治其本"的原则，在熏蒸或溻渍的外治法应用中，以祛邪泄实为主，主要包括清热解毒、清热除湿、活血化瘀、疏肝行气，散寒祛湿等治疗。

1. 热毒内蕴

【症状】下腹胀痛或灼痛拒按，高热恶寒或寒战，口干口苦，精神不振，或月经量多或崩中下血，大便秘结，小便黄赤；带下量多，色黄如脓或赤白杂下，味臭秽；舌红，苔黄腻或黄燥，脉滑数或洪数。

【治则】清热解毒，凉血化瘀。

治法

（1）熏蒸或外洗

【组方】益母草15g，当归15g，败酱草15g，丹参15g，红花10g，桃仁10g，金银花10g，川芎6g，红藤30g。

【制用法】将上药置入中药熏蒸汽自控治疗仪煮沸后放凉，温度控制在45℃～48℃。治疗时患者取俯卧位，熏蒸部位为关元穴及其周围组织，根据患者对温度的耐受程度调节熏蒸液温度，熏蒸时间为每次30分钟，每天1次。经期停用，疗程为2周。

处方来源：李代红. 中药熏蒸联合抗生素治疗慢性盆腔炎对氧化应激因子及MCP-1水平的影响［J］. 新中医，2020，52（04）：83-85.

【组方】金银花30g，蒲公英30g，败酱草30g，紫花地丁30g，香附15g，丹参15g，红花6g，延胡索30g，苦参20g。

【制用法】熬制2小时，留置300ml，取100ml兑温水至400ml外洗外阴，水温控制在42℃左右，2次/天，30分钟/次，注意防止烫伤。

处方来源：付建国. 中药内服、外洗联合左氧氟沙星治疗老年盆腔炎随机平行对照研究［J］. 实用中医内科杂志，2017，31（04）：62-65.

2. 湿热瘀结

【症状】下腹胀痛，或痛连腰骶，热势起伏或寒热往来，或有下腹癥块，带下量多，色黄、质稠，味臭秽；经期延长或量多，脘闷纳呆，口腻不欲饮，大便溏或秘结，小便短赤；舌暗红有瘀点，苔黄腻，脉滑数。

【治则】清热利湿，化瘀止痛。

治法

（1）熏蒸或外洗

【组方】透骨草60g，大黄20g，艾叶20g，黄柏10g，延胡索10g，威灵仙10g。

【制用法】取上药加入3升水，中火煎30分钟置专用器具中备用，患者俯卧熏蒸床上，患处对准熏蒸仪器治疗孔。温度掌握在40℃～45℃，同时备有调控开关，患者可根据自己的耐受情况进行调控。治疗时间30分钟/次，1次/天，28天为1个疗程。经期停药。

处方来源：洪丽美，黄熙理，沈燕慧，等．三联疗法配合清瘀方熏蒸治疗湿热瘀阻型盆腔炎30例临床观察［J］．实用中西医结合临床，2015，15（07）：28-29，37.

【**组方**】土茯苓30g，黄柏30g，蛇床子30g，紫草20g，苦参15g，败酱草30g，红藤30g，萆薢30g，薄荷15g。

【**制用法**】将以上药物加3L水，煎煮成1L，去渣取药液，加温开水1L，水温控制在42℃左右，每日1次清洗外阴部，每次10分钟，连续治疗14天。

处方来源：杨美平，袁超燕．妇科千金片联合中药外洗对老年盆腔炎患者血清CRP、血液流变学及白介素族水平影响研究［J］．中华中医药学刊，2016，34（05）：1159-1162.

【**组方**】蒲公英15g，车前草15g，徐长卿15g，败酱草10g，白头翁10g，红藤10g，乳香10g，没药10g。

【**制用法**】将以上药物用400ml水浓煎成100ml，药温保持在40℃，灌入熏蒸仪，嘱患者平卧在熏蒸床上，将小腹部对准蒸汽孔，进行腹部熏蒸1小时，每日1次，经净3~5天后开始，20天为1个疗程，共治疗1个疗程。经期停药。

处方来源：刘贝贝．中医清利活化法的两种给药途径治疗湿热瘀阻型盆腔炎性疾病后遗症的临床研究［D］．南京中医药大学，2016.

3. 气滞血瘀

【**症状**】下腹胀痛或刺痛，情志不畅则腹痛加重，经行量多有瘀块，瘀块排出则痛缓、胸胁、乳房胀痛，或伴带下量多，色黄质稠，或婚久不孕；舌紫暗或有瘀点，苔白或黄，脉弦涩。

【**治则**】疏肝行气，化瘀止痛。

治法

（1）熏蒸或外洗

【**组方**】当归20g，川芎20g，桃仁20g，红花20g，延胡索15g，香附10g，乌药10g，枳壳10g，赤芍10g，五灵脂10g，丹皮10g，炙甘草10g。

【**制用法**】将上述中药放入熏蒸锅里浸泡30分钟，加水3/4锅，接通电源预热后，嘱病人脱去外衣取平卧位躺在治疗床上，将熏蒸罩调节到下腹部，用毛巾遮盖上身，调节好温度即可熏蒸，每次治疗20~30分钟，每日1次。经期停用，连续治疗3个月经周期。

处方来源：王博伟．膈下逐瘀汤内服联合中药熏蒸疗法治疗盆腔炎性疾病后遗症的临床观察［J］. 实用妇科内分泌杂志（电子版），2018，5（35）：175，179.

（2）溻渍

【组方】丹参15g，赤芍15g，三棱6g，莪术6g，桃仁9g，当归15g，川芎12g，香附10g，乳香6g，没药6g，败酱草12g。

【制用法】将上述中药放入溻渍药袋中。将溻渍药袋置于砂锅中，浸泡后煎煮，取出拧干，直至不滴水，使用两条干净毛巾，平铺在患者的下腹部位，避免发生烫伤，将溻渍药袋放置在毛巾上方，并覆盖一层塑料薄膜，使其能够保持恒温。在10分钟后撤出第1条毛巾，20分钟后撤出第2条毛巾，直至溻渍药袋完全敷于患者皮肤，治疗时间为30分钟。为患者进行二次治疗时，应该将剩余的药液放入溻渍药袋内，根据实际情况，加入适量的水分，直至完全浸泡溻渍药袋，待大火煎煮沸腾后，对患者进行同样的操作。每一剂中药使用4次，每天治疗2次。在患者月经干净后的第3天开始治疗，14天为1个疗程，共治疗3个疗程。

处方来源： 赖昱颖，刘毓林. 中药溻渍法治疗盆腔炎性疾病后遗症的临床观察［J］. 中外女性健康研究，2020（03）：33-34，112.

4. 寒湿瘀阻

【症状】下腹冷痛或刺痛，腰骶冷痛，得温痛减，带下量多，色白质稀；月经量少或月经错后，经色暗或夹血块，形寒肢冷，大便溏泄，或婚久不孕；舌质淡暗或有瘀点，苔白腻，脉沉迟或沉涩。

【治则】散寒祛湿，化瘀止痛。

治法

（1）熏蒸或外洗

【组方】小茴香6g，干姜6g，肉桂6g，当归10g，川芎10g，赤芍10g，没药10g，茯苓10g，五灵脂10g，蒲黄10g，延胡索10g，苍术10g。

【制用法】将上述中药浸泡在800ml水中，置入熏蒸仪中，加热熏蒸下腹部穴位（以气海、关元、中极、子宫、归来穴位为主），每日2次。

处方来源： 朱娜. 熏蒸仪联合中药保留灌肠治疗寒湿凝滞型慢性盆腔炎临床观察［J］. 实用妇科内分泌杂志（电子版），2018，5（21）：120，122.

（2）溻渍

【组方】小茴香30g，炮姜15g，肉桂10g，乌药15g，蒲黄(包煎)15g，五灵脂(包煎)15g，川芎15g，当归25g，川牛膝15g，茯苓25g，元胡15g，红藤30g。

【制用法】将上述药物装入患者自制的溻渍袋内。将煮好的溻渍袋置于少腹部，每日2次，每次30分钟左右。

处方来源： 王影. 中药溻渍法治疗盆腔炎性疾病后遗症的临床研究［D］. 吉林大学，2016.

另外，还有一种局部蒸汽疗法，适用于盆腔炎性疾病后遗症的各证型。

【组方】石菖蒲、紫苏梗、香樟木、陈皮、威灵仙、柚子壳、藿香等量。

【制用法】上述药物混合，入木箱内（夏日每天更换一次，冬日隔日更换一次）。患者取坐位，脐窝至耻骨联合上缘为喷射治疗点（相当于气海、任脉、关元、冲脉部位），每日气疗1次，每次20~30分钟，10次为1个疗程。

处方来源： 刘敏如，谭万信. 中医妇产科学［M］. 北京：人民卫生出版社，2001：851.

四、处方经验

盆腔炎性疾病发病急，进展快，治疗主要以抗生素迅速控制感染为主，中医药治疗为辅。急性期常伴高热属实证，以清热解毒，消痈止痛为主，热势退后，则以清热除湿，行气活血消癥为主。若盆腔炎性疾病得不到及时、彻底、规范的治疗，则病情会迁延难愈，形成盆腔炎性疾病后遗症。中医药在治疗盆腔炎性疾病后遗症方面具有一定的特色及优势，内外同治，多途径给药，往往可以显著改善慢性盆腔疼痛、减轻盆腔炎性粘连状态，消散炎性包块，并降低不孕、异位妊娠的发生率。而在外治法治疗该病时，主要包括熏洗、溻渍等疗法，此类疗法能使药性通过温热理疗的方式，从局部皮肤渗透，从而改善体内微循环，促进炎症的吸收与消散，缓解组织粘连。因盆腔炎性后遗症为虚实夹杂之证，在临床中以湿热瘀结证最常见，其次为气滞血瘀证及寒湿瘀阻证，故瘀血为其核心病机，针对盆腔炎性疾病及后遗症的熏洗、溻渍等疗法，以活血化瘀之法贯穿始终，同时根据辨证情况行清热解毒、清利湿热、疏肝行气止痛、散寒祛湿之法。活血化瘀之品常用当归、川芎、赤芍、川牛膝、蒲黄、五灵脂、乳香、没药等，瘀血得除，则血脉通畅，疼痛自止；若热毒明显者，常用金银花、蒲公英、败酱草、紫花地丁等清热解毒之品；湿热壅滞者则以苦参、黄柏、黄连、土茯苓、茯苓、蛇床子等清热燥湿利水；若少腹胀痛或伴乳房胀痛者，多存在气滞血瘀，常加以香附、川楝子、延胡索、枳壳等，气行则血行。若下腹冷痛，得温痛减者，则多存在寒证，常加以乌药、小茴香、肉桂、干姜等散寒止痛。另外，所谓"邪之所凑，其气必虚"，该病的治疗还应根据患者脏腑亏损情况同时以中药口服、中药保留灌肠等方法综合施治。

第四节　外阴尖锐湿疣

一、概述

尖锐湿疣（condyloma acuminatum，CA）是一种由人乳头瘤病毒（human papillomavirus，HPV）引起鳞状上皮疣状良性增生的常见性传播疾病。CA在我国的发病率仅次于淋病，为第二大性传播疾病，近年来其发病率呈逐年上升，并呈现年轻化趋势[1]。目前CA的治疗方案主要以局部去除疣体为目的，包括液氮冷冻、激光、电灼、手术切除、局部涂药等。CA易发生在外阴部位，在中医古籍中无"尖锐湿疣"的病名记载，根据外阴尖锐湿疣的临床表现及特点，属中医学"阴痒"、"阴疮"、"瘙瘊"等范畴。

二、病因病机

外阴尖锐湿疣的主要病机是湿毒邪气侵袭，蕴积于阴门。若房室不节，湿热毒邪易蕴结于下焦，与血搏结，而发丘疹；或因摄生不慎，接触污秽之物品，阴部清洁性差，或因正气亏虚，气血失和，腠理失密，或饮食不节，过食辛辣肥甘厚味，使湿热毒邪内停，蕴久毒盛，搏结于阴部而生瘙瘊；湿热淫毒之邪搏结于阴部，亦会导致气血运行不畅，瘀血内生；湿毒之邪缠绵难去，容易耗伤正气，正虚邪恋，所谓"邪之所凑，其气必虚"，最终导致尖锐湿疣反复发作。

三、辨证论治

本病的中医辨证，主要根据外阴赘疣的颜色、分泌物性状、全身症状及舌脉综合分析，辨别虚实。《金匮要略》云："少阴脉滑而数，阴中即生疮，阴中蚀疮烂者，狼牙汤洗之"，对该病辨证论治就有所记载。虽然该病多为正虚邪恋，但外治法在尖锐湿疣的治疗中往往从湿热、毒邪、瘀血入手施治，以清热解毒除湿，散结消肿祛疣为主。

湿毒证

【症状】丘疹色淡红或赘生物溢液流脓，分泌物量多，色黄质稠，气味臭秽，口苦咽干，尿赤便结；舌红苔黄腻，脉滑数。

【治则】清热除湿，解毒祛疣。

血瘀证

【症状】疣体暗红或红肿疼痛，表面坚硬，胸胁疼痛不舒；舌紫暗，边尖有瘀点，脉弦涩。

【治则】活血化瘀消疣

治法（熏洗、坐浴）：

【组方】板蓝根30g，山豆根30g，苦参30g，百部30g，薏苡仁15g，黄柏20g，雄黄10g。

【制用法】以上中药煎水，去渣取汤液1000ml加开水稀释成2000ml，水温42℃～45℃坐浴外洗，每日1次，3个月为1个疗程，经期停用，孕妇不宜使用。

处方来源： 肖承悰，贺稚平. 现代中医妇科治疗学［M］. 北京：人民卫生出版社，2004.

【组方】蛇床子20g，夏枯草20g，金银花15g，大青叶40g，乌梅40g，板蓝根40g，皂角刺20g，五倍子10g，白鲜皮15g，红花40g，丹皮10g，龙胆草10g。

【制用法】以上中药煎水，去渣取汤液1000ml加开水稀释成2000ml，水温42℃～45℃泡10分钟，然后用无菌棉签反复擦洗皮损处，每日1次，3个月为1个疗程，经期停用，孕妇不宜使用。

处方来源： 张高峰，范崇威，张建. 尖锐湿疣的中药治疗［J］. 中外医疗，2007，26（20）：30-30.

【组方】马齿苋45g，黄柏30g，白鲜皮30g，薏苡仁50g，七叶一枝花15g，蒲公英20g，板蓝根30g，牡蛎30g。

【制用法】将以上中药煎出小半盆药液，并尽量让药液的温度保持在42℃～45℃之间，皮损处坐浴半小时后吹风机吹干，1次/天，连用3个月为1个疗程。

处方来源： 王兵，刘莉，段秀峰，等. 中药清热解毒、利湿祛疣法外治湿毒型尖锐湿疣临床观察［J］. 中国中西医结合皮肤性病学杂志，2013，12（2）：119-121.

【组方】土茯苓50g，白头翁50g，白花蛇舌草50g，紫草20g，北豆根30g，大青叶20g，苦参30g，防风20g，牡丹皮30g，红花20g，莪术20g，蛇床子20g，地肤子20g。

【制用法】将以上药置于盆中加水至5000ml，浸泡后文火煮沸10~15分钟，滤出药液，倒入盆中热熏患处，水温42℃～45℃时坐浴，用布或棉球蘸药水反复洗擦，以略用力不擦破皮为度，2次/天，15~30分钟/次，1剂可用数次，6剂为1个疗程。

处方来源： 顾明明. 加味土茯苓汤熏洗治疗外阴尖锐湿疣97例［J］. 中国医学创新，2012，（26）：131.

【组方】白花蛇舌草30g，败酱草30g，苦参30g，蛇床子30g，土茯苓30g，明矾30g，白及30g，当归20g，黄芪20g。

【制用法】将以上药置于盆中加水至5000ml，浸泡后文火煮沸10~15分钟，滤出药液，倒入盆中热熏患处，水温42℃~45℃时坐浴，每次20~30分钟，每日1次，洗毕局部吹干，连用28天为1个疗程。

处方来源：张琼玲，凌珍美．中西医结合治疗尖锐湿疣疗效观察［J］．山西中医，2013，29（7）：27．

四、处方经验

外阴尖锐湿疣多为湿热邪毒侵于阴部肌肉所致，最终结聚成疣。因此，本病的治疗应以散结消肿祛疣为目的，治以利湿化浊、清热解毒、活血化瘀等法，尤重视局部治疗，可渗透外阴部肌肤直达病所。在外阴尖锐湿疣的局部外治法中，主要包括熏蒸、坐浴、外洗等法。组方中常包括清热解毒类，如板蓝根、大青叶、白花蛇舌草、败酱草、蒲公英、白头翁等；清热利湿化浊类中药，如土茯苓、马齿苋、黄柏、白鲜皮、北豆根、苦参；活血化瘀类中药，如红花、丹皮、莪术、紫草等；软坚散结类中药，如牡蛎、夏枯草等；多种药物具有抑菌、消炎、抗病毒及抗肿瘤等药理作用。诸药合用，以祛除盘聚下焦之湿热毒邪。外阴尖锐湿疣常存在气血亏损因素，因此在祛邪的同时，亦可予当归、黄芪等益气养血活血，促进创面愈合。

在临床应用中，内外合用，综合应用中药局部熏洗湿敷、中药口服、针灸等法，标本兼治，同时还要注重患者的心理干预，才能相得益彰，提高临床疗效。

［参考文献］

［1］郭欣颖，郭爱敏．尖锐湿疣患者生活质量及其影响因素的调查研究［J］．中国护理管理，2016，16（4）：477-480．

第五节　盆腔脏器脱垂

一、概述

盆腔脏器脱垂是指当盆底组织退化、创伤、先天发育不良或某些疾病引起损伤、张力减低时导致盆底支持系统薄弱，使女性生殖器官和相邻脏器向下移位，包括阴道前壁（膀胱、尿道）脱垂、阴道后壁（直肠、肠）脱垂和子宫脱垂，三者可单独存在，也可并存。因该病会导致慢性盆腔疼痛、压力性尿失禁等问题，严重影响女性的正常生活。中医在治疗该病方面积累了一定的经验。盆腔脏器脱垂在中医中属"阴挺"、"阴脱"、"产肠不收"等范畴，《景岳全书·妇人规》云："妇人阴中突出如菌如芝，或挺出数寸，谓之阴挺"，明确指出了阴挺的定义。

二、病因病机

清代医家吴谦在《医宗金鉴》中将"阴挺"的病因病机描述为"妇人阴挺，或因胞络伤损，或因分娩用力太过，或因气虚下陷，湿热下注"；隋代巢元方在《诸病源候论·产后阴下脱候》中亦记载："产而阴脱者，由宿有虚冷，因产用力过度，其气下冲，则阴下脱也"。由此可见，盆腔脏器脱垂多与分娩损伤有关。该病的病机可分为虚、实两端。若平素体质虚弱，中气匮乏；难产、产程过长或分娩损伤，冲任不固；或产后过早进行较重的体力劳动，耗气伤中；或长期咳嗽、便秘努责，导致脾虚则中气下陷，带脉失约，无力系胞，故阴挺下脱。先天禀赋不足，或年老体虚，或房劳多产，致肾气损伤；肾藏精系胞，肾虚则带脉失约，系胞无力，亦可见阴挺下脱。此外，子宫脱出阴户之外，若调护不慎，邪气入侵，则湿热下注于胞宫，可致腐烂。由此可见，气虚下陷及肾虚不固为虚，而下焦湿热则为实。

三、辨证论治

盆腔脏器脱垂的辨证分型，可分为中气下陷证、肾气亏虚证、湿热下注证。本病的中医治疗，应根据"虚者补之，陷者举之，脱者固之"的治疗原则。目前，基于现有的文献报道发现，针对该病的外洗湿敷疗法主要以熏洗为主，以益气升提固脱为治则，若伴有湿热者，则佐以清热利湿。

1. 中气下陷证和肾气亏虚证

中气下陷证

【症状】子宫下移或脱出于阴道口外，劳则加剧；小腹下坠，少气懒言，四肢乏力，面色少华，小便频数，或带下量多，色白质稀；舌淡苔薄，脉虚细。

【治则】补中益气，升阳举陷。

肾气亏虚证

【症状】子宫下移或脱出于阴道口外，久脱不复，劳则加剧；小腹下坠，腰膝酸软，头晕耳鸣，小便频数或不利，夜间尤甚；舌质淡，苔薄，脉沉弱。

【治则】补肾固脱，益气升提。

治法

熏蒸

【组方】蛇床子15g，苦参15g，花椒15g，乌梅15g，升麻10g，柴胡10g，黄芪10g，枳壳10g，艾叶10g。

【制用法】上方水煎沸，取汤加开水至2L，置于盆中，先熏蒸，汤液温度降到42℃左右后改坐浴，每次30分钟，10次为1个疗程。经期停用。注意防止烫伤。

处方来源：褚春华，万政佐．针刺结合中药熏洗治疗中老年子宫脱垂56例〔J〕．福建中医药，2009，40（06）：40.

【组方】黄芪60g，枳壳30g，乌梅15g，升麻15g，柴胡15g，蛇床子10g。

【制用法】上方水煎沸，取汤加开水至2L，置于盆中，先熏蒸，汤液温度降到42℃左右后改坐浴，每次30分钟，每天熏洗2次，连用3个月，经期停用。注意防止烫伤。

处方来源：谢一红，胡慧娟．中药内服外用治疗子宫脱垂43例〔J〕．实用中医药杂志，2008（10）：638.

2. 湿热下注证

【症状】阴中有物脱出，表面红肿疼痛，甚或溃烂流液，黄水淋漓，甚至伴有臭秽之气；舌质红苔黄腻，脉弦数。

【治则】清热祛湿。

治法

（1）熏洗

【组方1】蛇床子30g，五倍子20g，黄柏10g，苦参10g，苍术10g，升麻10g，柴胡10g，乌梅15g。

【制用法】上方水煎沸，取汤加开水至2L，置于盆中，先熏蒸，汤液温度降到42℃左右后改坐浴，每次15~30分钟，每日2次，2天更换中药1剂，3剂为1个疗程。经期停用。注意防止烫伤。

处方来源：陈玲，王珺．中药熏洗治疗子宫脱垂34例〔J〕．中医外治杂志，1999（03）：3-5.

【组方2】椿根白皮15g，石榴皮20g，五倍子15g，升麻30g，柴胡15g，枯矾20g，黄柏10g，苦参20g，蛇床子15g。

【制用法】上方水煎沸，取汤加开水至2L，置于盆中，先熏蒸，汤液温度降到42℃左右后改坐浴，每次30分钟，（或直接用熏蒸床以上方中药熏蒸）每日2次，7天为1个疗程。治疗3个疗程。经期停用。注意防止烫伤。

处方来源：闫秀艳，梁学军，欧阳彩琴，等．中药熏洗配合温针灸治疗子宫脱垂疗效观察及护理体会［J］. 四川中医，2016，34（03）：150-151.

【组方3】黄连10g，地肤子15g，制没药12g，明矾10g。

【制用法】上方水煎沸，取汤加开水至2L，置于盆中，先熏蒸患处，汤液温度降到42℃左右后改坐浴，每次30分钟，每日2次，7天为1个疗程。治疗3个疗程。经期停用。注意防止烫伤。

处方来源：武元林. 子宫脱垂熏洗疗法荟萃［J］. 家庭医学，1996（11）：6.

四、处方经验

针对轻度盆腔脏器脱垂，首先考虑保守治疗方式，主要采用中医治疗，子宫脱垂者也可同时放置合适的子宫托。中药主要从中气下陷、肾气亏虚及湿热下注三方面入手施治，在中药口服的同时，也常配以固涩收敛、益气升提之品外洗熏蒸，在治疗盆腔脏器脱垂相关疾病方面取得了良好疗效。本病大多由于妇女房室不节、孕产过多或产后不慎所致，脾气虚者占大多数，脾乃气血生化之源，脾气主升，在升发清阳，维系内脏方面发挥重要作用。因此，在用药经验方面，黄芪为治疗常用药，黄芪甘温，归肺脾经，为补中益气之要药，同时以升麻配柴胡，升脾胃之阳气，共奏升提举陷之功；五倍子、椿根白皮、石榴皮、乌梅、明矾等具有收敛固涩之功；《疑难急症简方》曾记载"阴脱，外用五倍子泡汤洗，又用末敷之，五倍固脱也"。黄柏、苦参、地肤子、黄连清热燥湿，促进溃疡面愈合；蛇床子、苍术、花椒亦能燥湿健脾，杀虫止痒，《千金方》云："治产后阴脱，用蛇床子蒸热，盛以绢袋，乘热熨之"。另外，若阴脱日久，导致局部气血运行失调，脉络瘀阻，常伴有局部溃烂之症，可适当配以枳壳、当归、没药等行气活血之品。以上用药经验包括口服汤药及外洗药物。

关于本病的中医外洗治疗方剂，自古即有。比较经典的记载有：《经验方》"治产后生肠不收：枳壳二两，去穰煎汤，温浸良久即入"；《彤园医书（妇人科）》"敷阴痔方：鲜枳壳（切薄片，四两）煎浓汁，先乘热熏洗，稍冷时用绢包渣，安阴户上，轻轻将痔揉入，令夹腿仰卧，气透自消"；《产论·附录子玄子治验四十八则》"一妇人产后阴脱，医以矾石汤洗之而坚"；《医方发挥》中以五倍子、诃子各9g，水煎乘热熏洗，治子宫脱垂。还有如《疑难急症简方》等也有相关记载。比较经典的外洗方，如教材[1][2][3][4]中选录的有：（1）蛇床子60g、乌梅60g，煎水熏洗，日1次；（2）枳壳50g，煎水熏洗，日1次；（3）选用金银花、苦参、黄柏等清热解毒除湿的药物，煎水熏洗坐浴，用于阴挺湿热下注者；（4）鲜马齿苋100g，蒲公英50g，枯矾10g，水煎，温洗，适用于黄水淋漓者；（5）熏洗方，熏洗时宜取坐位或平卧位，避免久蹲加重症状，方药有：①五倍子、白矾煎汤熏洗，适用于肾虚、气虚证。②蛇床子、乌梅各20g，煎水熏洗，适用于肾虚、气虚证。③银花、地丁、蒲公英、蛇床子各30g，黄连6g，苦参15g，黄柏10g，枯矾10g，煎水外洗，适用于湿热下注证。（6）蛇床子60g，乌梅60g，煎水熏洗，日1次，5日1个疗程。（7）金银花、地丁草、败酱草、蛇床子各50g，黄连10g，黄柏10g，苦参15g，连翘30g，枯矾15g，煎水熏洗，适用于子宫脱出伴溃烂流水等湿热证候者，日1次，用至溃烂消失。（8）生核桃皮50g，水煎200ml，温洗，每次20分钟，早晚各1次，1周为1个疗程。核桃皮有较强的促进子宫肌肉收缩和收敛作用，并有祛湿杀虫之功。有医者报道[5]以乌梅20g，水煎外洗，日2次，应用7天后治愈子宫脱垂者，且1年后随访未复发。

2017年曾有学者[6]以"阴挺"及其别称、西医诊断病名"子宫脱出"、"阴菌"、"阴脱"、"阴下脱"、"阴痔"、"强中"、"阴纵"、"茄子疾"、"吊茄子"、"阴颓"、"颓葫芦"、"子肠脱出"、"阴道壁膨出"为检索词，以《中华医典》（第5版）为检索源，系统全面搜集整理治疗本病的外洗方58首（仅纳入组方用法为外洗），并对其分析，发现外洗方主要药物11味中，使用频次从高到低为白矾、蛇床子、五倍子、荆芥、乌梅、枳壳、熟石灰、芒硝、当归、白芷、诃子。按功效分，大致有三类：一是清热燥湿、活血解毒类，如白矾、蛇床子、芒硝、当归等，《女科要旨》所谓"阴挺证，坊刻《外科》论之颇详，大抵不外湿热下注为病"。二是味酸收敛、固肠涩脱类，如五倍子、乌梅、枳壳、诃子等，《纲目》曰"脱则散而不收，故用酸涩温平之药，以敛其耗散"。三是轻扬上行，辛散升浮类，如荆芥、白芷，《景岳全书·妇人规》称"阴挺……大都此证当升补元气、固涩真阴为主"。在配伍方面，认为核心药物配伍有：蛇床子配乌梅，诃子配枳壳，荆芥配枳壳，熟石灰配芒硝，狗脊、五倍子配白矾等。

也有一些发明专利，如一种治疗子宫脱垂的外用熏洗剂发明专利[7]，以益母草、枳壳、五味子、黄芪、艾叶、白矾等中药制备成外用熏洗剂，早晚各熏洗一次，7天为1个疗程，报道治疗Ⅰ度子宫脱垂者68例，1个疗程后治愈；Ⅱ度子宫脱垂者30例，2个疗程后治愈；Ⅲ度子宫脱垂者20例，3个疗程治愈。类似的发明专利中，还有[8]药物组成为鸡冠花、蛇床子、白芷、荆芥穗、苦参、黄柏、昆布、黄连。

中药熏洗之法不仅能够以益气升提、收敛固涩以治本，也能针对局部红肿疼痛，甚至溃烂清热燥湿以治标，但因仅作用于局部，药力有限，应结合中药口服和（或）针灸综合辨证治疗，内外同治，才能取得良好疗效。盆腔脏器脱垂患者的治疗应个体化，根据情况采取保守治疗或手术治疗，同时指导其进行盆底肌肉锻炼。而针对严重盆腔脏器脱垂疾病，保守治疗效果欠佳，应以手术治疗为主。

在预防和调护方面，应增强体质，加强营养，适当休息，避免重体力劳动，保持大便通畅；避免房劳多产，提倡做产后保健操进行恢复；积极治疗增加腹压的各种疾病。

［参考文献］

［1］罗颂平，刘雁峰. 中医妇科学［M］. 北京：人民卫生出版社，2016：288.

［2］张玉珍. 中医妇科学［M］. 北京：中国中医药出版社，2009：343.

［3］肖承悰. 中医妇科学［M］. 北京：学苑出版社，2004：208.

［4］刘敏如，谭万信. 中医妇科学［M］. 北京：人民卫生出版社，2001：767.

［5］郑世章. 乌梅外用善治子宫脱垂［J］. 中医杂志，2002，43（9）：652.

［6］封秀梅，赵华，郭洁，等. 中医古籍中阴挺外洗方用药及组方规律探析［J］. 中医外治杂志. 2017，26（1）：61-62.

［7］王昌伟. 一种治疗子宫脱垂的外用熏洗剂：CN201210395591.8［P］. 2013-01-23.

［8］郭文喜. 一种治疗子宫脱垂的熏洗中药组合物：CN201210475183.3［P］. 2013-03-06.

第六节　妊娠剧吐

一、概述

妊娠剧吐指妊娠早期孕妇出现持续的恶心呕吐，不能进食，可引起脱水、电解质失衡、酮症甚至酸中毒，严重者危及生命，发生率为0.3%~1.0%。在中医古籍的记载中，本病最早见于《金匮要略·妇人妊娠病脉证并治》："妇人得平脉，阴脉小弱，其人渴，不能食，无寒热，名妊娠，桂枝汤主之"，至隋唐时期，巢元方在《诸病源候论》中提出"恶阻"病名。根据其临床表现及特点，妊娠剧吐属中医学"妊娠恶阻"范畴，"妊娠恶阻"又名"子病"、"阻病"、"病儿"等。

二、病因病机

中医学认为，妊娠恶阻的主要发病机制为冲气上逆，胃失和降。若孕妇胃气素虚，妊娠后血聚冲任以养胎，冲脉之气旺盛，循阳明经夹胃气上逆，则胃失和降。《女科证治准绳》曾记载："妊娠呕吐恶食，体倦嗜卧，此胃气虚而恶阻也"；

脾胃虚馁，运化失司，痰湿内停，则冲脉亦可夹痰湿上逆，致胃失和降。《秘传证治要诀及类方·卷之十二·妇人门》云："胎前恶阻……盖其人素有痰饮，血壅遏而不行，故饮随气上"。素性易怒肝旺，肝郁易于化热，孕后血聚冲任，肝血益虚，肝气愈旺，肝旺侮土，可导致胃失和降而反复发生恶心呕吐。金元四大家之一的朱丹溪曾云："有妊二月，呕吐，眩晕，脉之左弦而弱，此恶阻因怒气所激。肝气既伤，又挟胎气上逆，以茯苓半夏汤下抑青丸"。另外，若呕吐不止，饮食难进，未能及时纠正，则可致阴液亏损，精气耗散，气阴两伤。

三、辨证论治

本病的辨证主要从患者呕吐物性状、全身症状及舌脉方面综合分析。在辨证分型方面主要包括脾虚痰湿证、肝胃不和证，常兼夹存在，若呕吐日久不愈，则可出现气阴两亏之严重证候，呕吐物呈咖啡色黏涎或带血样物。妊娠剧吐患者频繁呕吐、厌食，因此中药熏蒸疗法在本病的治疗中具有重要意义，主要针对脾胃虚弱、痰湿阻滞等情况，治法包括健胃和中、除湿化痰等，最终平冲降逆止呕，同时慎用升散之品。

脾虚痰湿证

【症状】妊娠早期，恶心呕吐，甚则食入即吐，口淡，吐出物为清水或食物，头晕体倦，胸闷，嗜睡；舌淡苔白或白腻，脉缓滑无力。

【治则】健脾化痰，降逆止呕。

肝胃不和证

【症状】妊娠早期，恶心呕吐，甚则食入即吐，呕吐酸水或苦水，口苦咽干，头晕而胀，胸胁满闷；舌质红，苔薄黄或黄，脉弦滑数。

【治则】清肝和胃，降逆止呕。

治法（熏蒸）

【组方1】砂仁10g，藿香10g，佩兰10g，香薷10g，鲜芫荽10g。

【组方2】鲜芫荽50g，紫苏叶3g，藿香3g，陈皮6g。

【组方3】藿香6g，紫苏叶6g，香橼皮10g，鲜芫荽10g，砂仁9g，陈皮9g，竹茹6g。

【组方4】藿香10g，砂仁6g，陈皮10g，紫苏叶10g，鲜芫荽10g，生姜3片。

【制用法】将药物放入壶内，加水浸没药物，煮沸，患者取坐位，将壶嘴对准患者鼻孔趁热令其吸闻药物气味，至香气尽为止。注意不要烫伤。如患者有对其中药物气味敏感者，可先让患者试吸，如自觉反而不适者则停用，或酌情调整配方。

组方1处方来源：温静，章田在，罗娟珍，等．中药熏蒸法配合针刺内关穴治疗妊娠恶阻30例［J］.中医临床研究，2014，6（05）：68，70.

组方2处方来源：肖承悰，贺稚平．现代中医妇科治疗学［M］.北京：人民卫生出版社，2004.

组方3处方来源：李艳玲，付磊鑫．熏鼻法配合敷脐法治疗妊娠剧吐30例［J］.光明中医，2009，24（09）：1804.

组方4处方来源：钟淑燕，邓丹丹，胡小荣．芳香疗法治疗妊娠呕吐35例［J］.江西中医药，2018，49（01）：53-54.

四、处方经验

中医认为，脾主运化，胃主受纳，受纳与运化相辅相成；脾气主升，以升为顺，胃气主降，以降为和。因此，妊娠剧吐的中医治疗主要治法为调气和中，降逆止呕。当患者呕吐频繁、剧烈时，不宜强行服药，容易因拒药呕吐造成药物浪费而不能发挥药效。中药蒸汽熏鼻疗法在临床治疗妊娠剧吐中发挥重要作用，中药组方中主要包括藿香、佩兰、砂仁、香薷、芫荽、苏叶、陈皮、竹茹、生姜等。这些药物中，大多为气味芳香之品，《神农本草经百病录》云："香者，乃天地之正气也，正气盛则除邪避秽也"，可见芳香之品能够除邪祛浊，通过理气、化湿等功效达到治疗目的。如藿香辛温香燥，能避秽祛湿，《药品化义》形容藿香："其气芳香，善行胃气，以此调中，治呕吐霍乱，以此快气，除秽恶痞闷。且香能和合五脏，若脾胃不和，用之助胃而进饮食，有醒脾开胃之功。辛能通利九窍，若岚瘴时疫用之，不使外邪内侵，有主持正气之力"；佩兰味辛，归脾、胃、肺经，具有芳香化湿，醒脾开胃之功效，常与藿香配伍用于湿浊中阻，脘痞呕恶；砂仁、香薷同样亦能芳香醒脾，化湿和中；芫荽、苏叶、陈皮芳香浓郁，行散之力能畅达气机；竹茹、生姜加强利湿祛浊，降逆止呕之功。诸药合用施以熏蒸之法，终能悦脾醒胃，行气止呕。值得注意的一点是，妊娠恶阻有轻重之别，必要时，需采取中西医结合治疗；若病情严重危及孕妇生命，需终止妊娠。

（杨巧慧　潘　雪）

第四章 男科疾病

第一节 包皮龟头炎

一、概述

包皮龟头炎是龟头炎和包皮炎的统称，是指发生于龟头、包皮及冠状沟的炎性病变。本病有特异性感染及非特异性感染两大类。本节所述为非特异性感染所致者，需与特异性感染及某些其他阴茎疾病相鉴别，如梅毒、淋病、特异性坏疽性阴茎头炎、闭塞干燥性阴茎头炎、阴茎疱疹、阴茎结核、阴茎癌等。

本病是男科常见病、多发病，多发于包茎及包皮过长的男子，各年龄段皆可发病。包皮腔内脱落上皮细胞、腺体分泌物、尿残渣、外界进来的污物等是很好的细菌培养基，加上包皮腔内温暖潮湿，如果不注意个人卫生，局部清洗不干净，包皮垢刺激包皮、龟头黏膜发生非感染性炎症。一旦病原微生物进入，容易迅速繁殖，导致感染性包皮龟头炎发生。包皮龟头炎与祖国医学文献中记载的"袖口疳""臊疳""瘙疳""蛀疮"类似。《外科启玄》记载："袖口疳乃龟头及颈上有疮……而外皮裹不见其疮，如袖口之包手故名之。"在《千金翼方》中将本病命名为"阴头痈肿""阴头生疮"。明代熊宗立在《山居便宜方》中正式将本病称为"阴头疮"。

二、病因病机

阴头疮的病因病机大体可概括为虚、实两个方面，主要与肝、脾、肾功能失调密切相关。对于年龄较轻，体质强壮，病程较短者，其病多由肝经湿热下注，或热毒客于阴茎头所致；对于年老体弱，病程较长者，则多因热毒之邪侵扰机体日久，耗伤阴液，热邪夹虚火留恋于龟头所致。

西医认为，引起本病的原因包括内、外两个方面。内因主要与患者全身抵抗力低下有关，而包皮过长或包茎所导致的脱落上皮细胞、腺体分泌物在局部堆积则为病原体的感染创造了有利的条件。外因是指由于不注意个人局部卫生或不洁性生活所造成的病原微生物的感染。此外，因局部接触外界的理化刺激或因摄入药物所诱发的变态反应也是导致本病的重要原因。

三、辨证论治

《中医男科学》[1]将本病分为湿热下注、热毒蕴结、阴虚邪恋证。王琦[2]根据局部病变程度分为红斑期、渗出期、溃烂期。李海松[3]认为本病可分为毒火郁结、湿热下注、肝肾阴亏三种类型；外治应根据局部病变的不同，如潮红糜烂、干燥脱屑、有无真菌或细菌感染等，采用不同治法。

1. 湿热下注证

表现为：龟头、包皮红肿、糜烂，表面渗液，局部疼痛明显，常伴有身热目赤，口苦胁痛，身困乏力，小便黄赤；舌红苔黄腻，脉弦数。

【治则】清热利湿。

治法

（1）外洗

【组方1】露蜂房20g，苦参20g，黄柏20g，大风子10g，苦楝皮10g，地榆10g，五倍子10g，白矾5g，生龙骨、生牡蛎各30g，地肤子10g，蝉蜕10g。

【制用法】水煎2次，共取汁约300ml，再取小杯倾倒药汁约70ml，包皮上翻后将阴茎浸泡其中20~30分钟，并用棉签轻轻擦拭包皮龟头黏膜面的分泌物，每日2次，自然阴干。白天、夜间休息时尽可能脱去内裤，上翻包皮，外露龟头，保持通风干燥。1周为1个疗程，必要时治疗2~3疗程。

处方来源：李芳琴，胡彦军. 蜂房苦柏汤浸泡外洗治疗包皮龟头炎107例［J］. 长春中医药大学学报，2010，26（06）：893.

【组方2】苦参80g，黄柏80g，野菊花80g，黄芩80g，地肤子80g，白鲜皮80g，白矾80g，蛇床子80g，萹蓄80g，薄荷80g，猪苓80g，凤尾草80g。

【制用法】除白矾外，苦参等11味中药加8000ml水于100℃下提取1.5小时，滤出药液（400ml），药渣加6000ml水于100℃下提取1.5小时，滤出药液（400ml），以上药液合并，真空减压浓缩至1200ml，加0.5g羟苯乙酯煮溶，加入白矾溶解，室温，静置24小时，取上清液，真空减压浓缩至1000ml左右，高压高温（121℃，20分钟）灭菌，即得。每次清洗5分钟，洗完直接擦干，早晚各1次，疗程为7日。

处方来源：洪志明，陈德宁，周文彬，等. 中药液外洗治疗念珠菌性包皮龟头炎的疗效观察［J］. 中国医院用药评价与分析，2016，16（09）：1198-1200.

【组方3】康复新液

【制用法】用温生理盐水清洗患处，然后将20ml康复新液放入一次性纸杯中，再倒入30ml温生理盐水稀释，温度约35℃，将阴茎包皮上翻至冠状沟以上，放入纸杯中，浸泡约15~20分钟，再用生理盐水冲洗干净，每日2次。忌房事。

处方来源： 张永顺，管莉文，谷淑红. 康复新液治疗包皮龟头炎50例疗效观察［J］. 世界最新医学信息文摘，2015，15（13）：106.

2. 热毒蕴结证

【症状】龟头、包皮局部明显肿胀、溃烂，有脓性分泌物，严重者溃烂可向四周扩散，甚则波及阴茎及阴囊，疼痛加重，常伴有发热，急躁易怒，口干、口苦，小便短赤，大便秘结；舌红，苔黄腻，脉滑数。

【治则】泻火解毒。

治法

（1）外洗

【组方1】黄连15g，黄芩15g，黄柏15g，野菊花30g，蒲公英30g，紫花地丁15g，生地15g，丹皮15g，赤芍15g，连翘15g，苦参15g，木贼15g。

【制用法】共制成粉末，药袋包装后冷水浸泡20分钟，中火煎熬，开后煎煮10分钟，水温后先将包皮、龟头浸泡于药液中5~10分钟，再淋洗外阴。包皮过长者，要翻开包皮清洗龟头及内板，每日1次，每日1剂。其妻子或性伴侣到妇科或皮肤科就诊。

处方来源： 杨明辉，罗顺文，陈萍，等. 三黄地丁洗方治疗包皮龟头炎358例观察［J］. 西南国防医药，2013，23（03）：293-295.

【组方2】苦参20g，白鲜皮20g，黄柏20g，苍术20g，地肤子20g，蛇床子20g，百部20g，荆芥20g。

【制用法】煎水1000ml，一剂两煎，中午和晚上各1次浸洗患处。真菌感染者皮损处外擦联苯苄唑凝胶，并轻揉片刻，每日2次，连用2周。

处方来源： 李勇忠，李扬，陈怀. 中药洗剂联合联苯苄唑凝胶治疗白念珠菌包皮龟头炎疗效观察［J］. 实用皮肤病学杂志，2012，5（06）：359-360.

【组方3】马齿苋30g，败酱草30g，薏苡仁30g，土茯苓30g，白鲜皮40g，赤芍20g，苦参20g，蜂房20g，蜈蚣1条，生甘草20g。

【制用法】每日1剂，煎煮2次，煎取药液约300ml，分2份，待药液温度降至42℃时，将阴茎浸入药液中没及阴茎中部，浸渍20~25分钟，2次／日，1周为1个疗程。

处方来源： 高瞻，邵魁卿，沈建武. 燥湿解毒汤浸渍治疗包皮龟头炎的临床观察［J］. 国际中医中药杂志，2011（11）：1043-1044.

（2）熏洗

【组方1】苦参30g，百部30g，黄柏20g，栀子20g，蒲公英30g，蛇床子30g，地肤子30g，白鲜皮30g，枯矾30g，冰片15g。

【制用法】每日1剂，水煎2次，药液500ml，先熏蒸待温后外洗患处，浸泡15分钟，每日早晚各1次，7天为1个疗程。

处方来源：王帅，谢娟. 中药熏洗治疗包皮龟头炎184例［J］. 贵阳中医学院学报，2009，31（02）：49-50.

四、处方经验

包皮龟头炎是包皮炎和龟头炎的统称，二者常同时存在，可由多种因素引起，如局部的各种物理因素刺激（创伤、磨擦、避孕用具、清洁剂等）、包皮过长、包皮垢刺激、各种感染（细菌、真菌、滴虫等）以及药物过敏等。临床表现为龟头或包皮黏膜充血、水肿性红斑、糜烂、渗液和出血，脓性分泌物、浅溃疡，或红斑，表面光滑，周边有少许脱屑等。中医学认为，包皮龟头炎多由湿热、浊毒之邪直接侵袭，或内生湿热、浊毒之邪下注，蕴结于龟头或包皮，灼伤络脉，气血瘀滞，肉腐为脓，发为本病。

中药方剂对外阴部直接清洗，使患者感到轻松、爽快。中药外洗方明显缩短了白色分泌物、红斑、瘙痒、红肿、烧灼等的消失时间，毒副作用小，值得推广。必要时，中西医结合治疗本病可以避免单纯用西医抗生素所产生的耐药性，可以充分发挥各自的优势，较西药治疗临床症状明显得到改善，无明显的不良反应。包皮龟头炎并发包皮过长更容易迁延难愈。龟头黏膜娇嫩，治疗宜选用安全和高效的药物。如黄芩、黄连、黄柏和苦参能清热燥湿，泻火解毒，止痒；金银花和野菊花能够清热凉血，解毒止痒；百部能杀虫止痒；白鲜皮能清热燥湿，祛风解毒；徐长卿，活血祛风，解毒消肿。

五、病案举隅[4]

张某，男，70岁，间断性包皮龟头红肿刺痛7年余，加重15天。疼痛难忍，寐中痛醒，不能入寐。检查：包皮可以上翻，包皮黏膜充血、水肿，3~5个绿豆大小的溃疡面，少量白色分泌物；龟头黏膜充血、水肿，溃疡面几乎覆盖了整个龟头，有大量白色分泌物。曾经局部涂抹或外用抗菌消炎类药物，或口服抗菌消炎类药物等方法治疗，或能缓解疼痛症状，愈合溃疡面，但反复发作。余以为患者顽固性包皮龟头炎的诊断是明确的，年已古稀，经年累月，浊毒下侵，湿热下注，气滞血瘀，络脉失和，包皮龟头失养。当以清热燥湿，祛风解毒，消肿止痛治之。

【组方】透骨草30g、生大黄12g、白芷10g、苦参20g、野菊花20g、生甘草15g。

【制用法】上药放入砂锅内，加入凉水浸泡1.5小时，然后放在火上煎煮，沸腾后8分钟，沥出药液；加入凉水再煎煮，沸腾后15分钟，沥出药液；弃药渣；将两次煎出的药液重新倒入砂锅中，沸腾后2分钟，五色汤洗剂即制备完毕。备用。

1剂而包皮龟头基本痛止，黏膜充血、水肿、溃疡面基本消失，无炎性分泌物。3剂病愈。随访1年未复发。

［参考文献］

［1］秦国政. 中医男科学［M］. 北京：科学出版社，2017.

［2］王琦. 王琦男科学［M］. 郑州：河南科学技术出版社，2007.

［3］李曰庆，李海松. 新编实用中医男科学［M］. 北京：人民卫生出版社，2018：359-361.

［4］刘春英. 五色汤洗剂治疗顽固性包皮龟头炎的临床体会［C］. 2016年中华中医药学会外科分会学术年会论文集.

第二节　阴囊湿疹

一、概述

阴囊湿疹是局限于男性阴囊皮肤的一种湿疹，由多种内、外因素引起的一种具有明显渗出倾向的皮肤炎症反应，皮损呈多形性，慢性期皮损有浸润和肥厚，伴有剧烈瘙痒。本病可以发生于任何季节，各个年龄阶段均可发病，易于复发或加剧。由于气候环境、饮食结构的改变，生活节奏的加快，精神压力的增加，大量化学制品的应用等，近年来湿疹的发病率逐年提高。阴囊湿疹病患位置特殊，多伴有剧烈瘙痒，且病程迁延易反复，给患者的生活、工作带来了极大困扰。

本病属中医"湿疮"范畴，由于本病发于阴囊，故称为"胞漏疮"、"阴囊湿痒"、"阴湿疮"、"肾囊风"、"绣球风"等。《外科心法要诀·肾囊风》说："肾囊风发属肝经，证由风湿外袭成，搔破流脂水，甚起疙瘩火燎疼。"本病特点为阴囊皮肤上出现红斑、丘疹、水疱、糜烂、渗出、结痂等多种病征，病人自己感觉灼热和瘙痒。常由于用力搔抓，热水洗烫而出现急性肿胀或糜烂。皮损对称发生，常波及整个阴囊，患处奇痒，病程持久，反复发作，不易根治。临床病理过程分急性期、亚急性期、慢性期三个阶段。其中急性期、亚急性期相当于"糜烂型"，慢性期相当于"干燥型"。

二、病因病机

《诸病源候论》中记载："大虚劳损，肾气不足，故阴冷，汗液自流，风邪乘之则瘙痒。"并指出病机为"邪客腠理，而正气不泄，邪正相干在皮肤，故痒，搔之则生疮。"阴囊湿疹的病因不外乎外感、内伤两端。外感为时邪所袭，内伤多由饮食、情志、劳欲所致。急性者，以湿热之邪为主，常夹风邪。风为阳邪，易袭皮毛腠理；湿为阴邪，其性黏滞弥漫，重浊而趋下。湿热之邪循肝经下注，蕴蓄阴囊皮肤，而见患部水疱、糜烂、滋流黄水。风湿均易夹热，蕴结经遂，气血不利，营气不从，可致皮肤潮红、灼热、肿胀、作痒、作痛，乃"热微作痒，热甚则痛"之故。亚急性者，多由脾虚不运，湿邪留恋不除，致病程缠绵，迁延不愈，易转为慢性。慢性者，因血虚风燥，湿热蕴结。病情反复发作日久不愈，阴血耗伤，生风生燥，或由湿热蕴结，气血失和，或因剧烈瘙痒而致夜眠不安，胃纳不振，生化之源不足，肌肤失养，而见皮肤干燥粗糙、肥厚脱屑。

西医认为，本病是一种过敏性炎症性皮肤病，属于Ⅳ型变态反应。生活压力大、长期精神紧张、情绪起伏大的人易患此病。

三、辨证论治

王琦[1]将本病分为风热外袭、湿热下注、血虚风燥、阳虚风乘。《中医男科学》[2]将本病分为风热蕴肤、湿热下注、血虚风燥、阳虚风乘证。2012年中华中医药学会发布的《中医皮肤科常见病诊疗指南》[3]将湿疮分为风热蕴肤型、湿热浸淫型、脾虚湿蕴型、血虚风燥型。为规范应用，我们以《中医皮肤科常见病诊疗指南》为标准。

1. 风热蕴肤证

【症状】以红色丘疹为主，可见鳞屑、结痂，渗出不明显，发病迅速，剧烈瘙痒；舌质红，苔薄黄，脉浮数或弦数。

【治则】疏风清热，凉血化湿。

治法

（1）熏洗

【组方1】苦参40g，地肤子30g，蛇床子30g，土茯苓30g，防风20g，白鲜皮30g，马齿苋40g，百部20g，黄柏20g，枯矾10g，土槿皮10g。

【制用法】上药装入布袋，扎紧袋口，加水4500ml，煎成3000ml左右，取药汁趁热先熏患处，待温时坐洗，每次20分钟，早晚各1次，2周为1个疗程。

【组方2】黄柏、苦参、生地各50g，枯矾15g。

【制用法】上述药物煎水熏洗或冷湿敷。早晚各1次，2周为1个疗程。

2. 湿热下注证

【症状】皮损色红灼热，丘疱疹密集，渗出明显，瘙痒较重，发病急，伴心烦，口渴，身热不扬，小便黄，大便干；舌红，苔黄腻，脉滑或数。

【治则】清热利湿，解毒止痒。

治法

熏洗

【组方1】黄柏30g，苦参30g，生大黄60g，贯众30g，地肤子30g，蛇床子30g，红藤30g，苍术30g，半枝莲30g。

【制用法】将诸药放入锅中，加清水浸没药物5~8cm，旺火烧开，再用文火煎熬药物20分钟，使药液煎出，气味尽出。然后将药液过滤于盛器中。慢性肾囊风可趁热熏蒸患部（急性者不宜），待药液微温时，不论急性、慢性均可将阴囊浸入药液达20分钟以上。然后离开药液，自然待干，不用清水清洗，每日1剂，坐浴1次，连续15剂评定疗效。

处方来源：蒋文贵. 四妙汤配合中药外洗治疗肾囊风48例［J］. 四川中医，2008（07）：95.

【组方2】蛇床子30g，黄连30g，黄柏30g，苦参50g，土茯苓50g，百部30g，川椒10g。

【制用法】上药用3000ml水浸泡1小时，煎沸15分钟弃渣，再将药液放入干净盆内，趁热先以药液之蒸汽熏蒸外阴。待药液降温后，洗涤阴囊，坐浴30分钟，每剂坐浴2次，1日1剂，7日为1个疗程。

处方来源：吉久春. 外用熏洗剂治疗急性阴囊湿疹94例［J］. 中医外治杂志，2009，18（01）：37.

【组方3】苦参20g，苍耳子20g，蛇床子20g，大枫子20g，当归20g，杠板归30g，徐长卿15g，艾叶20g，花椒20g。

【制用法】把中药煎煮后，熏蒸阴囊20分钟，1次/日，5日为1个疗程。瘙痒缓解者停用中药熏蒸，若瘙痒仍明显者再续用中药熏蒸1个疗程。

处方来源：傅伟浩. 慢性阴囊湿疹治疗临床分析［J］. 中医临床研究，2014，6（31）：110-111.

3. 血虚风燥证

【症状】皮损干燥、粗糙、肥厚、苔藓样变，可见抓痕、脱屑，伴瘙痒，病程迁延；舌淡，苔白，脉细。

【治则】养血润肤，祛风止痒。

治法

（1）溻渍

【组方】（三黄油）大黄100g、黄连100g、黄柏100g。

【制用法】碾粉后用500ml食用菜油浸泡1周去渣，早晚擦患处。20日为1个疗程。

处方来源：熊玉仙，强仕兴. 三黄油剂外用治疗慢性阴部湿疹38例［J］. 中国中医药现代远程教育，2010，8（15）：23-24.

（2）湿敷

【组方1】紫草15g，牡丹皮15g，苦参12g，黄柏12g，地榆10g，蝉蜕10g，甘草10g。

【制用法】每日煎2次，加水250ml，文火煎至100ml，用无菌敷料浸湿药液，湿热敷于患处，温度以患者自觉不烫阴囊皮肤为度，当外敷药液变凉时及时更换，每次敷15分钟，敷后不用清水洗去，自行晾干，早晚各1次，用药4周。

处方来源：吴秀全，王福. 紫参洗剂治疗血虚风燥证慢性阴囊湿疹疗效与安全观察［J］. 中国性科学，2017，26（06）：84-86.

4. 阳虚风乘证

【症状】皮损以丘疹或丘疱疹为主，皮肤色暗淡或有鳞屑，少许渗出，瘙痒。伴乏力，食少纳呆，腹胀便溏，小便清长或微黄；舌淡胖，苔薄白或腻，脉濡或弦缓。

【治则】健脾利湿，佐以止痒。

治法

（1）熏洗

【组方1】艾叶、千里光各30g。

【制用法】加水浓煎后取药液，熏洗患处10~15分钟，1次/日，10次为1个疗程。

【组方2】蛇床子、归尾、威灵仙、苦参各15g。

【制用法】水煎熏洗患部，2次/日，疗程2周。

【组方3】苦参、蜀椒、川柏、地肤子。

【制用法】熏洗，早晚各1次，每次15~20分钟。疗程2周。

四、处方经验

肾囊风以阴囊皮肤湿、红、瘙痒为主要表现。在内主要责之于肝经阴血，在外主要责之于风、湿、热三邪。在治疗上要充分重视祛风止痒而不拘泥于此。初起以祛邪为主，宜清热疏风除湿以止痒；反复发作者则要注意内生风燥，宜以养血润燥为主；病久则脾肾亏虚，宜温补脾肾，祛风止痒。要注意随证变化，不能一味祛风止痒，反而容易燥伤阴血，加重病情。外治法是治疗肾囊风的重要手段，可以根据情况灵活使用。

外用药剂型依据临床皮损表现而定，如红肿明显，渗出多者应选熏洗冷湿敷；红斑、丘疹时可用洗剂、散剂、乳剂、泥膏、油剂等；呈水疱、糜烂者需用散剂、油剂；表现为鳞屑、结痂者用软膏；若苔藓样变者多用泥膏、软膏、乳剂、涂膜剂、酊剂及硬膏等。

五、病案举隅[4]

王某，男，68岁，农民，于2007年7月19日就诊。患者7日前始觉阴囊瘙痒发红，不痛，未予重视，但瘙痒逐渐加重，阴囊潮湿水肿，出现小丘疹及水疱、渗液。予诊阴囊湿疹。

【组方】蛇床子30g，黄连30g，黄柏30g，苦参50g，土茯苓50g，百部30g，川椒10g。

【制用法】上药用3000ml水浸泡1小时，煎沸15分钟弃渣，再将药液放入干净盆内，趁热先以药液之蒸气熏蒸外阴。待药液降温后，洗涤阴囊，坐浴30分钟，每剂坐浴2次，1日1剂。5日后诸症皆除，嘱巩固治疗2日。

[参考文献]

[1] 王琦. 王琦男科学 [M]. 郑州：河南科学技术出版社，2007：472-481.

[2] 秦国政. 中医男科学 [M]. 北京：科学出版社，2017：6.

[3] 中华中医药学会. 中医皮肤科常见病诊疗指南 [M]. 北京：中国中医药出版社，2012：7.

[4] 吉久春. 外用熏洗剂治疗急性阴囊湿疹94例 [J]. 中医外治杂志，2009，18（01）：37.

第三节　鞘膜积液

一、概述

在睾丸从腹腔下降至阴囊的过程中，前端有个腹膜的膨出，即鞘状突。正常情况下，精索部的鞘状突一般在出生前或生后短期即自行闭塞为纤维索，而包绕在睾丸和附睾周围的鞘状突则形成一潜在的小空腔，即睾丸鞘膜腔。腔内有少量浆液，使睾丸有一定的滑动范围，该液体可以通过精索内静脉和淋巴系统以恒定的速度吸收。各种原因引起睾丸鞘膜腔内液体分泌增多或吸收减少，使鞘膜腔内积聚的液体过多而形成囊肿，即称之为鞘膜积液[1]。常见类型有睾丸鞘膜积液、精索鞘膜积液、混合型鞘膜积液、交通性鞘膜积液及婴儿型鞘膜积液等。中医称之为水疝、水癫，记载最早见于《灵枢·刺节真邪论》"故饮食不节，喜怒不时，津液内溢，乃下留于睾，水道不通，日大不休，俯仰不便，趋翔不能"，同时提出了治疗方法："此病荥然有水，不上不下，铍石所取，形不可匿，常不得蔽，故命曰去爪"。张从正在《儒门事亲》中首次提出水疝的概念："疝有七……寒疝，水疝，……""水疝，其状肾囊肿痛，阴汗时出，或囊肿而状如水晶，或囊痒而燥出黄水，或少腹中按之作水声……"

二、病因病机

本病可分为先天性及后天性水疝。先天性水疝多因婴儿先天不足，肾阳亏虚，气化失司，开阖不利，水液排泄不畅；或肾子下降后通道闭合不良，先天失常，均致水液易于下趋，集注肾子而成。继发性水疝或因肝经湿热下注，水湿热邪注聚肾子；或因脾肾亏虚，温煦无权，水湿失化，复感寒湿，凝于肾子；或因肾子外伤，血瘀阻络，隧道失利，水液不行而蓄积，皆可致发本病。

西医学认为，本病有先天后天之分。先天性因素为胎儿时睾丸下降而腹膜鞘状突全部或部分未闭锁；后天因素为睾丸、附睾、精索的感染、外伤、肿瘤或寄生虫病等。其病理是鞘膜之间或邻近器官在病因的作用下，鞘膜腔内渗出过多浆液或吸收障碍，使腔内液体潴留增多。

三、辨证论治

本病与肝、脾、肾相关，故治当以补肾、健脾、疏肝入手，其病不论兼证如何，总以化水除湿为总则。本病可出现本虚标实、虚实夹杂，治疗时需兼顾虚实寒热。《中医病证诊断疗效标准（外科）》将本病分为肾气亏虚证、湿热下注证、肾虚寒湿证、瘀血阻络四种证型。王琦将本病分为水湿内结证、寒湿内结证、湿热蕴结证、肾虚水滞证、虫积阻络证。李海松将本病分为寒滞肝脉证、脾肾阳虚证、湿热下注证、瘀血阻络证。由此可见，临床辨证缺乏完整的系统性阐述，为规范应用，我们仍以《中医病证诊断疗效标准》为标准，将本病分为肾气亏虚、湿热下注、肾虚寒湿、瘀血阻络四种证型。

1. 肾虚寒湿证

【症状】多见于病程长久，阴囊寒冷，皮肤增厚，坠胀不适。可有面色少华，神疲乏力，腰酸腿软，便溏，小便清长。苔白，脉沉细。

【治则】温肾散寒，化气行水。

治法

（1）熏洗

【组方1】"苏叶枯矾煎"苏叶、蝉蜕、枯矾、五倍子各10g。

【制用法】将上药用纱布包，加水1500ml，趁热先熏后洗，至微温时将阴囊放入药液中浸泡，每日2次，每次10~30分钟。再次用药时，需将药液加至微温。

【组方2】紫苏叶50g。

【制用法】加水350ml，煮沸15分钟后过滤放入一小容器内趁热先熏，待冷却至皮温，将阴囊放入盛药容器内浸泡10~20分钟，每日1次直至积液消失。

处方来源：王琦．王琦男科学［M］．郑州：河南科学技术出版社，2007：531–543.

（2）外洗

【组方1】肉桂6g，煅龙骨、五倍子、枯矾各15g。

【制用法】上药捣碎加水700ml，煮沸30分钟，将药液滤出，候温浸洗阴囊30分钟，每2日1剂。

【组方2】棉花籽100g。

【制用法】炒熟后加水250ml煮沸，药液候温浸患处，每日2次，7日为1个疗程。

处方来源：王琦．王琦男科学［M］．郑州：河南科学技术出版社，2007：531–543.

2. 湿热下注证

【症状】阴囊潮湿而热，或有睾丸肿痛，小便赤热。舌红，苔腻，脉数。

【治则】清热利湿。

治法

外洗

【组方】金银花、蝉蜕各30g，苏叶15g。

【制用法】水煎2次去渣混合，以药液外洗或热敷患处，每次30分钟，每日2~3次，每剂药可用1~2日。

处方来源：李曰庆，李海松．新编实用男科学［M］．北京：人民卫生出版社，2018.

3. 瘀血阻络证

【症状】有睾丸损伤或睾丸有肿瘤病史。能触到肿块伴疼痛，多不能透光。舌质紫暗，苔薄，脉细涩。

【治则】化瘀行气利水。

治法

（1）外洗

【组方】红花15g，枯矾30g。

【制用法】将红花15g，枯矾30g，用水500ml煎成300ml，去渣后，倒入搪瓷口杯中，放凉至30度左右时，嘱患者取坐位，将阴囊全部浸入药液中30~40分钟，每日1次，10次为1个疗程。若积液超过20ml者，先抽出液体后再浸泡。每次浸后揩干皮肤，用阴囊托带托起阴囊。

处方来源：罗森亮，薛为民，周力勤. 中药浸泡治疗睾丸鞘膜积液疗效观察[J]. 郴州医专学报，2000（02）：92-93.

（2）溻渍

【组方】当归、白芍、川芎、生地各15g。

【制用法】加水500ml，文火煎30分钟取汁，将2次的煎液混合，以药液浸湿纱布热敷局部20分钟左右，每日1次。疗程1周。

处方来源：杨掌利. 四物汤外用治疗水疝临床应用举隅[J]. 山西中医学院学报，2008，9（06）：21.

四、处方经验

临床上鞘膜积液治疗以手术为主，如睾丸鞘膜翻转术、睾丸鞘膜折叠术、鞘膜切除术等。手术并发症包括出血、感染、水肿、输精管损伤及由于损伤精索动脉引起的睾丸萎缩、不育。2岁以内患儿的鞘膜积液往往能自行吸收，一般无需治疗；伴有先天性腹股沟疝或者考虑睾丸有病变者考虑手术。中药外治法适用于病程缓慢、积液少、张力小而长期不增长、无明显症状者，尤其适合小儿。小儿鞘膜积液多为原发性或先天性，病程相对较短，积液量较成人少，且阴囊皮肤薄、血运丰富，浸泡时药物易于渗透和吸收，故疗效满意。成人鞘膜积液一般因炎症、外伤、丝虫病等继发而成，病因复杂、病程较长、积液较多，且阴囊皮肤较厚，对药物渗透和吸收能力差，故中药浸泡疗法效果不及儿童满意，往往需配合手术治疗。

鞘膜积液外治用药以收敛燥湿、利水渗湿、活血化瘀为主。枯矾为失去水的结晶硫酸铝钾，性味酸涩寒，功能消炎、燥湿、收敛，能减少积液生成和促进积液吸收，浸泡阴囊后，可促使鞘膜腔形成无菌性粘连闭合。红花性味辛温，功能活血化瘀，散肿通经，通过改善循环，促进液体吸收。五倍子收敛燥湿固涩；车前子、紫苏叶、蝉蜕利水渗湿，加速肿胀消退，减少渗出；肉桂、吴茱萸温肝经阴寒之邪，排除积气积液。诸药合用，共奏收敛消肿散结之功效，加之药力和热力的协同作用，促使局部气血流畅及鞘膜腔内的液体分泌与吸收平衡。

五、病案举隅[2]

董某，2岁3个月，因患儿右侧阴囊肿胀加重半年来诊，偶有坠胀及牵拉不适感，曾在其他医院诊治，做穿刺抽液治疗多次，易于反复，而且每次治疗患儿疼痛难忍，家长又拒绝手术治疗，遂来我院诊治。查患者右侧阴囊肿胀，透光试验阳性，诊断：右侧睾丸鞘膜积液，给予中药外洗。

【处方】炒小茴香15g，吴茱萸15g，蝉蜕10g，紫苏叶10g，肉桂10g，五倍子10g，枯矾10g，煅龙骨10g。

【制用法】先将上药粉碎为末，加水约500~1000ml，放于药锅内煎煮，水沸后30分钟，将煎出药液倒入碗内，待温度与皮肤温度相近时，把阴囊全部放入药液内浸洗30分钟，每日浸洗2次，2日1剂，最佳治疗时间为睡前浸洗，有利于提高疗效，连用8~10剂为1个疗程。

用药1个疗程复诊阴囊肿胀明显减小，再继续用药1个疗程症状消失，透光试验阴性，随访2年未有复发。

［参考文献］

［1］那彦群，叶章群，孙颖浩，等．中国泌尿外科疾病诊断治疗指南（2014版）［M］，北京：人民卫生出版社，2014.

［2］牛章杰，李松原，冯太和，等．中药外用治疗小儿鞘膜积液22例［J］．河南中医，2013，33（11）：1977-1978.

第四节　附睾-睾丸炎

一、概述

附睾炎是男性生殖系统非特异性感染中的常见疾病，多见于青壮年。附睾炎常由于下阴尿路感染、前列腺炎、精囊炎或长期留置尿管，细菌经射精管逆行蔓延至附睾而引起，也可以通过血行和淋巴途径感染。附睾炎分为急性和慢性，多为单侧发生，亦可累及双侧。致病菌多为大肠埃希菌、变形杆菌、葡萄球菌、链球菌和淋病奈瑟双球菌等。近年来沙眼衣原体感染已逐渐成为附睾炎的常见病因，尤其在青壮年人群中。睾丸有丰富的血管和淋巴，有较强的抗感染能力，所以单纯的睾丸炎很少见，临床上以附睾-睾丸炎或附睾炎为多。睾丸炎多表现为单侧睾丸肿大、疼痛，以急性发作较为常见。附睾炎则表现为附睾肿大、结节和疼痛。急性附睾炎失治、误治常易转为慢性附睾炎。睾丸炎和附睾炎常相互影响，最终形成附睾-睾丸炎。附睾、睾丸炎均属于中医"子痈""子瘤"或"偏坠"等范畴。子痈之名首见于清代王洪绪《外科证治全生集·阴症门》"子痈，肾子作痛，下坠不能升上，外现红色者是也"。

二、病因病机

子痈多由感受寒湿，或饮食肥甘、湿热下注，或房室不洁、感受邪毒，或跌仆外伤等引起。其病机与肝、肾二经密切相关。寒湿侵肝经，脉络阻塞，气血瘀结于肾子，则肾子肿胀疼痛。湿热流注下焦，气机不畅，血脉瘀滞，可壅而成痈。而嗜食肥甘，化火生痰酿湿，可导致湿热下注。房室不洁，情志不舒，跌仆损伤，均可导致肝经疏泄不畅，气郁血瘀，从而形成子痈[1]。急性期以邪盛正不衰的实热证为主，慢性期多为虚证、寒证，或以正虚邪恋，本虚标实为主。子痈后期，邪去正衰，阴津耗损，脉络不通，睾丸失于濡养，则易引起萎缩，导致不育。若急性子痈失治误治，日久不愈，导致气血不足，则转为慢性子痈；慢性子痈若复感湿热之邪也可表现为急性子痈。

三、辨证论治

本病以实证、热证和本虚标实证多见，治疗原则以祛邪为主，慢性者要兼顾扶正。按照中医病证诊断疗效标准（外科）本病分为急性子痈和慢性子痈，急性子痈可分为湿热下注证、瘟毒下注证；慢性子痈分为气滞痰凝证和阳虚寒凝证。《中医男科学》将本病分为湿毒蕴结证、痰瘀互结证和气血亏虚证[2]。李曰庆将本病分为阳虚寒凝、湿热瘀结、肝郁气滞、脾肾亏虚四型[1]。为规范应用，我们仍以《中医病证诊断疗效标准》为标准。

1. 湿热下注型

【症状】多见于成人，睾丸或附睾肿大疼痛，阴囊皮肤红肿，甚则紧张光亮，灼热疼痛，少腹抽痛、成脓时按之应指。可伴寒热、口渴、头痛、恶心、小便短赤等。苔黄腻，脉滑数。

【治则】清热利湿，解毒消肿。

治法

（1）湿渍

【组方1】如意金黄散60g。

【制用法】用适量鸡蛋清或蜂蜜、凡士林调匀，敷于阴囊，然后用纱布包扎，每日换药1次。疗程2周。

（2）外洗

【组方1】大黄30g，芒硝30g，栀子20g，乳香10g，没药10g，白芷20g。

【制用法】水煎剂清洗患处，每日2次。疗程2周。

【组方2】苦参40g、枳壳15g、防风15g、黄柏30g、金银花20g、苍术20g、大黄20g。

【制用法】将上述方药研磨成粉，加水3000ml，煎至沸腾即可，冷却至40℃左右坐浴30分钟，1次/日，疗程共14日。

处方来源： 尹伟强，谢慧琴，王秀娣，等．中药坐浴联合左氧氟沙星注射液及糖皮质激素治疗急性附睾炎的临床效果［J］．中国当代医药，2018，25（29）：131-133，137.

2. 瘟毒下注型

【症状】多见于儿童。常因患痄腮而并发（又称卵子瘟）。睾丸肿大疼痛，伴恶寒发热，一般不化脓。苔黄，脉数。

【治则】清热解毒，通络消肿。

治法

（1）外洗

【组方】马齿苋40g，生大黄30g，玄参30g，赤芍30g，紫草30g，制乳香、没药各10g，冰片2g。

【制用法】每日1剂，水煎置凉后，加入冰片2g融化后，冷敷患处，每次20分钟，每日2次。疗程2周。

处方来源： 秦国政．中医男科学［M］．北京：科学出版社，2017.

（2）熏洗

【组方】龙胆草、夏枯草各30g，黄芩、桃仁各10g，栀子、柴胡、荔枝核、赤芍、丹皮各15g，红花5g，川楝子20g。

【制用法】早晚煎洗，早晨将1剂中药加洁净清水2000ml浸泡30分钟后再煎，用"武火"煎沸后再煎10分钟左右，滤取药汁约1500ml，药渣间隔12小时再煎取药汁1500ml后弃去。将煎好的药汁1500ml趁热倒入盆中，先熏睾丸，待药汁温度降至41℃~43℃时，将睾丸浸泡在药汁中10~15分钟后让其自干，每日早、晚各1次。疗程2周。

处方来源： 马国琦. 龙胆泻肝汤加减熏洗治疗腮腺炎并发睾丸炎35例疗效观察［J］. 浙江中医杂志，2014，49（02）：114.

3. 气滞痰凝型

【症状】起病缓慢，睾丸坠胀，或胀痛或隐痛，检查可见附睾肿大，质地硬，压痛明显，睾丸、附睾界限清楚，也可由急性期未彻底治愈转化而来；舌淡，苔薄白或有瘀点，脉细或细涩。

【治则】理气活血，化痰散结。

治法

（1）熏洗

【组方1】苏木30g，红花30g，荔枝核20g，乳香、没药各15g。

【制用法】水煎，待水温能耐受时，熏洗和热敷患部，每次20~30分钟，每日2次。疗程2周。

处方来源： 秦国政. 中医男科学［M］. 北京：科学出版社，2017.

【组方2】当归9g，甘草9g，独活9g，白芷9g，葱头7个。

【制用法】以水600ml，煎汤，滤去药渣，以纱布蘸汤热洗，以疮内热痒为度。疗程2周。

【组方3】桃仁15g，红花10g，当归10g，丹参30g，鱼腥草30g，紫花地丁30g，连翘20g，菊花20g。

【制用法】放入不锈钢盆内加水3000ml，加热煮开5分钟后取下，先用热气熏蒸阴囊部位，待中药液温度降至40℃时坐入盆中，轻柔按摩附睾肿块及疼痛处10~15分钟，每日2次，疗程2周。

处方来源： 韩同彬，陈伟娜，韩保健. 中药坐浴联合抗生素治疗慢性附睾炎的疗效观察［J］. 内蒙古中医药，2011，30（06）：18.

四、处方经验

子痛以肾子肿痛为特点。对所有肾子作痛的患者都必须警惕睾丸扭转的可能性，以避免不必要的睾丸丢失。急性子痛以实、热为主，当治以清热解毒，凉血消肿，但要注意用药不能太过寒凉，反而凝滞气血，毒邪久附难去。必须尽快诊治，以免转为慢性，甚至影响生育。

慢性子痛渐生虚、寒，常见痰瘀互结，宜治以理气活血，化痰散结，亦可根据情况稍佐清利，以祛残留之湿热毒邪。慢性子痛久治不愈的，在没有生育要求时，可行附睾切除术。急性期可冷敷缓解疼痛，慢性期热敷促进消肿。温热药液的局部应用，如时间较长，对睾丸的曲细精管的生精功能有一定的影响，未生育者不宜采用。

五、病案举隅[3]

患者，男性，63岁。嗜烟酒，喜食肥甘厚味，形体偏胖，患者5月感冒后出现左侧睾丸疼痛肿胀，到当地人民医院就诊，彩超示急性附睾炎，血常规示白细胞、中性粒细胞升高，考虑"急性附睾炎"，予"头孢曲松注射液""左氧氟沙星注射液"，吲哚美辛栓等治疗。经积极治疗肿胀疼痛较前缓解，左侧阴囊肿块仍有，时感疼痛不适，伴左侧阴茎放射痛，来院要求中药治疗。查体：左侧附睾增粗，扪及约30mm×25mm×35mm肿块，压痛明显。舌淡、苔薄腻，脉弦。辅助检查：彩超示左附睾低回声团块，考虑附睾炎。患者睾丸疼痛不适，小便时时有左侧睾丸疼痛，查尿常规无特殊，甚为苦楚，症状反复，四处求医，然其素有慢性胃炎史，惧怕服中药汤剂。胃纳可，大便数日一行，干结。故予清热解毒、散结止痛之当归贝母苦参丸合虎杖散加减外治。

【处方】苦参、白芷各6g，玄参20g，生大黄12g，炒当归10g，浙贝9g，虎杖30g，夏枯草、金银花各15g。

【制用法】上方5剂，每日1剂，煎汤外洗，每次20分钟，每日2次。

二诊：患者外用药物后左侧腹股沟及睾丸疼痛明显减轻，自感肿块较前缩小，左侧附睾可扪及约20mm×15mm×20mm肿块，质韧，压痛较前轻，大便通畅，舌质暗淡、苔厚黄腻，脉弦数。因患者舌苔脉象变化不大，症状较前减轻，考虑患者湿热之体，两气相求，胶柱鼓瑟，非一日之功能图。治拟前法，前方加鱼腥草（后下）、蒲公英各30g，乌药12g，7剂。

三诊：左侧腹股沟及睾丸疼痛明显减轻，肿块消失，左侧附睾未扪及肿块，大便通畅，黄腻苔较前减轻。拟前方加减，7剂。患者症状渐缓解。

[参考文献]

[1]代恒恒，李海松，王继升，等.李曰庆教授辨证治疗慢性附睾炎经验[J].现代中医临床，2018，25（03）：15-17.

[2]秦国政.中医男科学[M].北京：科学出版社，2017.

[3]叶跃锋，郑军状，张尧，等.当归贝母苦参丸加味外洗治疗慢性附睾炎验案[J].浙江中医杂志，2018，53（02）：81.

第五节 早 泄

一、概述

早泄是男性性功能障碍的一种，又称之为过早射精、过快射精或过快高潮。早泄的定义包括以下几个方面：①射精总是或者几乎总是发生在阴茎插入阴道1分钟以内；②不能在阴茎全部或者几乎全部进入阴道后延迟射精；③消极的个人心理因素，比如苦恼、忧虑、挫折感或逃避性活动等。早泄分为四种类型：原发性早泄、继发性早泄、自然变异性早泄和早泄样射精功能障碍。沈金鳌《沈氏尊生书》将本病的表现描述为"未交即泄，或乍交即泄"。清代陈士铎《辨证录·种嗣门》强调了遗精日久是造成早泄的病因，心肾两虚是其病机所在。叶天士《秘本种子金丹》："男子玉茎包皮柔嫩，少一挨，痒不可当，故每次交合，阳精已泄，阴精未流，名曰鸡精。"《石室秘录》则认为过早射精、阴茎软缩，是由于肾之开合功能失常引起。《大众万病医药顾问》对早泄证进行了专门的论述，从定义、分类、病因、症状变证、治法、调养等几方面加以阐述，使早泄理论得到较为系统的整理，强调精神疗法在治疗中的重要性。

二、病因病机

精液的藏泄与心、肝、脾、肾功能有关，肝失疏泄，制约无能，心脾两虚，阴虚火旺，肾失封藏，湿热侵袭以致精关不固均可降低射精控制力。肾主藏精，肝主疏泄，心主神明，三脏共司精关之开合，与精液的闭藏和施泄密切相关。若肾气健旺、肝疏泄有度、脾统有权、心主得宜，阴平阳秘，精关开合有序，则精液当藏则藏，当泄则泄。总之，本病与心、肝、肾三脏关系密切，其制在心，其藏在肾，其动在肝。其本病理为精关约束无权，精液封藏失职[1]。

三、辨证论治

目前中医对早泄的辨证分型并无统一论述标准，近代医家对该病的分型提出不同见解。王琦[3]将该病分为三型：肝经湿热证、肾气不固证和阴虚火旺证。徐福松[4]将该病总结为为心火炽盛、阴虚火旺、肾气不足、肝火亢盛、湿热下注、心脾亏虚六型。蒋士生[5]根据临床经验将分为肝经湿热，肝气郁结，痰湿阻络，瘀血阻络，肾气不固，阴虚热扰，心脾两虚七型。门成福[6]则从肾气亏虚型，肾阳虚衰型，肾阴不足型，肝经湿热型，湿热兼瘀型论治该病。

西医多使用5-羟色胺再摄取抑制剂口服及局麻药外用治疗。局麻药作用于阴茎皮肤、黏膜，吸收后阻滞局部末梢神经纤维的传导，从而降低其神经敏感性，以延长射精潜伏时间。某些中药不但对皮肤黏膜有局部麻醉作用，可抑制阴茎头性兴奋的传导，降低阴茎头敏感性；且能扩张血管，增加阴茎血流量而有助于勃起；同时加速药物吸收，较快地发挥药效以治疗早泄[7]。中药外治适用于早泄的各种证型。

治法

（1）外洗

【**组方1**】五倍子适量。

【**制用法**】煎汤，于性交前外洗会阴部及阴茎。

【**组方2**】五倍子10g，石榴皮15g，细辛10g。

【**制用法**】水煎，性交前温洗前阴并揉擦阴茎、龟头。

【**组方3**】五味子20g，五倍子30g，细辛10g，丁香20g。

【**制用法**】水煎浓缩至300ml，每次用100ml，药液温度以患者自觉舒适为宜，每天浸泡2次，性交时清水洗净。

（2）溻渍法

【**组方1**】丁香、细辛各20g。

【**制用法**】上药浸泡于95%酒精100ml中15天，过滤取汁，性交前涂擦龟头1~3分钟，10次为1个疗程。

【**组方2**】五倍子100g，蛇床子100g，细辛100g，丁香60g，淫羊藿100g，冰片少许。

【**制用法**】浸于95%酒精1500ml中，30日后过滤去渣即成酊剂备用。使用方法：每晚睡前取药液反复涂擦阴茎龟头、冠状沟、包皮系带部位，并用右食指、拇指对上述部位挤捏摩擦至阴茎勃起5分钟左右，每晚1次，连续4周为1个疗程。治疗期间性生活频率3~5日1次，准备性生活时在性生活前20分钟涂抹。

【**组方3**】桑螵蛸、川乌、五倍子、金樱子、覆盆子各20g，细辛30g、丁香30g、花椒50枚。

【**制用法**】浸泡于95%酒精100ml中30天，取上清液装入喷壶中待用，指导患者将药物均匀地喷在阴茎龟头表面、冠状沟和包皮系带等部位，1次/日，如果要过性生活，则在性生活前30分钟喷药，性生活时用清水洗净。疗程6周。

处方来源：崔应东，胡述彬. 中药喷剂联合脱敏疗法治疗原发性早泄的临床研究［J］. 中国性科学，2014，23（02）：86-88.

（3）熏洗

【组方1】蛇床子、菟丝子、五倍子各20g、花椒15g。

【制用法】水煎取汁300ml，先用热气熏龟头，待药液渐温后浸泡阴茎。肝经湿热证、阴虚阳亢证或勃起时龟头热甚者加冰片3g于药液中。

【组方2】蛇床子、五倍子、细辛、花椒各20g。

【制用法】煎液熏洗阴茎头，每次10分钟，1次/日。

四、处方经验

近年来研究表明，部分早泄患者阴茎头感觉神经兴奋性较正常人高，射精阈值低，容易诱发提早射精。结合门诊部分患者就诊时自诉龟头敏感度高，降低龟头敏感度对于早泄治疗具有一定意义。蛇床子辛苦性温，有较好的温肾助阳之功，临床多用于阳痿的治疗，现代药理研究蛇床子浸膏具有性激素样作用，能延长小鼠交尾期，并有局部麻醉作用；菟丝子味甘，性微温，为补肾固涩之佳品，《名医别录》谓其"养肌强阴，坚筋骨，主茎中寒，精自出"；花椒辛温，有止痛杀虫止痒之功，现代研究显示本品所含挥发油有局部麻醉作用；五倍子酸涩入肾经，能固精止遗，现代药理研究显示五倍子鞣质对蛋白质有沉淀作用，与皮肤黏膜接触后，其组织蛋白即被凝固，神经末梢蛋白质的沉淀，可使局部麻醉，五倍子液浸泡阴茎龟头，可使龟头皮肤黏膜变厚，提高阴茎龟头的感觉阈值和降低感觉神经的兴奋性。外洗湿敷适用于龟头敏感的早泄患者，临床中多遵循中、西医结合、内外合治的原则，综合治疗可收到较好的效果[2]。

五、病案举隅[8]

金某，男，32岁，因性交射精过早半年于2012年7月18日前来就诊。患者平常喜爱饮酒，生活无规律，近半年来每周性生活2~3次，阴茎尚未插入阴道或插入不足1分钟就射精，性欲正常，阴茎勃起尚可，腰膝酸软，阴囊潮湿，小便黄赤，急躁易怒，失眠多梦，舌质红，苔黄腻，脉弦数有力。此系肾虚肝实，肾气虚兼肝经湿热之证，治以补肾泻肝，方用持久汤加减。

【处方】黄柏15g，栀子10g，金樱子30g，金银花30g，龙胆草10g，仙茅15g，淫羊藿30g，巴戟天20g，刺蒺藜20g，川芎15g，牛膝20g，郁金20g，当归20g，生地黄20g，蛇床子15g，黄芩15g，芡实20g，川牛膝20g，煅龙骨、煅牡蛎各20g，生甘草10g。取7剂，水煎服，日1剂，分3次服。另外用持久酊（五倍子100g，蛇床子100g，细辛100g，丁香60g，淫羊藿100g，冰片少许）。

【制用法】浸于95%酒精1500ml中，30日后过滤去渣即成酊剂备用，每晚睡前取药液反复涂擦阴茎龟头、冠状沟、包皮系带部位，并用右手食、拇指对上述部位挤捏摩擦至阴茎勃起5分钟左右，每晚1次。

二诊时诸症减轻，效不更方，如上法继服、继用1个月余，诸症悉解，性生活恢复正常。

[参考文献]

[1] 姜辉，邓春华. 中国男科疾病诊断治疗指南与专家共识 [M]. 北京：人民卫生出版社，2016：58–60.

[2] 耿金海，王继升，王彬，等. 李海松教授治疗早泄临床经验 [J]. 中国性科学，2018，27（06）：114–116.

[3] 王琦. 王琦男科学 [M].（第2版）. 郑州：河南科学技术出版社，2007：263–269.

[4] 徐福松，莫惠. 不孕不育症诊治 [M]. 上海：上海科学技术出版社，2006：312–320.

[5] 曾钟德，曾紫微. 蒋士生老师治疗早泄经验总结 [J]. 中国性科学，2018，27（1）：67–70.

[6] 孙自学，张文博，李鹏超. 门成福教授从肝肾论治早泄经验 [J]. 中医研究，2017，30（4）：43–45

[7] 刘锦志. 阴茎表面外用药治疗早泄现状 [J]. 广州医药，2006，（01）：10–13.

[8] 董德河，何本鸿，绕光雄，等. "持久"系列药物治疗早泄60例 [J]. 河南中医，2013，33（06）：938–939.

第六节　慢性前列腺炎

一、概述

慢性前列腺炎是成年男性最常见的泌尿生殖系良性疾病，发病率高，35%~50%的男性在一生中某个阶段受到过前列腺炎的影响。由于慢性前列腺炎发病原因复杂，发病机制未清，且临床表现多样，在以排尿异常和前列腺周围区域疼痛为主要表现外，还有越来越明显的精神心理障碍以及个体性特异的临床表现等。因此，近年来，一些学者提出了前列腺炎综合征的概念，即它是一种具有不同病因、不同临床表现、不同疾病进程且对治疗反应不一的临床综合征。中医学虽无"前列腺炎"病名，但对本病的某些临床症状却早有认识，如《素问·玉机真藏论》说："少腹冤热而痛，出白"，即指小腹胀痛不适，从小便滴出乳白色的浑浊液体。《素问·痿论篇》中称"白淫"，《诸病源候论》中称"尿精"，《证治要诀·淋》中称"精浊"。

二、病因病机

中医学并无"前列腺炎"病名，根据其临床症状将其归属"精浊"、"淋浊"的范畴。目前对慢性前列腺炎的病因病机认识主要来自中医经典文献的记载以及近代医家对本病理论与实践的学术研究。《景岳全书》中称："便浊有赤白之分，有精溺之辨。精溺不同，凡赤多者多属于火，白者寒热俱有之。精而为浊者，其病在心肾；溺而为浊者，其病在膀胱、肝肾。"《证治汇补》曰："精之藏制在肾，脾主之运化，升清降浊，脾失健运，湿浊内蕴，下注于精窍。"李海松[1]认为本病的病机特点可以概括为本虚标实，本虚为肾虚、脾虚等，标实为湿热、气滞、血瘀等。一般来讲，初期以湿热为主，多为精室受湿热毒邪所侵，壅滞于内，疏泄失常；或因三焦气化不利，湿阻化热，湿热互结，则精气时有外溢，出现尿白浊的症状。病久不愈可导致脾虚、肾虚、肝郁等，常常虚实夹杂。当代医家对古文献的整理以及现代大量的临床观察得出：本病多因湿热蕴结下焦精室，或久病及肾，或气血运行受阻而成，与肝、肾、膀胱等脏腑功能失常有关，病位主要在精室；在经脉则与足厥阴肝经、足少阴肾经、足太阴脾经、足太阳膀胱经、任脉、督脉关系最为密切[2]。

三、辨证论治

按照《慢性前列腺炎中医诊治专家共识》（2015版）[2]，本病可分为湿热蕴结证、气滞血瘀证、肝气郁结证、肾阴不足证、脾肾阳虚证。按照《慢性前列腺炎中西医结合诊疗专家共识》（2015版）[3]，本病可分为基本证型，包括湿热下注、气滞血瘀、肝气郁结、肾阳不足、肾阴亏虚；及复合证型，包括湿热瘀滞、肾虚湿热、脾肾两虚、中气亏虚、肝郁脾虚、肝郁化火、寒凝肝脉等证。本病临床表现多样，应抓住肾虚、湿热、肝郁瘀滞3个基本病理环节，分清主次，权衡用药。中药外洗湿敷适用于气滞血瘀、湿热蕴结、脾肾阳虚等证。

1.气滞血瘀型

【症状】病程日久，少腹、会阴、睾丸、腰骶、腹股沟坠胀隐痛或痛如针刺，时轻时重，在久坐、受凉时加重，舌暗或有瘀点瘀斑，脉多沉涩。

【治则】活血化瘀，行气止痛。

治法

（1）坐浴

【组方1】青皮15g，三棱15g，莪术15g，山甲10g，水蛭10g，白芷15g，荷叶30g。

【制用法】加水适量。水煎30分钟后，稍冷却，温度适中坐浴30分钟，每日1次。疗程8周。

处方来源：韩立杰，张玉美，蒲红梅. 散结化瘀汤坐浴治疗慢性非细菌性前列腺炎的临床研究［J］. 光明中医，2007（11）：59-60.

【组方2】赤芍30g，白芍30g，丹参20g，王不留行20g，黄芪20g，元胡15g，生白术15g，桃仁12g，水蛭10g，红花10g，甘草10g，蜈蚣半条（约3g）。

【制用法】加水适量，水煎30分钟后，稍冷却，40℃坐浴20分钟，每天1次。治疗疗程4周。

处方来源：李多多，马薇，王彬，等. 通前络汤坐浴熏洗法治疗气滞血瘀型慢性前列腺炎52例［J］. 中国临床医生杂志，2015，43（12）：40-43.

2. 湿热蕴结型

【症状】尿频、尿急、尿痛，有灼热感，排尿或大便时尿道有白浊溢出。会阴、腰骶、睾丸坠胀疼痛。苔黄腻，脉滑数。

【治则】清热利湿，行气活血。

治法

（1）熏洗

【组方1】野菊花60g，白芷15g，露蜂房15g。

【组方2】淫羊藿60g，大黄20g，丝瓜络、青皮、川楝子、王不留行、丹参各12g，红花、制乳香、制没药、牛膝、草薢、石菖蒲各9g。

【组方3】蒲公英30g，紫花地丁30g，土茯苓30g，红藤30g，三棱10g，莪术10g，丹参10g，白花蛇舌草30g，皂角刺10g。

【制用法】取煎药倒入盆中，往盆内注入开水500ml，让患者坐于椅上，会阴部与液面距离10~30cm为宜，防止会阴部距液面过近而烫伤，也避免会阴部与液面距离过远而影响疗效。熏蒸会阴部，待水温渐降至50℃~60℃时用消毒纱布蘸药液轻轻擦洗患处，当水温达40℃时，嘱患者坐浸药液中，直至药水凉为止。每次熏洗坐浴不少于30分钟，早、晚各1次。疗程8周。

（2）坐浴

【组方1】野菊花60g，苦参60g，马齿苋60g，败酱草60g，延胡索30g，当归

30g，槟榔20g。

【制用法】加水煎浓缩成500ml。患者治疗前排空大小便，坐盆汤加温水1000ml（40℃~42℃），坐浴30分钟，每日1次（未婚育者坐浴时用手托高阴囊，使阴囊及睾丸离开水面）。10日为1个疗程，每个疗程间隔1周，共治疗3个疗程。

处方来源： 曾晔，赖海标，钟亮，等. 坐盆汤坐浴治疗慢性非细菌性前列腺炎的临床观察［J］. 中医外治杂志，2005（02）：16-17.

3.脾肾阳虚型

【症状】病久体弱，腰骶酸痛，倦怠乏力，精神萎靡，少腹拘急，手足不温，小便频数而清长，滴沥不尽，阳事不举，劳则精浊溢出，舌淡苔白，脉沉无力。

【治法】温补脾肾，佐以行气。

（1）坐浴

【组方1】淫羊藿60g，大黄20g，丝瓜络、青皮、川楝子、王不留行、丹参各12g，红花、制乳香、制没药、牛膝、萆薢、石菖蒲各9g。

【制用法】布包，加水4000ml浸泡40分钟，煮沸后再煎30分钟，煎取药液约2500ml左右，待药液温度降至60℃~70℃后置于专制的熏洗椅上，嘱患者熏蒸会阴部20~30分钟；药液温度降至40℃~43℃，会阴部坐浴，每晚1次，每次20分钟以上，必要时再次加温，1付药可反复应用3日（加热后再用）。疗程8周。

处方来源： 雒焕文. 仙灵大黄汤坐浴治疗慢性前列腺炎［J］. 中国实验方剂学杂志，2012，18（12）：289-290.

4.湿热瘀滞证

【症状】主症：小便频急，灼热涩痛，排尿困难，余沥不尽，会阴胀痛或下腹、耻部、腰骶及腹股沟等部位不适或疼痛；次症：小便黄浊，尿道滴白，口苦口干，阴囊潮湿。舌红、苔黄腻、脉弦数或弦滑。

【治则】清热利湿，化瘀止痛。

【组方1】姜黄160g，黄柏160g，厚朴64g，大黄160g，苍术64g，陈皮64g，甘草64g，生天南星64g，白芷160g，天花粉320g。

【制用法】以上10味，粉碎成细粉，过筛，混匀，即得如意金黄散。晚上入睡前取如意金黄散33g用开水5000ml冲泡溶解，先熏蒸会阴部，待金黄散溶液稍冷后熏洗会阴部30分钟，每天1次，连续3个月。

处方来源： 许增宝，杨玉英，庄连奎，等. 金黄散治疗慢性前列腺炎疗效分析［J］. 浙江中西医结合杂志，2005，15（1）：18-19.

【组方2】滑石20g，瞿麦15g，萹蓄15g，川木通6g，车前子15g，土鳖虫15g，琥珀10g，制乳香10g，制没药10g，桃仁10g，红花10g，川楝子10g，甘草10g。

【制用法】将中药放于熏蒸床的高压锅内，加水至最高水位线后密闭高压锅盖，持续电加热至药液蒸汽开始从治疗孔正常喷出后，暂停电加热并嘱患者脱去全身衣物，平卧于熏蒸床后再次启动电加热按钮，使产生的药液蒸汽熏蒸患者的会阴部及腰骶部，每次熏蒸30分钟，每日2次，温度常规控制在（45±1）℃。治疗过程中随时观察患者情况，避免烫伤，患者自觉温热不烫为最佳。未婚或未育患者熏蒸时温度严格控制在45℃以下，同时予无菌棉垫遮挡阴囊四周，防止药物蒸汽直接熏蒸阴囊，同时告知患者熏蒸治疗后3个月内需采取避孕措施。

处方来源：杨兴智，郭宇，熊伟，等. 中药熏蒸联合盐酸左氧氟沙星治疗ⅢA型前列腺炎（湿热瘀滞证）的临床疗效研究［J］. 中华男科学杂志，2017，23（02）：173–177.

四、处方经验

慢性前列腺炎主要表现为排尿类症状和疼痛类症状，多数患者由于慢性前列腺炎病情顽固、缠绵难愈而出现焦虑、抑郁等精神症状，而且不同患者又有其特异性的一些临床表现。因此，近年来一些专家学者提出了前列腺炎综合征的概念，即它是一种具有不同病因、不同临床表现、不同疾病进程且对治疗反应不一的临床综合征。因此，近年来随着对慢性前列腺炎的深入研究与认识，慢性前列腺炎的治疗已经进入综合治疗时代。现代医学对慢性前列腺炎的认识从以感染为核心的NIH四型分类转向UPOINT由六个独立因子构成的表型分类系统，治疗以抗感染为核心转向个体化的综合治疗。而中医学也从以湿热为主转变为湿热、血瘀、肝郁等合并存在的病机特点，治疗则以辨证论治为核心，活血化瘀贯穿始终，内外治结合的综合治疗。外治法作为慢性前列腺炎综合治疗的一部分发挥了重要的作用。

常用金银花、黄连、黄柏、败酱草、土茯苓、细辛、山豆根、丹参、泽兰、附子、川牛膝、猪苓、石韦等药。腰痛明显者加炒杜仲、山药、狗脊；性功能紊乱者加淫羊藿、补骨脂、仙茅；头晕乏力、夜卧不安者加党参、白茯苓、夜交藤、酸枣仁；肾阳虚明显者加仙灵脾、巴戟天、蛇床子；肾阴虚明显者加旱莲草、女贞子、熟地、元参等。

［参考文献］

［1］李海松，韩亮，王彬. 慢性前列腺炎的中医药研究进展与思考［J］. 环球中医药，2012，5（07）：481–484.

［2］李海松，王彬，赵冰. 慢性前列腺炎中医诊治专家共识［J］. 北京中医药，2015，34（05）：412-415.

［3］张敏建，宾彬，商学军，等. 慢性前列腺炎中西医结合诊疗专家共识［J］. 中国中西医结合杂志，2015，35（08）：933-941.

（王　彬　党　进）

第五章 骨科疾病

第一节 骨关节炎

一、概述

骨关节炎是一种以关节软骨退行病变和继发性骨质增生为特征的慢性关节疾病，X线下主要病理改变为关节间隙变窄、关节面硬化、髁间隆起变尖等。症状主要表现为反复的关节疼痛、晨僵、关节摩擦音、摩擦感等。典型的临床表现包括疼痛，僵硬和关节变形。骨关节炎属于中医学的"痹证"范畴。

二、病因病机

引起痹证的病因有内因、外因之分，内因者为饮食药物失当、跌仆损伤、老年久病，外因者为感受风寒湿邪、风湿热邪。病初病位邪在经脉、筋骨、肌肉、关节，日久也可由经络累及脏腑。痹证的基本病机为风、寒、湿、热、瘀等邪气滞留肌体、筋脉、关节、肌肉，经脉闭阻，病理性质为虚实相兼，病理演变过程病初邪在经脉，累及筋骨、肌肉、关节，日久耗伤气血，损及肝肾，虚实相兼。张志泽、何建华[1]经典古籍的查阅认为"肝主筋""肾主骨"，骨节乃气血在经络聚集交汇之所。因此，本病病机为肝肾精亏、瘀血风寒凝滞经络而致使骨节气血痹阻失养而发病。

三、辨证论治

痹证的辨证要点是一辨邪气盛衰，二辨虚实。痹痛游走不定，为风邪盛；痛势较甚，痛有定处，遇寒加重，为寒邪盛；关节酸痛、重着、漫肿，为湿邪盛；关节肿胀，肌肤焮红，灼热疼痛，为热邪盛。痰邪所致者，关节疼痛日久，肿胀局限，或见皮下结节；瘀邪所致者为关节肿胀，僵硬，疼痛不移，肌肤紫暗或瘀斑；实证者，为痹证新发，风、寒、湿、热、痰、瘀之邪明显；虚痹者为痹证日久，耗伤气血，损及脏腑，肝肾不足。刘完素在《宣明方论》中明确地提出了骨痹的病名，并提出了骨痹之病位在肾的观点，认为治疗骨痹之方法在于"治肾脏风寒湿"。《景岳全书》中张介宾在内经的基础上对痹病进行了分析，肯定了风寒湿为"痹之大则"，认为"痹本阴邪"，故"寒多而热少"。《中医骨伤科常见病诊疗指南》[2]将骨痹分为寒湿痹阻、湿热痹阻、气滞血瘀、肝肾亏虚、气血虚弱五个证型。

1. 寒湿痹阻证

【症状】关节疼痛重着，遇冷加剧，得温则减，可伴有腰身重痛。舌质淡，苔白腻，脉濡缓。

【治则】温经散寒、养血通脉。

治法

（1）熏蒸

【组方】艾叶60g，透骨草30g，伸筋草30g，黄芪30g，桂枝20g，红花20g，苏木20g，制川乌15g，桑枝20g，制草乌15g，莪术15g，三棱15g，防己15g，猪苓15g，茯苓15g。

【制用法】去渣取汁后置于医用熏洗桶内，将桶内温度控制在37℃左右。将患肢完全浸泡于药液中，每次浸泡45分钟，每日1次，7天为1个疗程，共治疗4个疗程。

处方来源：刘锡军，左力. 独活寄生汤内服联合热通汤熏洗对风寒湿痹型膝骨关节炎疗效观察［J］. 辽宁中医药大学学报，2019，21（02）：195-198.

（2）塌渍

【组方1】川乌头5g，草乌头5g，豨莶草15g，臭梧桐15g，络石藤12g，秦艽12g，伸筋草12g，路路通12g，薏苡仁12g，海风藤12g，老鹳草12g，五加皮12g，常春藤12g，桂枝15g，桑枝12g，红花12g。

【制用法】将一剂药倒入3000ml水中加热煎至1500ml后，倒入适宜的容器中，将患膝置于容器上方熏蒸，待药液冷却到40℃左右时将患部用浸泡入药液的毛巾趁热渍渍30分钟，每日2次，7天为1个疗程。可用2~4个疗程。

处方来源：郜志宏，李霞. 中药渍渍法配合推拿治疗膝关节骨性关节炎40例［J］. 中国民间疗法，2010，18（1）：19.

2. 湿热痹阻证

【症状】关节红肿热痛，屈伸不利，触之灼热，步履艰难，可伴有发热，口渴不欲饮，烦闷不安。舌质红，苔黄腻，脉濡数或滑数。

【治则】清热除湿、通络止痛。

治法

（1）外洗

【组方】川芎、川牛膝、乳香、没药各20g，芒硝50g，威灵仙、延胡索、地骨皮、丹皮、独活、黄柏、赤芍各30g。

【制用法】水煎取汁，适温浸泡患处，每日早、中、晚各浸泡30分钟。

处方来源：谭顺祥．中西医内外合治热痹体会［J］．实用中医药杂志，2015，31（7）：680-681.

（2）熏洗溻渍

【组方】海桐皮、毛冬青、茯苓、滑石、黄柏各30g，延胡索、防己各20g，苍术、土茯苓、马勃、牡丹皮、赤芍各15g。

【制用法】加水2000ml，煮沸15分钟，凉至70℃左右，倒入清洁盆中，将患肢放在熏洗架上，外盖毛巾，不使热气外透，先熏洗患肢膝关节，待温度皮肤可接受时（约40℃），可用毛巾或纱布蘸汤液外洗，反复十几遍，最后将浸湿的毛巾放在患部。每天早晚各1次，每次45分钟。每天1剂，20天为1个疗程。

处方来源：梁彩云，谢日升，王亚军，等．中药熏洗联合微创经筋刀治疗膝骨性关节炎临床疗效及护理体会［J］．新中医，2015，47（4）：289-291.

3.气滞血瘀证

【症状】关节疼痛如刺，休息后痛反甚，可伴有面色黧黑。舌质紫暗，或有瘀斑，脉沉涩。

【治则】活血化瘀、通络止痛。

治法

熏蒸

【组方】川牛膝100g，没药50g，当归、白芍、红花、桃仁、地龙各20g，透骨草、伸筋草各30g。

【制用法】制成浓煎剂，装入中药熏蒸机中熏蒸患膝，每日1次，每次30分钟。每周5次，1周为1个疗程，共进行2个疗程。

处方来源：仲跻申，张栋梁．消瘀通膝汤熏蒸治疗膝骨性关节炎血瘀证疗效观察［J］．吉林中医药，2012，（11）：1124-1125.

4.肝肾亏虚证和气血虚弱证

肝肾亏虚证

【症状】关节隐隐作痛，可伴有腰膝酸软无力，酸困疼痛，遇劳更甚。舌质红，少苔，脉沉细无力。

【治则】滋补肝肾。

气血虚弱证：关节酸痛不适，可伴有少寐多梦，自汗盗汗，头晕目眩，心悸气短，面色少华。舌淡，苔薄白，脉细弱。

【治则】补气养血。

治法

外洗

【组方】独活寄生汤为基本方，独活9g，桑寄生15g，杜仲15g，川牛膝15g，秦艽9g，茯苓15g，肉桂6g，防风6g，川芎6g，党参15g，当归12g，芍药10g，干地黄10g，甘草6g。运用时随证加味，痛甚者加制川乌3g；湿甚者加薏苡仁15g，苍术15g；寒甚者加干姜6g；肾阴虚明显者去肉桂加枸杞15g，肾阳虚明显加仙茅6g。

【制用法】将上述药物煮沸30分钟，倒入桶内，加入陈醋50ml，趁热熏洗膝关节，边洗边在患膝按摩，直至药液温度变为温热，再将患膝浸泡于药液中，每日熏洗1次，每次20分钟，10天为1个疗程，连续治疗3个疗程。

处方来源：韩锋．独活寄生汤内服外洗配合针灸治疗膝关节骨性关节炎35例疗效观察［J］．临床合理用药2011，4（12）：85–86.

四、处方经验

骨关节炎患者多于中年以后发病，素体肝肾亏虚，加之过度劳累或外伤，日积月累，筋骨受损，营卫失调，气血受阻，筋脉凝滞，筋骨失养，致生此病。本病本虚标实致病，以寒湿、瘀血、湿热、痰浊为标，以肝脾肾亏虚为本，证候以寒湿痹阻证或肝肾亏虚之证居多，初痹者应祛邪通络为主，治疗宜祛风、散寒、除湿、清热、化瘀；久痹者应补肝肾、益气血。按照急则治标，缓则治本的原则，标本兼顾。临证用药上，本病的治疗以祛风除湿、活血化瘀、补益肝肾为主。外洗湿敷常用的药物，以祛风湿药（川乌、草乌、透骨草、伸筋草、独活、秦艽、桑枝、防己）、活血化瘀药（乳香、没药、红花、桃仁、当归、三棱、莪术、川芎）、补肝肾药（桑寄生、杜仲、川牛膝、熟地）多见。

［参考文献］

［1］张志泽，何建华．骨性关节炎的中医外治法综述［J］．中国实用医药，2017，10（12）：195–197.

［2］中华中医药学会．中医骨伤科常见病诊疗指南［S］．北京：中国中医药出

版社，2012：55-58.

第二节　颈椎病

一、概述

颈椎病[1]系指因颈椎间盘退行性改变及其继发性改变，刺激或压迫相邻脊髓、神经、血管和食管等组织，并引起相应的症状和体征者，称为颈椎病。颈椎间盘的退行性改变，骨质增生，颈椎周围的肌肉、肌力不协调导致的颈椎失稳等病因，引起颈椎周围脊神经、颈髓、椎动脉和交感神经受刺激或压迫而出现一系列临床症状和体征。国外Garfin等著的《罗思曼-西蒙尼脊柱外科学》及Keith等著的《脊柱外科学》将颈椎病分为神经根型和脊髓型两型[2~3]。2018年6月，《中华外科杂志》刊出：颈椎病的分型、诊断及非手术治疗专家共识（2018）一文，主张将颈椎病分为颈型、神经根型、脊髓型和其他型，其中其他型包括椎动脉和交感型[4]。颈椎病属于中医学"痹证"、"骨痹"、"项痹"、"痿证"、"头痛"、"眩晕"等范畴，其描述见于《灵枢·经脉》"不可以顾，肩似拔，臑似折…，颊肿，颈、颔、肩、臑、肘、臂外后廉痛。"《灵枢·杂病》："项痛不可俯仰，刺足太阳；不可以顾，刺手太阳也。"

二、病因病机

《古今医鉴》中记载："病臂痛为风寒湿所搏；有血虚作臂痛，盖血不荣筋故也，因湿臂痛，因痰饮流入四肢，令人肩背酸，两手软痹。"《医碥》中记载"项强痛，多由风寒邪客三阳，亦有痰滞湿停，血虚闪挫，久坐失枕所致。"《素问·痹论》描述了病因病机："五脏皆有合，病久而不去者……故骨痹不已，复感于邪，内舍于肾；筋痹不已，复感于邪，内舍于肝"；《诸病源候论·风痹证》也记载："痹者，风、寒、湿三气杂至，合而为痹，其状肌肉顽厚或疼痛"。本病属本虚标实之证，多为虚实夹杂，为肝肾亏虚、气血不足、感受外邪及气滞血瘀，"不通则痛"、"不荣则痛"，致局部出现疼痛、麻木、或伴有功能障碍等诸多临床症状，可归纳总结为"寒"、"虚"、"滞"的特点，现代医家施杞[5~6]认为从气血的角度阐述颈椎病的病因病机，认为"气虚血瘀、本虚标实"是颈椎病根本病机。瘀血阻络，不通则痛；瘀血不去，新血不生，不荣则痛，并认为神经根型颈椎病早期多为"痹证"，而后期多属"痿证"范畴。

三、辨证论治

颈椎病的辨证，首先是辨虚实，次辨病邪特点。早期以实证为主，中晚期则多虚实夹杂，甚至以虚证为主。由于颈椎病的临床表现多种多样，中医对颈椎病的分型暂无统一的标准，《中医骨病学》将其分为肾元亏虚、肝血不足和风寒湿3型；《中药新药临床研究指导原则》则分为风寒阻络、气滞血瘀、气血不足、肝阳上亢4型；2016年版《中医病证诊断疗效标准》，将颈椎病分为风寒湿型、肝肾不足型、痰湿阻络型、气滞血瘀型、气血亏虚型5型。目前临床上中医外治疗法多根据西医病理分型进行治疗，根据文献报道，主要涉及颈型、神经根型和椎动脉型3型。

颈型颈椎病

熏洗

【组方】醋三棱20g，威灵仙20g，千年健20g，花椒10g，炒桃仁10g，透骨草30g，伸筋草30g，红花10g，艾叶10g，香加皮20g，海桐皮20g，苏木10g，醋莪术20g，白芷15g。

【制用法】采用中药熏洗治疗床，患者仰卧位，使颈部露出，熏洗时间30分钟/次，每天2次。16天为1个疗程。

处方来源： 席世珍，范亚朋，李新生．仰卧角度牵引联合中药熏洗治疗颈型颈椎病的疗效观察［J］.湖南中医药大学学报，2020，40（4）：494-497.

溻渍

【组方1】葛根40g，桂枝30g，五加皮30g，续断30g，丹参30g，当归30g，威灵仙30g，荆芥30g，桑枝30g，防风10g。

【制用法】上药加入纯净水1000ml煎煮40分钟，浓缩至500ml，分离药液与药渣，药渣装入无纺布药袋中。暴露患处，用药液熏洗患处，将药袋置于疼痛部位，药液淋于药袋上，理疗灯65℃照射25分钟，照射期间保持药袋湿润，1周为1个疗程，共治疗4个疗程。

处方来源： 方娴，许远．中药熏洗联合针刺治疗颈型颈椎病的临床疗效观察［J］.中国中医药科技，2020，27（3）：411-413.

【组方2】透骨草20g，伸筋草30g，葛根50g，川芎20g，金银藤20g，鸡血藤20g，白芷20g，赤芍30g。

【制用法】水煎药液，去渣，放在不锈钢盆中。把厚毛巾叠成块状，浸在药液中。适度拧干浸湿药液的湿毛巾，放在颈肩部热敷。每次0.5小时。每周1次，连续干预12周。

处方来源：于川，申斌，余威. 颈型颈椎病中医外治防治方案临床研究［J］. 光明中医. 2019, 34（17）：2585-2588.

【组方3】透骨草、红花、木瓜、川牛膝、伸筋草、桑枝、刘寄奴各15g，草乌、川乌、花椒各12g，艾叶、桂枝各9g。

【制用法】用棉布药包将上述药物装在里面，然后用温水泡20分钟，再用小型洗衣机甩干，最后用微波炉加热1分钟。把药包置于患处30分钟，再用射频灯加热保持恒定温度（防止烫伤患处），每天1次。14天为1个疗程。

处方来源：卜献忠，卜宝丽，张龙昌，等. 中药渍渍配合针刺治疗痹痛型颈椎病56例临床观察［J］. 世界最新医学信息文摘，2019, 19（98）：208-209.

神经根型颈椎病

渍渍

【组方1】制川乌、制草乌各50g，红花、鸡血藤、葛根各30g，乳香、没药各10g，羌活、独活各20g，当归、丹参各30g，薄荷10g。

【制用法】制成散剂，使用时加入适量冰片，用酒拌湿，用纱布外包成厚度为1cm的药袋敷于颈部。用TDP治疗仪为热源加热药物，灯距为10~20cm，每次30分钟，每日1次，10天为1个疗程。

处方来源：吴成举，刘海英，谢鑫. 推拿联合中药热敷治疗神经根型颈椎病疗效观察［J］. 中国中医急症，2008, 17（5）：624-625.

【组方2】伸筋草30g，透骨草30g，千年健25g，独活25g，两面针20g，红花20g，乳香20g，没药20g，赤芍20g，桂枝15g。

【制用法】按处方将上药炮制合格，称量配齐，纱布包好，放入瓦锅中加水200ml，文火煮开10分钟，加白酒1两，再煮开5分钟，待药液冷却至50℃~60℃时抓起药包蘸取药液轻轻按揉热敷患处，如此反复约30分钟，每日2次，10天为1个疗程。

处方来源：覃惠芩，张震旺. 康复外洗方烫熨治疗颈椎病87例疗效观察［J］. 内蒙中医药. 2017, 36（8），106-107.

【组方3】制川乌、制草乌各50g，红花、鸡血藤、当归、丹参、葛根各30g，乳香、没药、薄荷各10g，羌活、独活各20g。

【制用法】冰片适量，用酒调成膏状，用纱布包成厚度约1cm的药袋，取双侧颈夹脊穴外敷，同时取TDP治疗仪，保持灯源距离敷药部位约10~20cm进行加热，每天1剂，每天1次，每次热敷30分钟，连续热敷10天为1个疗程，连续治疗3个疗程。

处方来源： 高婷，吴文婉，王宝玉. 耳穴贴压联合中药穴位热敷治疗神经根型颈椎病疗效观察. 新中医 2015，47（12）：198-200.

【**组方4**】秦艽15g，伸筋草15g，透骨草15g，羌活15g，独活15g，威灵仙15g，丹皮15g，元胡15g。

【**制用法**】俯卧位，将温度适宜的药液倒入容器内，敷布浸湿药液后夹出，拧至不滴药液为度，敷于患处。TDP治疗仪照射20分钟。每日1次，10次1个疗程。

处方来源： 姚洪延. 中药熏药结合针灸治疗神经根型颈椎病的疗效观察［J］. 中医中药，2018，16（22）：205-206.

熏洗

【**组方1**】葛根20g，桑枝15g，桂枝10g，伸筋草30g，透骨草30g，红花15g，花椒30g，川乌12g，草乌12g，赤芍15g，木瓜15g，当归20g，鸡血藤15g。

【**制用法**】煎药20分钟，加熏醋500ml，擦洗颈肩部，边洗边予以按揉，之后将药渣装于布袋，热敷于颈肩部，2~3次/天，2周1个疗程。

处方来源： 赵军，董万涛，邓强. 坐位拔伸旋转手法配合中药熏洗热敷治疗根型颈椎病194例［J］. 甘肃中医，2009，2（7）：47-48.

【**组方2**】黄芪50g，红花20g，当归30g，丹参30g，泽兰20g，桂枝20g，独活20g，木瓜30g，桑寄生30g，骨碎补30g。

【**制用法**】用2000ml凉水浸泡1小时，煎煮取汁500ml，再加水2000ml，煎煮取汁500ml，将2次煎汁混合；用时将药液加热（以患者稍感温热能耐受为宜），熏洗颈背部，每次30分钟，每日2次，药液连续可反复使用2次。20次为1个疗程。

处方来源： 翟太进. 牵引加手法下配合中药熏洗治疗神经根型颈椎病61例［J］. 中国中医急症，2009，18（9）：1526-1527.

【**组方3**】五加皮15g，五味子30g，独活10g，羌活10g，威灵仙10g，红花15g，当归10g，桂枝9g，川芎10g，桑枝10g。

【**制用法**】装布袋，加水1500ml，陈醋500ml，沸后煎20分钟，从火上取下，用蒸气熏颈项部，待水温降至不烫皮肤时，用药袋托敷颈项肩、背部30分钟（水凉时，可置火上温热后再洗）。每日2次，2日1剂，15天为1个疗程。此法为熏蒸合并漯。

处方来源： 徐克武，杨斌武，宋贵杰. 中药熏洗配合手法治疗神经根型颈椎病158例疗效分析［J］. 中医正骨，2000，12（12）：30.

【组方4】透骨草、伸筋草各30g，威灵仙、五加皮、千年健、三棱、莪术各20g，艾叶、川椒、红花各10g。

【制用法】患者平卧，颈部暴露于熏洗雾化孔，颈部前方及双侧用毛巾被掩盖，避免药汽散发，温度以个体耐受为度，1天2次，每次30分钟。10天为1个疗程。

处方来源：李志强，鲍铁周，李新生. 熏洗方配合牵引治疗神经根型颈椎病[J]. 陕西中医，2011，32（4）：439-441.

【组方5】当归20g，骨碎补15g，牛膝15g，防风15g，伸筋草15g，豨莶草15g，凤眼草15g，川椒15g，红花10g，生艾叶10g，乳香10g，没药10g。

【制用法】装袋封口，冷水浸泡1~2小时，煮沸15分钟，煎汤熏洗患处。每日2次，10天为1个疗程。

处方来源：胡延民，张秉武，陆海荣. 牵引联合手法和中药熏洗治疗神经根型颈椎病[J]. 中华全科医师杂志. 2003，2（3）：179.

熏蒸

【组方】制川乌、制草乌、木芙蓉叶、白芷各10g，羌活、艾叶、桂枝、伸筋草各15g。

【制用法】煎取药液，倒入药缸内，颈肩部熏蒸。每天1次，2周为1个疗程。

处方来源：胡松峰，夏炳江，胡广操. 天元神圣散熏蒸联合推拿治疗神经根型颈椎病50例[J]. 浙江中医杂志，2019，54（5）：337.

熏蒸溻渍联用

【组方】当归30g，狗脊30g，丹参20g，桂枝20g，红花15g，独活15g，制川乌6g，制草乌6g，防风15g，透骨草20g，伸筋草20g，骨碎补15g，千年健15g，秦艽15g，桑寄生15g，地龙15g。

【制用法】上述药物放入纱布袋中，然后置于中药熏蒸治疗仪，温度设定为50℃，待温度达到后，患者仰卧于治疗床上，颈项部熏蒸治疗20分钟。治疗后患者仰卧于硬板床上，把装药的纱布袋取出，并在患者颈项部垫上适宜厚度的毛巾，将药袋放在毛巾下进行湿敷治疗20分钟，湿敷时要适量地调整药袋的高度，并在颈椎生理曲度下进行。治疗过程注意温度变化，避免患者烫伤。每日1次，每周连续治疗5次，15次为1个疗程。

处方来源：谭涛，王金贵，高晖. 电针加中药熏蒸湿敷治疗神经根型颈椎病合并阻滞椎32例临床观察[J]. 四川中医，2011，29（01）：12.

溻渍

【组方】伸筋草、透骨草各30g，大黄、川乌、草乌、当归、红花、川芎、川牛膝、杜仲、桑寄生、五加皮、海桐皮各20g，防己、防风各15g，元胡6g。

【制用法】制成易吸收的黄褐色膏剂。用弯盘取膏剂适量，将一块10cm×8cm大小棉纱布放入盘中浸透，再将药纱置于颈部痛点处，同时以TDP治疗仪照射，以促进局部药物的进一步吸收，增强其药力。治疗时应经常询问患者的感觉和观察患者皮肤颜色的变化，避免温度过高烫伤患部皮肤，合适的温度一般为40℃左右。每次照射30分钟，每日2次，15天为1个疗程。

处方来源： 张云飞，郭艳幸．颈椎牵引配合中药塌渍治疗神经根型颈椎病80例临床观察 [J]．中国民族民间医药．60-61．

椎动脉型颈椎病

溻渍

【组方】川芎、木瓜、独活、元胡、穿山龙、伸筋草、羌活、防己、红花和鸡血藤各15g。

【制用法】用40g白酒浸泡24小时，白酒量以高出中药4~5cm为度。浸泡24小时后再用10cm×15cm大小的绒布垫浸泡在药液内，浸透后即捞出，挤去多余药液，敷在颈2、3椎体附近，再用TDP治疗仪照射，照射距离以患者冷热适宜为度，每次照射时间约30分钟，每日1次，10天为1个疗程，共2个疗程。

处方来源： 戴晓红，张宏伟，陈秋欣．头穴丛刺配合颈部中药熏药治疗颈性眩晕临床研究 [J]．针灸临床杂志．2018，34（4）：12-14．

熏蒸

【组方2】川乌头、草乌头、川芎、赤芍、鸡血藤、合欢皮、海桐皮、防风、透骨草、乳香、没药、羌活、秦艽、独活、甘草各10g，丹参12g，红花15g。

【制用法】将上述药物置于60°酒精100ml浸泡7天后备用。将以上药物浸泡液加入汽化药热疗器高压锅内，加清水800ml，接通电源煎煮药至沸腾，患者取仰卧位裸露颈肩部，对准仪器上相应的治疗孔，调节药物蒸汽温度至45℃~48℃。每次40分钟，每日1次。7天为1个疗程。

处方来源： 赵青山，崔宝文，李淑贤，等．联合应用中药汽化疗法治疗椎动脉型颈椎病112例 [J]．河北中医，2012，34（7）：1028-1029．

【组方3】川芎15g，独活15g，桑枝15g，穿山甲15g，红花20g，伸筋草30g，羌活15g，鸡血藤40g，威灵仙15g。

【制用法】将以上中药加入熏蒸机，对颈肩部进行熏蒸。蒸汽温度30℃~40℃。30分钟/次，1次/天，共治疗30天。

处方来源： 叶涛．头穴丛刺联合颈部中药熏药治疗颈性眩晕的临床效果分析

［J］. 内蒙古中医药，2020，3（1）：129-130.

【组方4】桂枝、葛根、当归、川芎、乳香、没药、川乌、草乌、艾叶各15g，桃仁、红花、威灵仙、三棱、莪术各10g，伸筋草、透骨草、鸡血藤各30g。

【制用法】治疗前先将上述中药浸泡后煎煮成药液，每付药煎煮约500ml 药液，去除药渣，将煎煮好的药液倒入药缸内，约注入药液2000ml，开启电源，设定加热温度在90℃时，出现雾化蒸气，嘱患者暴露颈部，将其对准熏蒸口，调节熏蒸距离，尽量保证熏蒸温度在40℃左右，以患者感觉局部温热为度，以免烫伤皮肤，设置治疗时间为30分钟，熏蒸结束后10次为1疗程。

处方来源：张瑞霞. 中药熏蒸加艾灸治疗椎动脉型颈椎病临床观察［J］. 中医药临床杂志，2017，29（7）：1101-1103.

【组方5】葛根8g，川芎10g，当归12g，桃仁10g，羌活10g，红花6g，伸筋草12g，防风8g，木瓜15g，威灵仙10g，艾叶12g。

【制用法】将上药用纱布包裹成袋，加水2500ml煎煮熏蒸，每次20分钟，早晚各1次。每剂中药可用2~3天，10天为1个疗程。

处方来源：饶艳玲，王杨. 舒血宁注射液联合中药熏洗治疗颈椎病的临床观察［J］. 湖北中医药大学学报，2013，15（4）：52-53.

【组方6】独活15g，细辛10g，姜黄20g，红花15g，当归15g，川芎15g，桑寄生15g，怀牛膝15g，羌活15g，秦艽15g，桂枝20g，威灵仙15g。

【制用法】袋装备用。治疗前将中药倒入药物容器内，加水至1000ml，打开电源加热药物40分钟后，将药温保持在50℃左右，对准颈椎病变部位或酸胀痛最难受处熏蒸（患者取卧位），每次30分钟，2次/天，14天为1个疗程。

处方来源：张玮琛，王杨. 刺五加注射液联合中药熏洗治疗颈椎病疗效观察［J］. 现代中西医结合杂志，2008，17（31）：4847-4848.

【组方7】独活12g，红花12g，威灵仙12g，伸筋草12g，牛膝9g，草乌9g，桑寄生9g。

【制用法】研磨成药粉装入布袋中，将布袋放置于熏蒸床水槽中，设定好熏蒸温度和持续时间，让患者仰卧于熏蒸床上，将开关打开，持续熏蒸20分钟，每天1次。治疗2周。

处方来源：陈翔，理筋手法配合中药熏蒸在椎动脉型颈椎病治疗中的增效作用［J］. 江西中医药大学学报，2020，32（4）：54-57.

四、处方经验

颈椎病属本虚标实之证，多为虚实夹杂，以风、寒、湿、痰、瘀为标，以肝肾、气血亏虚为本，临床以风寒湿型、痰湿阻络型、气滞血瘀型多见，按照急则治标，缓则治本的原则，标本兼顾。临证用药上，本病的治疗以祛风除湿、活血通络为主，辅以滋补肝肾。外洗湿敷常用的药物，以祛风湿药（川乌、草乌、透骨草、伸筋草、独活、秦艽、桑枝、木瓜）、活血化瘀药（乳香、没药、红花、桃仁、当归、鸡血藤、三棱、莪术、川芎）、补肝肾药（狗脊、骨碎补、桑寄生）多见。

［参考文献］

［1］董志锋，任春贞. 颈椎病治疗的研究进展，世界最新医学信息文摘，2018，18（16）：105，113.

［2］GARFIN S R，EISMONT F J，BELLG R，et al. 罗思曼-西蒙尼脊柱外科学. 7版英文影印版［M］. 北京：北京大学医学出版社，2019：380-692.

［3］KEITH H，RONALD L. 脊柱外科学［M］. 胡有谷，党耕町，唐天驷，译. 2版. 北京：人民卫生出版社，2000：1425-1442.

［4］中华外科杂志编辑部. 颈椎病的分型、诊断及非手术治疗专家共识（2018）［J］. 中华外科杂志，2018，56（6）：401-402.

［5］施杞，王拥军，沈培芝，等. 益气化瘀法延缓颈椎间盘退变机制研究［J］. 医学研究通讯，2003，32（6）：26-27.

［6］莫文，王拥军，吴弢，等. 施杞运用中医药治疗颈椎病的经验［J］. 上海中医药杂志，2017，51（11）：1-5.

［7］席世珍，范亚朋，李新生. 仰卧角度牵引联合中药熏洗治疗颈型颈椎病的疗效观察［J］. 湖南中医药大学学报，2020，40（4）：494-497.

第三节　类风湿关节炎

一、概述

类风湿关节炎是一种慢性、炎症性疾病，临床表现以对称性多关节炎为主，基本病理改变为滑膜炎，造成关节软骨、骨和关节囊的破坏，亦可造成多器官、多系统损害，有一定的致畸性，严重影响患者的生活质量。类风湿关节炎在中医属于"痹证"、"顽痹"、"白虎历节"等病的范畴。《济生方·痹》云："非独责之于风寒湿，体虚相合，痹证乃生。"二十世纪八十年代，焦树德[1]在总结前人论述的基础上，发表了《尪痹刍议》一文，提出将此类导致关节肿胀变形、屈伸不利、骨质破坏的痹证称为"尪痹"，受到现代医家的普遍认同。

二、病因病机

《素问·痹论》曰："风寒湿三气杂至，合而为痹也。"而《素问·评热病论》曰："邪之所凑，其气必虚。"《金匮要略·中风历节病脉证并治》曰："寸口脉沉而弱，故曰历节。"则指出正气虚弱是本病产生的根本原因。脏腑亏虚、营卫气血失调为本，风寒湿热等外邪侵袭为标，内虚外扰，两者相合发为此病。痹证日久，多伤及脾肾之气，气为血之帅，气不行则血不流，血不流则瘀滞为患；脾肾为主管水液代谢之脏，水津不布则聚而为痰，因虚致实，痰瘀互结，迁延不愈，终成身体尪羸之难治之证[2]。路志正[3]认为，脾胃虚则运化无源，四肢肌肉失于气血濡养，加之脾虚生内湿，湿聚成痰，血虚成瘀，痰瘀互结，致关节变形，疼痛难耐。陈平[4]认为，对于年岁已高或病程日久的类风湿关节炎患者而言，病机关键为肝肾不足，尤以肾气亏损、肾精亏虚为甚，造成病程后期形成一系列痰、瘀等病理产物，加重类风湿关节炎病情演变。张琳英等[5]认为，类风湿关节炎有家族遗传特征，肾为先天之本，肾的先天之精继之于父母，影响后天生长发育，乃至疾病遗传。焦树德[6]将"尪痹"的病因病机归结为素体肾虚、感受三邪、内舍肝肾，这与传统正虚外感的认识相一致，更加突出肝肾的受累，意在提示骨侵蚀的中医致病机制。

三、辨证论治

本病的基本病机为正虚感邪，邪滞经脉。类风湿关节炎属于痹证范畴，其辨证要点一是辨邪气盛衰，二辨虚实。急则治标，缓则治本，或标本兼治。应灵活掌握标本主次，具体治法根据虚实、寒热及病邪的偏盛，或扶正或祛邪，或攻补兼施。实证以祛风、散寒、利湿、清热等祛邪为主，兼以扶正；虚证以补肝肾、健脾胃、益气血为主，兼以祛邪；虚实夹杂者攻补兼施，其中通络贯穿于治疗的始终。病情顽固、缠绵不愈是类风湿关节炎的本质特点。明·龚信《古今医鉴》曰："盖由元精内虚，而为风寒湿三气所袭，不能随时祛散，流注经络，入而为痹。"目前类风湿关节炎的证候分型缺乏统一的标准。娄多峰[7]分为气血亏虚、风寒湿痹、寒邪痹阻、风湿热痹、热邪痹阻、寒热错杂、瘀血痹阻五型。周仲瑛[8]分风寒湿痹、风湿热痹、寒热夹杂痹、痰瘀痹阻、久痹正虚（肝肾不足、气血虚痹）五型。根据国家中医药管理局颁布的《中医病证诊断疗效标准》，将类风湿关节炎（尪痹）分为风寒湿阻、风湿热郁、痰瘀互结、肾虚寒凝、肝肾阴虚、气血亏虚六个证型。在中医外洗湿敷治疗方面，由于风寒湿阻、风湿热郁型多处于疾病的活动期，因而相关文献报道较多；而痰瘀互结、肾虚寒凝、肝肾阴虚、气血亏虚型多属于疾病的缓解期，其中痰瘀互结、肾虚寒凝型相关文献报道较少，而肝肾阴虚、气血亏虚型相关文献未能检索到，说明中医外治法对于类风湿关节炎活动期有明确的治疗作用，可迅速改善病情，而对类风湿关节炎缓解期的临床研究少[9]。

1. 风寒湿阻型

【**症状**】关节肿胀疼痛，痛有定处，晨僵屈伸不利，遇寒则痛剧，局部畏寒怕冷。舌苔薄白，脉浮紧或沉紧。

【**治则**】祛风散寒，祛湿通络。

治法

（1）熏蒸

【**组方**】川乌、草乌各30g，桂枝、细辛、伸筋草、透骨草、红花各20g，川椒15g。

【**制用法**】将准备好的中药倒入蒸锅内，加1500~2000ml水煮沸，扶患者坐或躺在熏蒸机上熏蒸，四周密封，头面部暴露，每次15分钟，每天1次，7~10天为1个疗程。

处方来源：史进萍. 熏蒸联合针灸治疗类风湿关节炎临床研究［J］. 中医学报，2013，28（10）：1599-1600.

（2）熏洗

【**组方1**】鸡血藤30g，制川乌15g，制草乌15g，桂枝15g，生姜15g，干姜10g，吴茱萸10g，红花10g，制马钱子6g，醋20ml。

【**制用法**】加水1000ml煎煮后，双足、双手进行中药熏洗，保持水温在30℃~40℃，时间大于30分钟，日1次。2周为1个疗程。

处方来源：刘勇. 尪痹中药熏洗汤治疗类风湿关节炎寒湿痹阻型临床观察［J］. 实用中医药杂志. 2019，35（3）：282-283.

【**组方2**】独活15g，细辛10g，姜黄20g，红花15g，当归15g，川芎15g，桑寄生15g，怀牛膝15g，羌活15g，秦艽15g，桂枝20g，威灵仙15g。

【**制用法**】浸泡1小时，煮沸10分钟，滤出药液1000ml。熏洗双手、双腕、双足、双踝及双肘等关节，每日2次，30天为1个疗程。

处方来源：王杨，张玮琛. 中药熏洗法治疗类风湿性关节炎90例临床观察［J］. 辽宁中医杂志，2008，3（10）：1520-1521.

【**组方3**】制川乌、制草乌、桂枝、红花各20g，细辛6g，独活、羌活、当归、川芎、怀牛膝、桑寄生、乌梢蛇各30g，蜈蚣1条。

【制用法】煎取药液，熏洗双手、双腕、双足、双踝及双肘等关节。8周为1个疗程。

处方来源：张健，郑世江，郭艳. 中医内服外洗法联合西药治疗寒湿痹阻型类风湿性关节炎的疗效观察［J］. 世界最新医学信息文摘，2018，18（46）：152-155.

【组方4】川乌、草乌各20g，透骨草、伸筋草各30g，千年健、威灵仙各60g。

【制用法】煎取药液，熏洗双手、双腕、双足、双踝及双肘等关节。30天为1个疗程。

处方来源：郑虹，李恒飞. 加减蠲痹汤内服外熏治疗类风湿性关节炎临床观察［J］. 湖北中医药大学学报，2013，15（5）：55-56.

【组方5】羌活15g，独活15g，秦艽10g，当归20g，川芎15g，海风藤10g，桑枝10g，乳香10g，木香10g，木瓜10g，薏苡仁30g，炒鸡内金10g，神曲10g，葛根20g，白芍20g，忍冬藤20g，千年健20g，甘草6g，橘红30g。

【制用法】400ml水煎，每日1剂，分2次口服；并使用煎药后药渣熏洗病变部位，每日1次，每次1小时。8周为1个疗程。

处方来源：郑虹，李恒飞. 加减蠲痹汤内服外熏治疗类风湿性关节炎临床观察［J］. 湖北中医药大学学报，2013，15（5）：55-56.

【组方6】艾叶60g，伸筋草30g，透骨草30g，黄芪30g，红花20g，苏木20g，桂枝20g，桑枝20g，制川乌15g，制草乌15g，三棱15g，莪术15g，防己15g，茯苓15g。

【制用法】煎取药液，将其置入熏洗桶中，并使其温度控制在38℃左右，将患肢置于其中，1天1次，1次45分钟，7天为1个疗程。

处方来源：林炳钦. 热通汤熏洗对类风湿关节炎（寒湿痹阻型）的临床治疗观察［J］. 中医临床研究，2019，11（12）：66-67.

（3）熏蒸、药浴

【组方1】制川乌、制草乌、羌活、独活、伸筋草、秦艽、四叶参、丁香各30g，桂枝、木瓜、黄芪、石斛、姜半夏、丹参、姜黄各15g。

【制用法】1500ml熏洗液备用。干蒸治疗时，将干蒸房的火山石烤红，房内温度45℃~50℃，取250ml熏洗液加1500ml自来水混匀，浇在火山石上，患者即入房进行熏蒸10~15分钟；湿蒸治疗时，湿蒸房内取250ml熏洗液加入蒸汽锅内煮沸，房内充满药蒸汽、温度40℃~50℃时，患者即入房进行湿蒸15~20分钟；药浴治疗时将按摩浴缸内盛75L水加入1000ml熏洗液混匀，患者仰卧于缸中，开动气冲及水冲开关，治疗30分钟。上述治疗均3天1次，连续治疗10次。30天为1个疗程。

处方来源：童利民，郭杰，潘丽．中药熏蒸浴治疗风湿性关节炎［J］．中国康复，2006，21（2）：122.

【组方2】桂枝15g，白芍30g，附子15g，桃仁20g，红花20g，当归30g，川芎30g，羌活15g，独活15g。

【制用法】初次加水1500ml，煎煮30分钟后撤火可先用热汽熏蒸，待冷却至40℃时，开始浸泡受累四肢关节，水温过低可以适当加热，每次浸浴时间不低于30分钟，每天浸浴3~5次。每剂中药浸浴3天后弃用。27天为1个疗程。

处方来源：邵启峰，杨平．中药浸浴外治类风湿关节炎43例疗效观察［J］．光明中医，2015，30（10）：2122-2123.

（4）溻渍

【组方】独活、川牛膝、白芥子、川芎、延胡索、艾叶、威灵仙、鸡血藤、海风藤、穿山龙、泽兰、泽泻、透骨草各30g。

【制用法】加水3L后加热煎煮至1.5L，倒入容器中，将5条治疗巾浸泡其中；待中药药液温度降至40℃~45℃时，分别将5条治疗巾取出逐个置于病变膝关节上，并外用塑料膜覆盖固定，进行30分钟的溻渍治疗；30分钟后将治疗巾取下，清理膝关节表面，治疗结束。每天2次，每次约30分钟，8周为1个疗程。

处方来源：薛智丰，韦尼，王华新，等．溻渍疗法治疗类风湿性关节炎膝关节病变患者44例［J］．环球中医药，2016，9（9）：1122-1124.

2.风湿热郁型

【症状】关节红肿疼痛如燎，晨僵，活动受限。兼有恶风发热，有汗不解，心烦口渴，便干尿赤。舌红，苔黄或燥，脉滑数。

治法：清热除湿，活血通络。

（1）熏蒸

【组方】忍冬藤、络石藤各30g，秦艽、豨莶草、伸筋草、透骨草、红花各20g，川椒15g。

【制用法】将准备好的中药倒入蒸锅内，加1500~2000ml水煮沸，扶患者坐或躺在熏蒸机上熏蒸，四周密封，头面部暴露，每次15分钟，每天1次，7~10天为1个疗程。

处方来源：史进萍．熏蒸联合针灸治疗类风湿性关节炎临床研究［J］．中医学报，2013，28（10）：1599-1600.

（2）熏洗

【组方1】雷公藤30g，络石藤30g，伸筋草30g，透骨草30g，红花15g，苏木15g，徐长卿15g。（安徽中医药大学第一附属医院风湿病科科内协定方）

【制用法】加水3000ml，煎煮至沸后25分钟取其药汁，所剩药渣再加水2000ml，煎煮至沸后25分钟复取药汁；合并两次药汁置于足浴盆内，先以高温药汁熏洗患足，待药汁温度降至约40℃~45℃（以患者感觉耐受为准）时将患足没入药液内浸泡30分钟，每日1次，30天为1个疗程。

处方来源： 王桂珍，刘健，黄传兵，等. 新风胶囊联合中药熏洗治疗类风湿关节炎的临床疗效研究［J］. 时珍国医国药，2018，9（2）：374-376.

【组方2】豨莶草40g，伸筋草40g，姜黄20g，刘寄奴15g，苏木10g，月季花10g，艾叶30g为主方。寒甚加桂枝15g，海风藤40g，附子10g；热甚加络石藤40g，桑枝20g，海桐皮20g；肿甚加威灵仙15g，红花12g；痛甚加川、草乌各15g，羌、独活各20g；湿甚加防己15g；久病者加桃仁20g，红花20g，川芎15g。

【制用法】上方加水200~300ml浸泡30分钟后，煮沸，改文火煎5分钟后，置患肢于药液上方熏蒸5~10分钟。离火，候药液温热时以药液洗泡患肢10分钟后，即以药渣敷于患处10分钟。1天2次，疗程为10天。

处方来源： 钱垠，朱冠珏. 除痹汤熏洗敷治疗类风湿性关节炎临床观察［J］. 中医外治杂志，2001，10（3）：40.

【组方3】豨莶草40g，黄柏20g，赤芍20g，生地20g，汉防己15g，苍术15g，旱莲草20g，蜂房15g、乳香20g，没药20g，徐长卿20g，红花15g，牛膝30g，威灵仙30g，冰片（另溶）10g、薄荷（后下）10g。

【制用法】将刚煎好的药液倒入盆里，用布盖于患处并遮住盆口，进行熏蒸，待不烫人时将患处浸于药液中，时间为半小时，复煎，2次/天。

处方来源： 赦雪仁，陈春雪，曾慧妍. 清痹洗方熏洗对类风湿性关节炎热痹证临床疗效的影响［J］. 广州中医药大学学报，2015，2（6）：436-439.

【组方4】忍冬藤25g，半枝莲25g，络石藤25g，羌活12g，独活12g，牛膝12g，苍术12g，黄柏12g，威灵仙12g，桂枝6g，细辛3g，湿偏盛者可加海风藤、防己、蚕沙和薏苡仁，热象偏盛者可加石膏和生红藤；游走性疼痛者可加赤芍、乌梢蛇和徐长卿；正气不足、气血两虚者可加鸡血藤、防己、蚕沙和党参；久痹不愈者可加穿山甲和地龙。

【制用法】煎取药液，熏洗患肢关节等处。3个月为1个疗程。

处方来源： 杜川，贺雄. 祛痹汤内服及熏洗联合甲氨蝶呤治疗类风湿关节炎疗效及对 ESR、PCT、血清炎症因子的影响［J］. 现代中西医结合杂志，2018，27（16）：1802–1805.

【组方5】干姜20g，丁香20g，肉桂20g，莪术20g，荜茇20g，麻黄20g，高良姜20g，肉豆蔻20g。

【制用法】水煎煮40分钟（煎药机煎药，温度达100℃），浓煎取汁3000ml倒入足浴桶，其内放入一小凳，嘱患者踩在小凳上，先熏蒸，后待药液冷却至38℃左右后再踩入药液中清洗患处，即炎症关节，每次45分钟，2次/天，10天为1个疗程。

处方来源： 阿孜古力·胡达拜地. 针灸治疗配合中药熏洗治疗活动期类风湿关节炎的临床观察［J］. 中国医学创新，9（12）：37–38.

（3）溻渍

【组方】雷公藤15g，清风藤15g，海风藤15g，忍冬藤30g，豨莶草15g。

【制用法】煎取药液，纱布溻渍肿胀疼痛关节。4周为1个疗程。

处方来源： 胡静平，张弘韬，李文新. 四藤一草汤溻渍联合甲氨蝶呤、柳氮磺吡啶治疗类风湿关节炎的临床研究［J］. 中国实用医药. 2018，13（34）：16–18.

3. 痰瘀互结型

【症状】关节漫肿日久，僵硬变形，屈伸受限，疼痛固定，痛如锥刺，昼轻夜重，口干不欲饮。舌质紫暗，苔白腻或黄腻，脉细涩或细滑。

治法：活血行瘀，化痰通络。

熏洗、溻渍

【组方】威灵仙15g，生川乌30g，生草乌30g，川芎15g，伸筋草30g，透骨草30g，五加皮15g，乳香15g，没药15g，艾叶30g，木瓜15g。

【制用法】将上述药物装入纱布袋中，加水4000ml，先浸泡30分钟，煮沸，改文火煎5分钟后，置患肢于药液上方熏蒸，待水温降到适宜温度，即以药液淋洗或浸洗患处。浸洗40分钟后，再加热5分钟，捞出药袋，敷于患处20分钟。每日2次，10天为1个疗程。

处方来源： 朱淑梅. 中药口服加熏洗外敷治疗类风湿性关节炎疗效观察［J］. 中国医药导报，2009，6（3）：68.

4. 肾虚寒凝型

【症状】关节疼痛肿胀，晨僵，活动不利，畏寒怕冷，神倦懒动，腰背酸痛，俯仰不利，天气寒冷加重。舌淡胖，苔白滑，脉沉细。

治法：温阳益肾，蠲痹通络。

熏蒸、药浴

【组方】桂枝15g，白芍30g，附子15g，桃仁20g，红花20g，当归30g，川芎30g，羌活15g，独活15g。

【制用法】初次加水1500ml，煎煮30分钟后撤火可先用热汽熏蒸，待冷却至40℃时，开始浸泡受累四肢关节，水温过低可以适当加热，每次浸浴时间不低于30分钟，每天浸浴3~5次。每剂中药浸浴3天后弃用。27天为1个疗程。

处方来源：朱良春．益肾壮督治其本，虫蚁搜剔治其标 [J]．江苏中医药，2008，40（1）：2-3.

四、处方经验

类风湿关节炎由内、外二因协同作用起病，病机为本虚标实。脏腑亏虚、营卫气血失调为本，风寒湿热等外邪侵袭为标，内虚外扰，两者相合发为此病。类风湿关节炎病理变化关键是痰、湿、瘀阻滞筋脉，发病日久，痰浊、瘀血互结，预后欠佳[2]。朱良春[10]认为尪痹的特点为：久病多虚，久病多瘀，久痛入络，久必及肾。《类证治裁·痹证》说："痹久必有瘀血"，沈时誉《医衡·痹证析微》曰"痹者，闭也"。本病本虚标实致病，初痹者应祛邪通络为主，治疗宜祛风、散寒、除湿、清热、化瘀；久痹者应补肝肾、益气血，兼以祛邪通络。按照急则治标，缓则治本的原则，标本兼顾。临证用药上，本病的治疗以祛风除湿、活血化瘀、蠲痹通络为主。外洗湿敷常用的药物，以祛风湿药（川乌、草乌、豨莶草、透骨草、伸筋草、独活、秦艽、桑枝、防己）、活血化瘀药（乳香、没药、红花、当归、丹参、川芎）多见应用，同时还选用相应的藤类药通络引经，以增药效，如祛风通络用清风藤、海风藤、络石藤；清热通络用忍冬藤、桑枝；补虚和血通络用鸡血藤等。病久或痛重时，可加用虫类药，如乌梢蛇、蜈蚣、穿山甲、地龙等，以搜剔关节筋骨间的病邪，通络止痛。

[参考文献]

[1]焦树德，王伟钢．尪痹病名及其证治规律的研究 [J]．浙江中医药大学学报，2009，33（5）：681-685.

[2]龚雪，汪元．类风湿关节炎中医病因病机研究进展 [J]．风湿病与关节炎，2020，9（6）：62-65.

[3]于志谋，张华东，路志正．从"后天失养"述痹病发病机制探析 [J]．北京中医药，2016，35（8）：742-744.

［4］陈平. 补益肝肾法治疗肝肾不足型类风湿关节炎临床观察［J］. 中医药临床杂志，2016，28（3）：357-359.

［5］张琳英，姜萍，李建宁，类风湿性关节炎脏腑辨证浅析［J］. 山西中医，2014，30（9）：1-3.

［6］焦树德，杜甫云. 尪痹的辨证论治［J］. 中医杂志，1992，33（3）：11-13.

［7］李满意，娄玉铃，杨林江. 娄多峰教授治疗类风湿关节炎经验总结［J］. 风湿病与关节炎，2013，2（7）：45-50.

［8］周仲瑛. 类风湿关节炎辨治要点［J］. 江苏中医药，2008，40（1）：1-2.

［9］李红娟，刘长信. 类风湿关节炎中医外治的临床研究进展［J］. 医学综述，2014，20（16）：2999-3001.

［10］朱良春. 益肾壮督治其本，虫蚁搜剔治其标［J］. 江苏中医药，2008，40（1）：2-3.

第四节　四肢骨折

一、概述

骨的完整性或连续性遭到破坏者，称为骨折。骨折这一病名出自唐代王焘的《外台秘要》。

二、病因病机

骨折的发生，外力伤害占主导地位，包括直接暴力、间接暴力、肌肉过度强烈收缩、持续劳损等。《普济方·折伤门》："若因伤折，血动经络，血行之道不得宣通，瘀积不散，则为肿，为痛"。损骨能伤筋，伤筋亦能损骨，筋骨的损伤必然累及气血伤于内，因脉络受损，气滞血瘀，为肿为痛，经络阻塞，津液亏损，或瘀血由表入里，而导致脏腑不和。明代薛己在《正体类要》序文指出："肢体损于外，则气血伤于内，营卫有所不贯，脏腑由之不和"。伤筋损骨还可危及肝肾精气。《备急千金要方》曰："肾应骨，骨与肾合。""肝应筋，筋与肝合。"肝肾精气充足，可促使肢体骨骼强壮有力。

三、辨证论治

骨折愈合是一个"瘀去、新生、骨合"的过程。根据损伤三期辨证内治法，将骨折分为早、中、后三期。清代吴师机《理瀹骈文》说："外治之理，即内治之理；外治之药，即内治之药，所异者法耳。"骨折的外治，也分三期。原则上，如果骨折不稳定，一般不建议应用外洗湿敷疗法，往往在骨折早中期；如果骨折相对稳定，可应用外洗湿敷疗法，往往在骨折中后期。目前认为骨折中后期患者病痛是由于人体气血运行不畅，瘀血未尽，腠理空虚，风、寒、湿、热等外邪袭入，闭阻经络，或变生痰浊、瘀血等邪留滞于筋骨与关节，导致肢体疼痛、麻木、屈伸不利、僵直、畸形等主要症状，予以温经散寒、舒筋活络，称为"舒法"。为规范应用，以中国中医药出版社出版《中医骨伤科学》（全国高等中医药院校规划教材第十版）为标准，将之分为早、中、后三期。

（1）早期：骨折后1~2周，骨折局部肿胀疼痛明显，骨折端容易发生再移位，筋骨脉络可反复损伤，气血受损、血离经脉、恶血留滞、壅塞于经道、气滞血瘀、经络受阻。

【治则】活血化瘀，消肿止痛。

（2）中期：指伤后3~6周，骨折处疼痛减轻，肿胀消退，一般软组织损伤已修复，骨折断端亦初步稳定，原始骨痂已逐步形成。但瘀阻去而未尽，疼痛减而未止。

【治则】活血化瘀、和营生新、接骨续筋。

（3）后期：骨折7~8周以后，瘀肿已消，筋骨尚未坚实，功能尚未恢复，往往有筋肌拘挛，风寒湿痹、关节屈伸不利。

【治则】舒筋活络、补气养血、滋补肝肾。

骨折中后期

骨折中后期，骨折相对稳定时，宜应用外洗湿敷疗法，治则以舒筋活络、宣通气血、祛风除湿为主，辅以滋补肝肾。

治法

（1）熏蒸

【组方1】海桐皮、透骨草、乳香、没药各6g，当归5g，川椒10g，川芎、红花、威灵仙、白芷、甘草、防风各3g。

【制用法】以上中药加入中药熏洗机制造蒸汽，药液初始温度为45℃左右，逐渐调整至患者耐受为度。每次30分钟，1次/天，连续治疗3个月。

处方来源：闫重函，周瑛，陈平泉. 中药熏蒸联合推拿治疗对股骨上端骨折老年患者术后肢体功能康复和骨愈合的影响［J］. 北京中医药，2019，38（7）：691-694.

【组方2】上肢骨折患者方用：红花12g，羌活20g，制乳香15g，制没药15g，透骨草20g，荆芥10g，姜黄15g，续断10g，威灵仙12g，细辛10g，苏木10g，五加皮15g，伸筋草20g。下肢骨折患者方用：三棱15g，莪术10g，威灵仙10g，桑白皮10g，木瓜15g，细辛10g，海风藤12g，络石藤12g，透骨草20g，刘寄奴10g，海桐皮15g，川牛膝20g，伸筋草20g。

【制用法】将中药煎煮后利用蒸汽对患肢进行熏蒸，在熏蒸过程中指导患者进行正确的功能锻炼，并经常巡视观察，防止烫伤。熏蒸时间每次30~40分钟，每日1次，10天为1个疗程。

处方来源：王秀真，林需. 中药熏蒸疗法用于骨折后康复护理［J］. 现代中西医结合杂志，2006（20）：2870.

【组方3】上肢骨折用：制乳香、制没药、桑枝、桂枝、当归、伸筋草、川姜黄、补骨脂各10g，透骨草、独活、淫羊藿、川牛膝各15g，红花、木瓜各6g。下肢骨折用川牛膝、透骨草、独活各15g，三棱、莪术、细辛、威灵仙、落得打、当归、没药、桂枝各10g，红花、木瓜各6g。

【制用法】使用3倍于药材的水量浸泡，1小时后使用熏蒸治疗机，通过微电脑控制，熏蒸患者骨折处，15~30分钟/次，每天2次，10天为1个疗程。

处方来源：蔡春辉. 昆布散熏蒸联合康复护理骨折术后随机平行对照研究［J］. 实用中医内科杂志，2013，27（9）：13-14.

【组方4】生川乌15g，生草乌15g，木瓜15g，乳香10g，没药10g，红花15g，细辛10g，丹参15g，透骨草30g，川椒30g，伸筋草15g，络石藤20g，过江龙20g，甘草6g。

【制用法】加3000ml水煮，煮沸20分钟后（水浓缩成2000ml），即可开始熏蒸治疗。10天为1个疗程，疗程间隔5天，治疗4个疗程。

处方来源：庞思思，陈喜志，吴珍珍，等. 超激光并中药熏蒸对胫骨骨折延迟愈合的影响［J］. 中国康复医学杂志，2009，24（11）；1044-1045.

（2）熏蒸和药浴

【组方】桑寄生、川牛膝、桃仁、续断、没药、红花、细辛、乳香、当归各10g，透骨草、海桐皮、伸筋草各12g。

【制用法】

①中医熏蒸：加2000~3000ml清水浸泡60分钟，武火煎煮至沸腾后，转文火慢煎20分钟，将患肢关节（踝关节、膝关节、肘关节）置于药液蒸汽之上，利用蒸汽热度行熏蒸治疗，每次30分钟，每日2次。②中医洗浴：将熏洗治疗后的药液滤渣后倒置于浴盆内，待药液晾凉至36℃~45℃时，将患肢置入浴盆内，药液

量为完全浸泡患肢为宜；药浴每次30分钟，每日2次。10天为1个疗程，持续护理2个疗程。

处方来源： 朱晓红. 中医药浴及熏洗结合训练指导对骨折术后僵硬的预防效果观察. 四川中医，2016，34（7）：164-166.

（3）熏洗

【组方1】 独活15g，当归20g，牛膝20g，川椒10g，艾叶30g，红花10g，威灵仙30g，伸筋草20g，透骨草20g，淫羊藿20g，细辛10g。

【制用法】 诸药置于盆中加水1500~2000ml，煎沸20~30分钟，加白醋100ml。将患肢放在盆口上方高于药液30cm左右并在膝关节处盖上毛巾，熏蒸10~15分钟（注意防止烫伤），待药液温度在60℃左右时，将患膝放入盆中浸洗，并做主动伸屈关节运动至药液变凉。每天早、晚各熏洗1次。4周为1个疗程。

处方来源： 李三忠，雷春湘，蒋勇. 骨折速愈汤内服合中药外洗治疗骨折320例总结［J］. 湖南中医杂志，2014，30（8）：78-79.

【组方2】 伸筋草、透骨草各20g，苏木、木瓜、路路通、丝瓜络各15g，桂枝、川椒、桑枝各10g。

【制用法】 加适量水，煮沸20分钟，置入木盆中，先熏后洗，20~30分钟／次，1天1剂，连续治疗4周。

处方来源： 毛蕾芳. 关节松动术结合中药熏洗、推拿治疗桡骨远端骨折疗效及对患者骨折愈合和关节功能的影响［J］. 陕西中医，2019，40（5）：613-615.

【组方3】 五加皮、红花、木瓜、三棱、海桐皮、秦艽、莪术、川芎、延胡索、苏木、透骨草、怀牛膝、伸筋草各15g，全蝎3g。

【制用法】 上述中药材放入大小合适的沙包中，加水至2500ml进行加热至沸腾15分钟，锅中药液热气经管道传送且冷却于合适温度后于患处进行熏蒸，待锅中煮沸药液降至于合适温度，用无菌纱布于患处进行药液擦洗，之后取出药包于患处（避开手术切口）进行热敷，每天2次，每次30分钟，每周3天，治疗1个月。

处方来源： 马维强，王小燕. 活血通络方熏洗对胫骨平台骨折术后患者康复的影响［J］. 新中医，2019，51（4）：276-278.

【组方4】 伸筋草30g，川花椒6g，羌活10g，丹参15g，红花6g，当归10g，川芎15g。

【制用法】 置入不锈钢容器内，加水3000ml，浸泡30分钟，煎30分钟。药液用7层纱布过滤，倒入熏洗机药槽内进行外洗治疗。患肢置于熏洗桶上，干净毛巾覆盖，先行汤药热气熏蒸，过程中防止温度过高造成意外烫伤。待药液温度降至40℃时，可以将患肢浸泡入熏洗桶内，进行泡洗。熏洗时间每次30分钟，每天2次。7天为1个疗程，4个疗程为1个治疗周期。

处方来源： 段卫峰，王宁，杜志军，等. 平乐外洗方对踝关节骨折术后功能康复的影响［J］. 中医学报，2018，33（7）：1252-1255.

【组方5】红花20g，当归20g，牛膝20g，桑枝15g，伸筋草20g，透骨草20g，桂枝20g，海桐皮15g，羌活30g，独活30g，鸡血藤30g，威灵仙15g，木瓜20g，细辛8g。

【制用法】加水3000ml，浸泡30分钟。煎沸40分钟后倒入小口药罐，用热气熏蒸患处，患处用毛巾覆盖；30分钟后，药液温度冷却适中再用毛巾浸湿药液后热敷患处20分钟。然后配合患侧肢体作等长收缩，屈伸活动锻炼，注意避免用力过度，每日2~4次，15日为1个疗程。

处方来源： 潘敬舜. 四肢骨折后期应用中药熏洗配合功能锻炼效果观察［J］. 实用中医药杂志，2017，33（12）：1444-1445.

（4）塌渍

【组方】草乌、川乌各15g，桑枝、透骨草、杜仲、艾叶、伸筋草、花椒、刘寄奴、红花、牛膝各20g，瓜蒌25g。

【制用法】水浸泡30分钟，再煎15分钟后，取出药渣置于布袋中蒸25分钟；并将蒸好的药袋用毛巾包扎后置于患者患膝关节，直至温度约为38℃时，解开药袋并直接将药放置患膝关节约15分钟后去掉；每次热疗时间为1小时，每天热疗1次。疗程2个月。

处方来源： 梁杜，陈志冲，黄世良. 中药塌渍热疗与中药冷膏冷疗对髌骨骨折术后膝关节功能障碍的影响［J］. 中医药导报，2017，23（3）：104-108.

四、处方经验

骨折患者经早、中期治疗后，筋骨续接，已近愈合，但筋骨尚未坚强，并常有气血虚弱，筋肉萎缩，肢体乏力，关节僵凝。而且经脉之中，可有陈瘀残留，或为风寒湿邪入侵，使气血不畅，出现酸、麻、胀、痛，活动障碍。本虚标实致病，以寒湿、瘀血、痰浊为标，以肝肾气血亏虚为本，证候以寒湿血瘀兼有肝肾或气血亏虚之证居多，标本兼顾，应以舒筋活络、宣通气血、祛风除湿为主，辅以滋补肝肾。骨折后期的外洗湿敷常用的药物，以祛风湿药（海桐皮、五加皮、透骨草、伸筋草、威灵仙）、活血化瘀药（乳香、没药、红花、桃仁、当归、川芎）、温阳散寒药（川乌、草乌、细辛）、补肝肾药（淫羊藿、续断、川牛膝）多见。

第五节 狭窄性腱鞘炎

一、概述

狭窄性腱鞘炎系指腱鞘因机械性磨擦而引起的慢性无菌性炎症，症状包括疼痛、结节形成、手腕活动障碍，好发于腕部桡侧、手指屈侧。其原因大多为频繁磨擦，机械性的刺激使腱鞘在早期发生充血、水肿、渗出等无菌性炎症反应，迁延日久，发生组织增生、肥厚、粘连等变化，致使腱鞘狭窄，狭窄性腱鞘炎属中医学"筋伤"、"筋痹"、"筋结"的范畴。《灵枢》："手屈而不伸者，其病在筋"。《素问》："病在筋，筋挛节痛，不可以行，名曰筋痹"。明确指出"筋痹"的病位在筋，可引起"手屈而不伸"、"筋挛节痛"等症状。

二、病因病机

中医学认为，肝肾亏虚，筋失濡养，是其本；但主要因素是局部过度劳损，寒凝瘀血，郁而成结。其一为内因，主要是先天禀赋或大病久病、年老体弱等导致人体正气不足，难以抵抗外邪所致。另外，正气不足，则气血生化乏源，导致经脉失养也可诱发疼痛，"不荣则痛"说的就是这个道理。其二为外因，主要责之风寒湿等外邪，客于手腕部，导致气血痹阻，久之筋脉失养，因气血不通或不荣而发病。《素问·举痛论》："寒气入经而稽迟，泣而不行，客于脉外则血少，客于脉中则气不通，故卒然而痛。"其三为不内外因，由于劳逸失节，经常劳作的局部经络、气血不畅；急性外伤或慢性损伤而得不到休息形成。《素问·宣明五气篇》曰："五劳所伤，久视伤血，久卧伤气，久坐伤肉，久立伤骨，久行伤筋。"《圣济总录》曰："论曰诸脉从肉，诸筋从骨；若乃仓猝之际，坠堕倒扑，折伤蹉跌……究图治疗。"

三、辨证论治

其辨证要点，是一辨邪气盛衰，二辨虚实。疼痛游走不定，为风邪盛；痛势较甚，痛有定处，遇寒加重，为寒邪盛；局部酸痛、重着、漫肿，为湿邪盛；局部肿胀明显，肌肤焮红，灼热疼痛，为热邪盛。痰邪所致者，关节疼痛日久，肿胀局限，或见皮下结节；瘀邪所致者为关节肿胀，僵硬，疼痛不移，肌肤紫暗或瘀斑；实证者，为新发，风、寒、湿、痰、瘀之邪明显；虚证者为痹证日久，耗伤气血，损及脏腑，肝肾不足。本病早期以实证为主，后期以虚证为主。目前根据国家中医药管理局1995年1月1日发布实施的《中医骨伤科病证诊断疗效标准》将之分为瘀滞型和虚寒型。根据文献报道，在中医外洗湿敷方面，未系统辨证分型，病例以早期或瘀滞型为主，治则为祛风除湿、活血化瘀。处方在瘀滞型和虚寒型中均可应用。

（一）屈指肌腱狭窄性腱鞘炎

1. 瘀滞型

多为急性劳损后出现，局部轻度肿胀、疼痛，压痛，扪及筋结，指屈伸不利，动则痛甚，有弹响声或交锁。舌质红，苔薄黄，脉弦。

2. 虚寒型

多为慢性劳损或急性劳损后期，局部有酸痛感，按痛，可扪及明显结节，指屈伸不利，有弹响声或交锁。舌质淡，苔薄白，脉细或沉细。

（二）桡骨茎突狭窄性腱鞘炎

1. 瘀滞型

多为早期，有急性劳损史。局部肿痛，皮肤稍灼热，筋粗。舌苔薄黄或薄白，脉弦或弦涩。

2. 虚寒型

多为后期，劳损日久，腕部酸痛乏力，劳累后加重，局部轻度肿胀，筋粗，喜按喜揉。舌质淡，苔薄白，脉沉细。

（1）熏洗

【组方1】伸筋草、透骨草、防风、防己、附片、威灵仙、桂枝、秦艽、羌活、独活、路路通、红花、川椒、苍术、制草乌、当归各10g。

【制用法】加水1500ml，煮沸10分钟后倒入盆内，患指置于盆上，用毛巾覆盖熏蒸，待药液温度降低后，将患处放进药液中浸泡，轻柔地活动患处。每天2次，每次30分钟，10天为1个疗程。

处方来源： 刘瑞新. 分期外治狭窄性健鞘炎205例［J］. 中医外治杂志，2012，21（2）：20–21.

【组方2】桑枝15g，伸筋草30g，海风藤30g，防风15g，荆芥穗15g，络石藤30g。

【制用法】浸泡于2000ml水中，煮沸，待降至适宜的温度，熏洗患处。每日熏洗1次，每次20分钟，注意避免烫伤，每周治疗5次，疗程4周。

处方来源： 周德健，郑臣校，陈文峰，等. 中药熏洗联合体外冲击波治疗桡骨茎突狭窄性腱鞘炎20例临床研究［J］. 江苏中医药，2018，50（10）：35–36.

【组方3】生川乌、生草乌各30g，生南星15g，生麻黄10g，生姜衣6g，川椒

15g，海桐皮30g，甘松、艾叶、伸筋草、桂枝各15g，细辛10g。

【制用法】加水3000ml，加热煮沸30分钟，倒入盆内，水烫时先用药物蒸汽熏，待略凉后，手浸入药水中洗，每次约30分钟，一边洗一边活动按摩患处，每天分早晚两次熏洗，每日1帖，10天为1个疗程。

处方来源：张小军. 中药熏洗治疗屈指肌腱多发性狭窄性腱鞘炎34例［J］. 中医外治杂志，2000，9（3）：13.

【组方4】秦艽10g，红花10g，当归10g，路路通10g，五加皮15g，牛膝15g，杜仲15g，骨碎补15g，伸筋草15g，桂枝10g，土鳖虫10g，香附10g，乳香5g，没药5g，制川乌10g。

【制用法】加水2000ml，凉水浸30分钟后，煮沸20分钟后倒入盆内，患手置于盆上，用毛巾覆盖熏蒸，待药液温度降低后，放进药液中浸泡。2次/天，30分钟/次，7天为1个疗程。

处方来源：傅应昌，孙芳. 中药熏洗治疗早期狭窄性腱鞘炎35例疗效观察［J］. 中国医疗前沿，2011，6（5）：37.

【组方5】秦艽、羌活、五加皮、海桐皮、防风、威灵仙、伸筋藤、忍冬藤、鸡血藤各20g，红花、木瓜、苏木、艾叶、桑枝各10g。

【制用法】加水2500ml，水开后煎20分钟，成药约2000ml，加入白醋30ml以增强药物渗透作用。开始时以药水热气熏蒸患处及腕部，待药水温度下降到60℃~70℃时用毛巾浸药液后稍待冷却热敷患处及腕部，当药水温度下降至30℃~40℃时再将患处及腕部浸入药液中浸泡，浸泡30分钟，并辅以适当功能锻炼，每日1剂，3次/日，连续用药15天。

处方来源：黄亮，游永亮，万宣，等. 舒筋汤外洗治疗桡骨茎突狭窄性腱鞘炎40例［J］. 江西中医药2013，44（12）：36，73.

【组方6】红花15g，苏木15g，刘寄奴15g，威灵仙15g，伸筋草15g，乳香10g，芒硝15g，五加皮15g，秦艽12g，独活15g，制川乌10g，穿山龙15g，豨莶草15g，老鹳草15g。

【制用法】药物加水煎沸后，煎煮20分钟，加醋100~150g，趁热洗熨患处，洗熨时适度活动患指或腕部。每剂药用2天，每日最少洗2次，每次20分钟，18天为1个疗程。

处方来源：淳于文敏. 自拟蠲痹洗剂治疗狭窄性腱鞘炎30例［J］. 中医外治杂志，2004，13（2）：35.

（2）熏蒸

【组方】伸筋草10g，独活10g，红花10g，丹参10g，赤芍10g，川芎10g，炒苍术10g，透骨草15g，艾叶15g。

【制用法】加水2000ml，加热煮沸，调至患者能耐受的温度，持续恒温，之后将患手置于离加热容器15cm的架子上，盖上治疗巾，30分钟/次。疗程4周，每天治疗1次，每周5天，休息2天。

处方来源： 魏苗，青方元.中药熏蒸结合作业疗法治疗指屈肌腱狭窄性腱鞘炎的疗效观察［J］.中国康复医学杂志，2012，27（9）：863-864，872.

（3）溻渍

【组方1】生草乌30g，生川乌30g，生山栀20g，乳香15g，没药15g，羌活15g，石膏15g，蒲公英15g，鸡血藤15g，细辛10g，生蒲黄15g，当归15g，红花15g，冰片10g，黄柏10g，独活10g，丁香10g，血竭10g。

【制用法】将上述诸药碾成细末，拌匀，加适量蜂蜜，再加温开水调匀，根据肿痛部位的大小，将药物均匀涂于大小适中的纱布上，外敷于患处，再用绷带包扎，3天换1次，5次为1个疗程。

处方来源： 张子东.中药外敷治疗桡骨茎突狭窄性腱鞘炎125例［J］.中医外治杂志，2002，11（1）：42.

【组方2】黄柏30g，大黄30g，肿节风30g，路路通30g，没药20g，细辛10g，乳香30g，王不留行30g，白芷20g，麝香2g，独活20g，羌活20g，草乌20g，川乌20g。

【制用法】研磨成粉末状物质，拌匀，加入少量凡士林，用温开水调匀，根据肿痛部位大小，将其均匀涂抹在纱布上，敷于患处，再用绷带包扎固定，3天换药1次，5次为1个疗程。

处方来源： 谭花云.疏痛散外敷治疗桡骨茎突狭窄性腱鞘炎45例疗效观察［J］.中医药导报，2010，16（7）：55-56.

四、处方经验

狭窄性腱鞘炎患者多为本虚标实致病，以寒湿、瘀血、痰浊为标，以肝肾气血亏虚为本，证候以寒湿血瘀兼有肝肾气血亏虚之证居多，以治标为主，临证用药上，本病的治疗以祛风除湿、活血化瘀为主。外洗湿敷常用的药物，以祛风湿药（伸筋草、川乌、草乌、透骨草、独活、秦艽、桑枝、防己）、活血化瘀药（乳香、没药、红花、桃仁、丹参、川芎）多见应用，佐以补肝肾药（杜仲、川牛膝等）。

第六节　坐骨神经痛

一、概述

坐骨神经痛是指沿坐骨神经通路，即腰、臀部、大腿后、小腿后或外侧和足部发生的疼痛症状群。坐骨神经痛在临床上分为原发性和继发性两类，日久导致下肢肌肉萎缩、跛行。病因多由腰椎间盘突出、腰椎管狭窄、梨状肌综合征压迫坐骨神经所致。坐骨神经痛属中医学"痹证"、"腰腿痛"、"坐臀风"、"腿骨风"范畴。《十二穴主治杂病歌》记录："折腰莫能顾，冷风并湿痹，腿胯连痛，转侧重欷"，《灵枢·经脉》："脊痛，腰似折，髀不可以曲，腘如结，踹如裂，是为踝厥。"描述了本病的临床表现。

二、病因病机

多数医家[1、2]认为，本病内因主要为禀赋不足，素体虚弱，加之劳累过度；或年高体弱或久病体虚，肝肾不足，气血耗伤，腠理空虚，致使外邪入侵。《诸病源候论·腰脚疼痛候》说："肾气不足，受风邪之所为也，劳伤则肾虚，虚则受于风冷，风冷与正气交争，故腰脚痛。"外因多系风寒湿邪入侵机体或跌仆损伤，劳累过度。寒湿客于经络，使气血运行不畅，而有肢体关节疼痛；风性善行数变，走窜经络骨节，而有游走性疼痛；筋脉失于气血濡养，而有关节屈伸不利。病机为风寒湿邪侵袭，入里化热，湿热互结下注肢体，引起脉络痹阻，气血凝滞，不通则痛；但总根于肾虚，因腰为肾之府，肾藏精，主骨生髓，肾精充沛则腰脊不痛，肾精亏虚，腰失荣养而致痛，筋骨失养而致退行性改变。

三、辨证论治

坐骨神经痛多由外感风、寒、湿邪而来，或撞击、扭挫、劳损所致。其治法：一般而言，因于寒者，疏风散寒；因于湿者，清热利湿；因于瘀者，活血化瘀；因于虚者，养血补虚。根据文献记载，对于坐骨神经痛的辨证分型，各个医家有其不同的分型方式，如李守昌[3]分为寒湿留着、瘀血阻滞、正气不足3型；岳子明[4]分为寒湿侵袭、湿热下注、瘀阻经脉、肝肾阴虚4型；陈淑琴[5]分为风寒痹阻、热邪郁阻、湿邪留滞、肝肾不足、气血瘀滞五型。此外尚有以经络辨证者，如陆新华[6]分为足太阳和足少阳二型；张成勉[7]分为足太阳、足少阳和混和型3种。国家中医药管理局在1994年发布的《中医病证诊断疗效标准》[8]中虽未收纳坐骨神经痛的辨证分型，但在腰椎间盘突出症和梨状肌综合征的章节内均有涉及，作为参照，分为气滞血瘀、风寒湿阻、湿热蕴蒸、肝肾亏虚4型。

1. 气滞血瘀型

【症状】臀痛如锥，拒按，疼痛可沿大腿后侧向足部放射，痛处固定，动则加重，夜不能眠。舌暗红苔黄，脉弦。

【治则】行气活血，通络止痛。

（1）熏洗

【组方】桃红四物汤加减。桃仁20g，红花20g，乳香20g，没药20g，牛膝30g，地龙20g，秦艽20g，香附20g，当归40g，三七20g，桂枝15g，土鳖虫20g，透骨草30g。

【制用法】每日熏洗患者腰部1次，每次20分钟。2周为1个疗程。

处方来源：李书锐，胡子昂. 半导体激光配合熏洗、针灸治疗气滞血瘀型腰椎间盘突出症的临床疗效观察［J］. 世界最新医学信息文摘，2019，19（35）：156-157.

（2）熏蒸

【组方1】当归、赤芍、桑寄生各15g，秦艽、香附、羌活、川芎各12g，红花、牛膝、桃仁、地龙各10g，白芍、炒五灵脂、没药、甘草各6g（王清任《医林改错》"身痛逐瘀汤"为主方）。

【制用法】煎取药液，以雾状熏蒸于腰部，每次20分钟，每日1次，1周为1个疗程。

处方来源：赵玉石. 射频臭氧重叠疗法配合中药熏蒸治疗腰椎间盘突出症的临床观察［J］. 中国中医急症，2016，25（10）：1997-2000.

【组方2】当归、川芎各30g，乳香、没药、桑寄生、透骨草、地骨皮、海桐皮、红花、赤芍各15g。

【制用法】煎取药液，熏蒸患处。10次为1个疗程。

处方来源：张毅，陈鹏，柯良骏. 推拿手法结合熏药治疗老年性腰椎管狭窄症112例［J］. 浙江中医杂志，2010，45（11）：838-839.

【组方3】当归、独活、鸡血藤、桃仁、地黄、羌活、苍术、白芷、川芎、五加皮、川牛膝、红花、黄柏、伸筋草、忍冬藤各15g，天花粉、赤芍、薏苡仁、海桐皮、艾叶、玄参、苦参各30g，乳香、没药、细辛各5g。

【制用法】煎取药液，暴露病变部位进行持续熏蒸，1次/天，30分钟/次。7天为1个疗程，每疗程间休息2天，共实施3个疗程。

处方来源：李倩，高扬. 针推联合中药熏洗保守治疗腰椎间盘突出症疗效观察[J]. 湖北中医杂志，2019，41（5）：38-39.

【组方4】伸筋草15g，透骨草15g，五加皮12g，三棱12g，秦艽12g，莪术12g，海桐皮12g，牛膝10g，木瓜10g，红花10g，苏木10g（漳州市中医院名老中医经验方下肢洗伤方）。

【制用法】煎取药液，患者仰卧于熏蒸治疗床上，直接暴露其腰部，让腰部对准熏蒸治疗床的开口位置，注意根据患者的耐热程度进行适度的温度调节，避免烫伤。每次治疗30分钟。每日1次，10次为1个疗程。

处方来源：黄小滨，赵学田，晏上海，等. 中药熏洗合针刺治疗血瘀型腰椎间盘突出症30例[J]. 福建中医药2015，46（5）：10-11.

（3）溻渍

【组方】（河南省中医院外用草药制剂）透骨草30g，伸筋草30g，白芷30g，海桐皮30g，威灵仙60g，艾叶20g，土鳖虫20g，川芎20g，苏木20g，红花20g，川乌15g，草乌15g，桂枝30g，细辛10g，没药10g，乳香10g，姜黄20g。

【制用法】①将药打成粉状用适量食醋搅拌至干湿适中。②缝一布袋并将搅拌均匀的药物装入封口，入锅内蒸8~10分钟。③取出药袋并用毛巾包裹（根据药袋热度和患者腰部耐热度选择毛巾厚度），然后放在患者腰部病变脊椎节段。④用法：外用2次/日，30分钟/次，10天为1个疗程，共治疗3个疗程。药袋可重复使用，1袋药可用3~4天。注意事项：防止药袋温度过高烫伤患者腰部。

处方来源：卢乙磊. 外用中药塌渍配合内服桃红四物汤治疗气滞血瘀型腰椎间盘突出症50例[J]. 中国中医药现代远程教育，2017，15（6）：87-89.

2. 风寒湿阻型

【症状】臀腿疼痛，屈伸受限。偏寒者得寒痛增，肢体发凉，畏冷；舌淡苔薄腻，脉沉紧。偏湿者肢体麻木，酸痛重着；舌淡苔白腻，脉濡缓。

【治则】驱寒除湿，通络止痛。

（1）熏蒸

【组方1】制川乌12g，草乌12g，花椒15g，防风15g，生丹参20g，红花15g，乳香10g，没药10g，丝瓜络15g，透骨草12g，伸筋草12g，骨碎补12g，自然铜10g，当归15g，甘草3g。

【制用法】煎取药液，熏蒸患处，每天1次，7天为1个疗程，连续治疗2周。

处方来源：花宇琪，莫敏敏，董黎强. 热敏灸配合中药熏洗治疗腰椎间盘突出症疗效观察[J]. 广西中医药大学学报，2015，18（3）：28-30.

【组方2】乌药10g，干姜20g，川椒15g，独活20g，鸡血藤15g，川芎15g，海风藤10g，伸筋草15g，徐长卿30g，威灵仙30g，伴下肢麻木者，加细辛9g、牛膝10g、苍术15g，伴腰膝酸者，加杜仲10g、肉苁蓉10g。

【制用法】上药小火煎煮，煮沸后，待温度降低至35℃~37℃时，采用药液熏蒸腰部及患肢，30分钟/次，2次/天，7天为1个疗程，满1个疗程后停用2天，然后进行下1个疗程，共治疗4个疗程。

处方来源： 王文普．自拟温经活络方熏洗联合推拿治疗腰椎间盘突出症的疗效观察［J］．中国中医药科技，2019，26（6）．

（2）溻渍

【组方1】伸筋草30g，透骨草30g，桃仁15g，红花15g，海桐皮15g，鸡血藤20g，苏木15g，牛膝15g，乳香15g，没药15g，元胡15g，威灵仙15g，三棱15g，莪术15g，如伴肝肾亏虚可加补骨脂10g、骨碎补10g。

【制用法】煎好备用。将药垫均匀浸泡于药液中浸湿，用镊子拧干，抖开，平铺于30cm×40cm治疗盘上，上铺一层油膜塑料。蜡疗，用瓢把溶化的蜡液盛到方盘内，厚度在1.5~2cm，待蜡表面形成固体状态将药垫敷于腰骶部，用双手提起保鲜膜，将蜡块贴敷于药垫上，外用棉垫加盖以免热气散失，待蜡凉后撤去，每日1次，12天为1个疗程。

处方来源： 王印岭．蜡疗联合中药塌渍治疗腰椎间盘突出症疗效观察［J］．影像研究与医学应用，2018，2（12）．

【组方2】伸筋草、红花各150g，鸡血藤、桑寄生、续断、秦艽、路路通、乳香、没药、草乌、威灵仙、羌活、川芎各100g，防风、艾叶、干姜、桂枝各50g。

【制用法】取一剂加浓度为20%的酒精1000ml浸泡1周后备用。每次治疗时，取少许上述药酒浸湿3~4块纱布，然后将纱布铺开敷于腰椎病变部位夹脊穴及疼痛最剧烈的位置，并用TDP治疗仪照射局部，纱布烤干后再加药酒湿润。每次20分钟，7次为1个疗程。

处方来源： 张齐娟，李绪贵，邱云辉，等．中药塌渍方联合电针夹脊穴治疗腰椎间盘突出症疗效观察［J］．湖北中医药大学学报，2015，17（5）：90-92.

【组方3】麻黄20g，花椒50g，川芎30g，制川乌50g，干姜30g，桃仁10g，白术50g，延胡索20g，独活20g，羌活30g。

【制用法】加纯净水2000ml及95%酒精500ml浸泡1周后过滤，并加入融化的冰片和血竭混匀制成，润湿30cm×20cm纱布垫，于微波炉加热至40℃，覆盖于腰部痛点处（皮肤破溃、炎症者禁用），30分钟/次，治疗完毕后擦干皮肤，注意保暖。疗程为2周。

处方来源： 赵莉，赵欲晓，胡静．中药塌渍联合通督补肾活血针法治疗腰椎间盘突出症急性期疗效观察［J］．实用中西医结合临床．2020，20（10）：20-21.

【组方4】制川乌、草乌各20g，麻黄20g，桂枝30g，威灵仙30g，怀牛膝30g，细辛20g，川芎30g，透骨草30g，独活30g，桑寄生30g，路路通30g，地龙20g，防风20g。

【制用法】把上药剪碎、和匀，均分成3~4份，每份装入一只20cm×15cm左右的白布口袋内，缝好袋口，先把这些药袋浸在冷水内浸泡5~6分钟，然后取出，一起放入蒸锅内蒸30~40分钟。让病人躺在床上，裸露出患侧，医者分别取出蒸好后的药袋，稍冷后，在贴近病者患处的这一面药袋上涂些高浓度白酒或75%酒精（每次约100ml左右），分次把药包熨在患侧的肾俞、腰俞、环跳、承扶、殷门、委中、阳陵泉或最疼痛点处，其药包的热度以患者能忍受为度，并加棉被或毛毯等保温，保持温度不致下降过快，一般每穴热熨15~20分钟，药包凉时再蒸，几个药包交替使用。每日2次，7天为1个疗程，一个热熨包可连续用7天，然后重新换药。每次热熨后，可把药包口拆开，倒出药物，晾、晒，下次用时再装入，并缝好袋口。

处方来源：江华鸣. 中药热熨配合内服治疗坐骨神经痛42例［J］. 中医外治杂志，2000，9（1）：17.

3.湿热蕴蒸型

【症状】臀腿灼痛，腿软无力，关节重着，口渴不欲饮，尿黄赤。舌质红，苔黄腻，脉滑数。

【治则】清热除湿，活血通络。

熏洗

【组方】急性子20g，制草乌、鸡血藤、丝瓜络、透骨草、泽兰叶、土茯苓各15g。

【制用法】用锅加满水将上药浸泡1小时，熬15分钟，提取滤出液入浴盆，先熏蒸后浸泡患肢，药渣加水再煎，酌情兑入2煎、3煎、4煎药液，直至浸泡至腰部，每日1次，10天为个疗程。

处方来源：白玉霞. 独活寄生汤合通痹洗剂治疗坐骨神经痛56例［J］. 山西中医，2009，25（12）：22.

4.肝肾亏虚型

【症状】臀部酸痛，腿膝乏力，遇劳更甚，卧则减轻。偏阳虚者面色无华，手足不温，舌质淡，脉沉细；偏阴虚者面色潮红，手足心热，舌质红，脉弦细数。

【治则】滋补肝肾，和营活血。

（1）熏洗

【组方】伸筋草60g，透骨草60g，木瓜30g，鸡血藤30g，威灵仙60g，乳香30g，没药30g，红花30g，艾叶30g。

【制用法】煎水患处熏洗，每次熏洗30分钟，熏洗后注意保暖，共20次，每天1次。

处方来源： 陈冠五，刘兴才. 固肾疏经汤联合中药熏洗治疗肝肾亏虚型腰椎间盘突出症30例［J］. 2018，34（6）：83-84.

（2）熏蒸

【组方】生川草乌、附子、桂枝、干姜各20g，细辛10g，杜仲、牛膝、桑寄生各30g，独活、秦艽、透骨草、伸筋草、威灵仙、木瓜、海风藤、红花各15g。

【制用法】煎取药液，暴露背部，盖好大毛巾，进行熏蒸。共治疗3个疗程，15次为1个疗程，每次20分钟。第1、2疗程每周3次，结束后休息1周，进行第3疗程，每周2次。

处方来源： 石向东，吴耀持，陈支援. 中药外熏内服治疗腰椎间盘突出症肾阳虚型32例临床研究［J］. 江苏中医药，2013，45（11）：28-30.

（3）溻渍

【组方1】红花30g，当归30g，乳香30g，没药30g，狗脊30g，威灵仙30g，桑寄生30g，牛膝30g，杜仲30g，苏木30g，川乌10g，草乌10g，伸筋草30g，透骨草30g，白芷30g，桂枝30g，木瓜30g，姜黄30g。

【制用法】每个敷药包配基质药液两袋，基质药液为食药用醋和白酒，比例为1：1，将基质袋中的药液均匀撒入敷药包，浸润20分钟，使敷药包与基质充分混合均匀，以不溢出为度，敷药包置锅中蒸20分钟，等待敷药包温度降至44℃左右，患者能耐受不烫为宜，敷药包可以反复使用3天，用后及时置锅中蒸20分钟后待用，治疗14天为1个疗程。

处方来源： 李树英，付静. 中药溻渍治疗腰椎间盘突出症的临床观察［J］. 中国中医药科技，2017，24（3）：317-318.

【组方2】（肝肾亏虚偏阳型）：制狗脊30g，陈萸肉、炒杜仲、怀牛膝、巴戟天、川断各20g。

【组方3】（肝肾亏虚偏阴型）：大熟地50g，制狗脊30g，菟丝子、枸杞子、陈萸肉、怀牛膝各20g。

制用法（组方2、3）：取上药，加水800ml，浸泡30分钟，煎40分钟，取汁500ml，待自然降温至50℃（肝肾亏虚偏阴虚型降至30℃）备用。干燥大棉垫浸入药汁，适度挤水后贴敷患处。当皮温相近后再浸入药汁，取之再敷，期间药汁保持热度。以皮肤微红，患者感温热但不烫为最佳。如外界温度较低，可以配合红外线照射维持温度。一般每天1次，每次30分钟。2周为1个疗程。

处方来源： 毛丹旦，吴权. 中药溻渍法治疗腰椎间盘突出症136例疗效观察［J］. 浙江中医杂志，2015，50（5）.

四、处方经验

坐骨神经痛患者内因以肝肾亏损、气血不足为主；外因以外伤、劳损、风寒湿热之邪侵袭为主。由于肝肾亏损，风寒湿邪侵袭，气血衰弱，经络受阻，气血凝滞，失于濡养引起，不荣则痛或不通则痛。本病本虚标实致病，以寒湿、瘀血、湿热为标，以肝肾亏虚为本，证候以风寒湿阻、肝肾亏虚之证居多。本病本虚标实致病，以寒湿、瘀血、湿热、痰浊为标，以肝肾亏虚为本，证候以风寒湿阻或肝肾亏虚之证居多，初发应祛邪通络为主，治疗宜祛风、散寒、除湿、清热、化瘀；久病应补肝肾、益气血。按照急则治标，缓则治本的原则，标本兼顾。临证用药上，本病的治疗以祛风除湿、温阳通络、活血化瘀、补益肝肾为主。外洗湿敷常用的药物，以祛风湿药（透骨草、伸筋草、独活、秦艽、桑枝、威灵仙、海桐皮）、活血化瘀药（乳香、没药、红花、桃仁、当归、三棱、莪术、川芎）、温阳散寒药（川乌、草乌、细辛、干姜、附子）、补肝肾药（桑寄生、杜仲、川牛膝、狗脊）多见。

[参考文献]

[1] 王素珍，武国印，黄艺. 中医治疗坐骨神经痛概况 [J]. 湖南中医杂志，2014，30（1）：133-134.

[2] 李凯. 坐骨神经痛的中医治疗近况 [J]. 陕西中医学院学报，2004，（01）：28-30.

[3] 李守昌. 穴位埋线辨证治疗坐骨神经痛40例临床观察 [J]. 中国针灸，1998，18（12）：741.

[4] 岳子明，肖邦琼. 坐骨神经痛的辨证治疗 [J]. 四川中医杂志. 2003，21（6）：9-10.

[5] 陈淑琴，李晓光，程东. 针灸辨证治疗坐骨神经痛168例疗效分析 [J]. 针灸临床杂志，1995，（5）：15.

[6] 陆新华. 针刺治疗坐骨神经痛的疗效分析 [J]. 上海针灸杂志，1998，21（6）：26.

[7] 张成勉，尹国华. 针刺治疗坐骨神经痛的疗效观察 [J]. 辽宁中医杂志，2004，8（31）：684.

[8] 国家中医药管理局. 中医病证诊断疗效标准 [M]. 南京：南京大学出版社，1994：136.

（沈 凌）

第七节　痛风性关节炎

一、概述

痛风是一种单钠尿酸盐（MSU）沉积所导致的晶体相关性关节病，尿酸盐结晶在关节处或其他结缔组织中沉积。本病与嘌呤代谢紊乱及（或）尿酸排泄减少所致的高尿酸血症直接相关，属于代谢性风湿病的范畴。其自然病程包括无症状高尿酸血症、急性痛风性关节炎、痛风石及肾脏病变。痛风属于中医学的"痹证"范畴，又名"历节"或"白虎历节"，在病名确立之前曾被含纳在其他病名之下，其中更有"气脚"之称。"痛风"，首见于元代名医朱丹溪所著的《丹溪心法》，书中记载"痛风者，四肢百节走痛，方书谓之白虎历节风证是也"。通过对痛风源流的探讨，古之痛风证又有痹证、历节、白虎历节风和痛痹等诸多称谓。

二、病因病机

《金匮要略》中记载"盛人脉涩小，短气，自汗出，历节痛，不可屈伸，此皆饮酒汗出当风所致。"《诸病源候论》亦言："历节风之状……此由饮酒后腠理开，汗出当风之所致也。亦有血气虚，受风邪而得之者；风历关节与血气相搏交击，故疼痛也"。朱丹溪的《格致余论·痛风》记载："彼痛风者，大率因血受热，已自沸腾，其后或涉冷水，或立湿地，或扇取凉，或卧当风，寒凉外搏，热血得寒，污浊凝涩，所以作痛，夜则痛甚，行于阴也"。而现代医家根据对本病的不同认识，对其病因病机也提出了新的看法。

国医大师路志正教授创见性的提出本病"源之中焦，流阻下焦，病于下肢"、"起于脾胃，终于肝肾"的观点。韦绪性明确提出"浊毒入络"的病机观，认为脾肾亏虚为本，湿热、浊毒、瘀血痹阻为标，属本虚标实之证，以脾肾亏虚、浊毒入络为病机特点。王海东认为痛风多为脾肾亏虚，热毒与痰湿、血瘀等浊邪蕴结形成，而肾虚、热毒尤为根本。综上所述，痛风的起病有2个方面，外因为饮食劳倦、外感风寒湿热之邪，内因则肝脾肾亏虚、湿浊痰瘀相阻。

三、辨证论治

痛风的辨证，主要是辨兼夹，次辨虚实。风寒湿热之邪为主因，兼夹者，多因痰浊瘀血。本病早期以实证为主，中晚期则虚实夹杂，甚至以虚证为主。痛风之"热毒气从脏腑中出，攻于手足，则赤热肿痛"，则多从肝脾肾论治。目前《中医病证诊断疗效标准》将痛风证型分为湿热蕴结型、痰浊阻滞型、瘀热阻滞型和肝肾阴虚型。吴蕊和王镁在中医内治法中将痛风分为湿热痹阻、寒湿痹阻、痰瘀痹阻和肝肾阴虚四型。金相哲独创性的分为热毒炽盛，攻于肢节证；内酿湿毒，流注于下证；以及痛风石期。由此可见，临床辨证缺乏完整的系统性阐述，为规范应用，我们仍以《中医病证诊断疗效标准》为标准，分为湿热蕴结型、痰浊阻滞型、瘀热阻滞型和肝肾阴虚型。

1. 湿热瘀结和瘀热阻滞型

湿热瘀结型

【症状】下肢小关节卒然红肿热痛、拒按，触之局部灼热，得凉则舒。伴发热口渴，心烦不安，溲黄。舌红，苔黄腻，脉滑数。

【治则】清热利湿，活血化瘀。

瘀热阻滞型

【症状】关节红肿刺痛，局部肿胀变形，屈伸不利，肌肤色紫暗，按之稍硬，病灶周围或有块瘰硬结，肌肤干燥，皮色暗黧。舌质紫暗或有瘀斑，苔薄黄，脉细涩或沉弦。

【治则】清热解毒，活血通络。

治法

（1）熏蒸

【组方1】苍术30g，薏苡仁30g，红花20g，牛膝20g，茯苓20g，艾叶20g，木瓜20g，川乌15g，威灵仙15g。

【组方2】川乌10g，草乌10g，艾叶20g，威灵仙20g，透骨草30g，伸筋草30g，乳香15g，没药15g，川芎20g，独活15g，木瓜15g，红花20g，桑枝30g，路路通30g。

【制用法】将装有中药的纱布袋放入熏蒸治疗仪熏蒸锅内煮沸，蒸气温度45℃~55℃，对患处进行熏蒸，每日1次，每次30分钟，7日为1个疗程。

组方1处方来源： 施财富. 中药熏蒸治疗痛风性关节炎42例［J］. 中医杂志，2005，46（3），207-208.

组方2处方来源： 周月. 中药熏蒸治疗急性痛风性关节炎［J］. 中国保健营养，2017，27（13），406.

（2）外洗

【组方1】生石膏50g，赤芍25g，山慈菇20g，忍冬藤20g，连翘20g，知母15g，防己15g，桑枝15g，秦艽15g，木瓜15g，黄柏15g，苍术15g，川牛膝15g。

【制用法】水煎外洗，将煎好的药液倒入足浴器中加热，浸没关节，设定温度39℃，每次30分钟，每日1次，7天为1个疗程。

处方来源：万晓燕．三妙散与白虎汤加味足浴配合西药治疗急性痛风性关节炎疗效观察［J］．陕西中医，2012，33（8）：1005-1006.

【组方2】黄柏15g，牛膝15g，透骨草15g，桑枝15g，知母15g，桂枝15g，络石藤15g，穿山龙15g，苍术30g，生薏苡仁30g，忍冬藤30g，白芍30g。

【制用法】水煎外洗，将煎好的药液倒入足浴器中加热，高位足浴，设定温度39℃，每次30分钟，每日1次，10天为1个疗程。

处方来源：刘燕兰．中药高位足浴联合丹七止痛膏外敷治疗急性痛风性关节炎的疗效观察［J］．护理研究，2014，28（8）：992-993.

（3）溻渍

【组方】石膏30g，知母20g，忍冬藤20g，黄柏20g，苍术20g，黄连20g，大黄20g，元胡20g，赤芍20g。

【制用法】诸药研成细末，用冷开水调匀，均匀涂抹在脱脂纱垫上，厚度为1~2cm，外敷于红肿关节处，用绷带或保鲜膜固定，每日敷10~12小时，7~10天为1个疗程。若皮肤出现发红或瘙痒，则停止外敷。

处方来源：顾桂英．中药封包辅助治疗急性痛风性关节炎效果观察［J］．护理研究，2012，26（5），440.

2. 痰浊阻滞型

【症状】关节肿胀，甚则关节周围漫肿，局部酸麻疼痛，或见"块瘰"硬结不红。伴有目眩，面浮足肿，胸脘痞闷。舌胖质黯，苔白腻，脉缓或弦滑。

【治则】涤痰祛浊，通络除湿。

治法

（1）熏蒸

【组方】苍术20g，生半夏20g，制天南星20g，艾叶20g，红花15g，王不留行40g，大黄30g，海桐皮30个，葱须3根。

【制用法】将装有中药的纱布袋放入熏蒸治疗仪熏蒸锅内煮沸，蒸气温度45℃~55℃，对患处进行熏蒸，每日1次，每次30分钟，7日为1个疗程。

处方来源：施财富．中药熏蒸治疗痛风性关节炎42例［J］．中医杂志，2005，46（3），207-208.

四、处方经验

痛风患者大多素体禀赋不足，精不化气，气虚则难以推动血行及津液输布，易致湿浊内停，蕴结为害，加之平素善食肥甘厚味，伤及脾胃，致脾失健运，脾胃运化失司，升清降浊功能失调，致使湿浊内生，致形体肥胖，湿浊日久蕴而化热生痰，痰瘀互结阻滞经脉，复感风寒湿热之邪，痹阻关节经络而发病，久病伤及肝肾。本病本虚标实致病，以湿热、痰浊、瘀血、外邪为标，以肝脾肾亏虚为本，证候以湿热内蕴或脾虚兼夹湿热之证居多，其急性发作时则表现为受累关节的红肿热痛。按照急则治标、缓则治本的原则，标本兼顾，临证用药上，本病的治疗以清热、利湿、泄浊为主。

痛风的外洗湿敷常用的药物，以清热药（黄柏、栀子、大黄、黄芩、胆南星、天花粉）、活血化瘀药（乳香、没药、红花、姜黄）、化湿药（苍术、土茯苓）多见，以祛邪为主，较少使用扶正补虚药物，提示中医外治痛风多为急性发作期，治以清热除湿、活血止痛；又因药力直达病所，多无顾护脾胃之虞。其中黄柏清热燥湿，泻火解毒，其清热燥湿之力与黄芩、黄连相似，但以除下焦湿热为佳；大黄清热解毒、凉血祛瘀、泻热通肠，外用多取生者；栀子苦寒降泄，能泄三焦火，《本草经集注》云"解踠躅毒"；乳香、没药、姜黄、红花活血散瘀，消肿止痛；牛膝祛瘀通经，引血下行；苍术燥湿辟秽，冰片芳香开窍；天南星燥湿化痰，胆汁发酵后更增清热之力；白芷燥湿消肿、天花粉清热生津，二者均能消肿排脓，体现了从痈论治痛风的思想。

五、病案举隅

患者刘某，男，42岁，因右足肿痛间断发作一年，加剧伴行走不利于2019年6月10日来诊。患者有高尿酸血症病史3年，未规范服药，平素饮食控制欠佳，常饮酒，喜食烧烤、海鲜。刻诊：右足踇趾肿胀，色红，皮温高，疼痛拒按，得凉则舒。伴发热口渴，心烦不安，溲黄。舌红，苔黄腻，脉滑数，血尿酸482mmol/L。证属湿热瘀结，治以清热利湿、活血化瘀、通络止痛为主。

【处方】川乌10g，草乌10g，黄柏20g，牛膝20g，艾叶20g，威灵仙20g，透骨草30g，伸筋草30g，乳香15g，没药15g，川芎20g，独活15g，木瓜15g，红花20g，桑枝30g，路路通30g。

【制用法】将装有中药的纱布袋放入熏蒸治疗仪熏蒸锅内煮沸，蒸气温度45℃~55℃，对患处进行熏蒸，每日1次，每次30分钟，7日为1个疗程。

7日后患者复诊，局部肿痛明显缓解，皮温皮色几近正常，嘱上方继用7天，规范低嘌呤饮食，转诊代谢内科规范降嘌呤治疗。

（林欣潮）

第六章　肛肠疾病

第一节　痔疮

一、概述

痔疮是一种非常高发的肛肠类疾病，分为内痔、外痔和混合痔。内痔是肛垫（肛管血管垫）的支持结构、血管丛及动静脉吻合发生的病理性改变和移位，外痔是齿状线远侧皮下血管丛扩张、血流瘀滞、血栓形成或组织增生。根据组织的病理特点，外痔可分为结缔组织性、血栓性、静脉曲张性和炎性外痔4类。混合痔是内痔和相应部位的外痔血管丛的相互融合。

二、病因病机

痔肿痛的发生，中医学认为是由于饮食不节，导致湿热内生，下注魄门，阻遏气机，气血失调，脉络瘀滞而致。《外科正宗》中论述，"夫痔者，乃素有湿热，过食炙博，或因久坐而血脉不行；又有七情，过伤生冷，以及担轻负重，竭力远行，气血纵横，经脉交错；又或酒色过度，肠胃受伤，以致浊气瘀血，流注肛门；又有妇人临产用力过甚，血逆肛门，亦能致此"。《丹溪心法》也有关于痔肿痛病机的描述，"气血下坠，结聚肛门，宿滞不散，而冲突为痔也。"

三、辨证论治

参照中华人民共和国中医药行业标准《中医内科病证诊断疗效标准》（ZY/T001.1-94），分为风伤肠络证、湿热下注证、气滞血瘀证、脾虚气陷证。

1.风伤肠络证

【症见】大便带血，滴血或喷射状出血，血色鲜红，大便秘结或有肛门瘙痒；舌质红，苔薄黄，脉数。

【治则】清热祛风，凉血止血。

【治法】溻渍

溻渍避免了中老年人下蹲困难的问题，还防止了下蹲坐浴可能会引起的静脉回流障碍，从而加重痔核肿胀。对于孕妇、产妇同样存在坐浴困难的问题，溻渍是良好的解决方法。

【组方】苦参20g，五倍子20g，当归20g，丹参20g，炉甘石20g，芒硝15g，硼砂5g，冰片5g。

【制用法】煎煮浓缩成药液500ml，硼砂、冰片冲化，每次用时加温至40℃左右，纱布或小毛巾蘸药液，湿敷于患处15分钟，每天早晚各1次。

处方来源： 刘雯菲，尚锦秀，生肌软坚合剂湿敷治疗中老年嵌顿痔的疗效观察［J］. 中西医研究，2016，8（3）：137-138.

2. 湿热下注证

【症见】便血色鲜，量较多，肛内肿物外脱，可自行回纳，肛门灼热，重坠不适；苔黄腻，脉弦数。

【治则】清热利湿，凉血止血。

坐浴熏洗

【组方】（祛毒汤加减方）五倍子15g，蒲公英15g，芒硝30g，甘草12g，苦参15g，防风12g，黄柏12g，川椒6g，生地榆20g，苍术15g，赤芍12g，生侧柏叶12g。

【制用法】入搪瓷或不锈钢盆中加水3000ml煮沸10分钟，取药汁，倒入盆中进行坐浴，热度以能忍受为宜，每次10~15分钟，每日2次，一般3~5天后水肿即可消失。

处方来源： 李峨，寇玉明，李国栋，等. 参柏祛毒袋泡剂对急性期痔及痔术后并发症的随机对照研究［J］. 国际中医中药杂志，2013，35（11）：985-987.

3. 气滞血瘀证

【症见】肛内肿物脱出，甚或嵌顿，肛管紧缩，坠胀疼痛，甚则内有血栓形成，肛缘水肿，触痛明显；舌质红，苔白，脉弦细涩。

【治则】活血化瘀，行气止痛。

坐浴熏洗

【组方】苦参40g，黄柏20g，生大黄20g，紫草30g，车前草30g，虎杖30g。

【制用法】入药钵中加水3000ml煮沸，取药汁，将明矾30g研末加入药汁中混匀，倒入盆中进行坐浴，热度以能忍受为宜，每次20~30分钟，每日2次。

处方来源： 任宏兵，明矾在肛肠病中的外治体会［J］. 现代中西医结合杂志，2001，10（9）：845.

4. 脾虚气陷证

【症见】肛门松弛，内痔脱出不能自行回纳，需用手法还纳。便血色鲜或淡，伴头晕、气短、面色少华、神疲自汗、纳少、便溏等；舌淡，苔薄白，脉细弱。

【治则】补中益气，升阳举陷。

中药熨烫：中药熨烫疗法是用中药制成热罨包，加热至45℃，外敷肛缘，使局部组织温度升高，扩张毛细血管，改善血循环，提高组织的再生修复能力，从而达到消除炎症、改善疼痛肿胀等症状。蒸发罨包疗法是传统热罨包疗法的继承与发展，它同时结合了中医外科的熏洗疗法中的渍法、蒸法各个技法。

【处方】当归、赤芍、芒硝、徐长卿各10g，浓煎收汁至100ml/袋。

【制用法】长约10cm见方，厚约1cm的无菌棉块对折再对折，形成一个罨包，再用两把镊子使罨包浸入药汁，拎出罨包用两把镊子夹紧后从两个方向上旋转，挤出多余药汁，使罨包呈半干状态，以不滴出药汁为度，再使用微波炉加热至45℃左右。外敷于肛缘，再外贴杀菌纱布，并用戳有小孔的塑料薄膜贴纱布外以封包，并用胶带固定1小时后取下罨包丢弃。

处方来源：宋清敏，王勤，韩昌鹏. 蒸发罨包治疗混合痔术后并发症的临床观察及护理［J］. 四川中医，2014，32（12）：134-136.

四、处方经验

坐浴熏洗作为肛肠疾病的优选方法在临床使用较多，相对于口服用药、外用膏栓剂等方法具有明显优势。熏洗依靠药力和热力的作用，直接作用于肛肠病变部位，使患处腠理舒畅，气血流通，从而达到祛瘀生新，止痛消肿的目的。熏洗疗法治疗肛肠病有着悠久的历史，早在《五十二病方》中就有记载"取弱五斗，以煮青蒿……以熏痔，药寒而休，日三熏。"在《外科启玄·明疮疡渍浴法论》中提到"凡治疮肿，初一、二日之间，宜药煎汤洗浴熏蒸，不过取其开通腠理，血脉调和，使无凝滞之意，免其痛苦，亦消毒尔"。

祛毒汤出自《医宗金鉴·外科心法要诀·第六十九卷》："凡痔未破已破及成漏者，俱用却毒汤：瓦松、马齿苋、生甘草各五钱，川文蛤、川椒、苍术、防风、葱白、枳壳、侧柏叶各三钱，焰硝一两"。方中诸药共奏清利湿热，解毒消肿，镇痛止血之功。众多专家在长年的临床实践中又摸索出燥湿凉血法对痔瘘肿痛的改善的意义，古方中加上黄柏、地榆等燥湿凉血之品，取得了良好的临床疗效，广泛应用于临床。

中医的蒸发罨包疗法隶属于中医外科的熏洗渍渍疗法。罨包趁热敷在疮面上，则罨包中含有药效的活性成分，可通过蒸腾和温热作用，使皮肤附属器如汗腺、毛囊、皮脂腺等开放，促使炎性致病介质和代谢产物排除，增加药物穿透吸收的通道，加速提高中药活性离子透皮功效。此外蒸发罨包疗法可湿润皮肤，增加角质层的水合程度，皮肤的水合程度的提高，亦可提高药物的吸收率。

第二节 肛 裂

一、概述

肛裂是指发生于肛管的缺血性溃疡疾病。中医文献中又称为脉痔、钩肠痔、裂口痔等。好发于青壮年，女性多于男性。肛裂的部位一般在肛门前后正中位，尤以后位多见，本病主要表现是疼痛、出血、便秘。《外科大成》说："钩肠痔，肛门内外有痔，折缝破烂，便如羊粪，粪后出血秽臭大痛者……"，明确指出便秘、出血、疼痛三大症状。患者排便时引起肛门周期性疼痛，是肛裂的主要特征。典型的肛裂，可因排便时引起肛门刀割样疼痛，称为便痛，数分钟后疼痛减轻或消失，此为间歇期，后因括约肌持续性痉挛，再次引起疼痛，其程度可因肛裂的大小持续半小时至数小时，直至括约肌疲劳松弛后，疼痛才逐渐缓解。以后又因排便、咳嗽等再次引起这一疼痛过程，称为疼痛周期。大便时裂口撕开出血，血色鲜红，肛裂患者多数都有习惯性便秘，因恐惧大便时带来的剧痛，故而减少食量，久忍大便等，使便秘加重、肛裂加重，形成恶性循环。

二、病因病机

因素喜辛辣之品，或起居不慎，感受燥热之邪、燥热内侵等，均可致燥热内生；或因素体阴液不足，血虚津亏而生燥，或素体血热，耗伤阴液成燥，均可致无水行舟而大便干结，损伤肛门而致肛裂，而素体气血不足亦致裂口生长缓慢，经久难愈；或因肝气郁结，气机阻滞，血行不畅，气血凝滞，肛门紧缩。

三、辨证论治

该辨证来源于《中医内科病证诊断疗效标准》（ZY/T001.1-94），分为血热肠燥证、血虚津乏证、气滞血瘀证。

1. 血热肠燥证

多见于肛裂初期，大便2~3日1次，质干。排便时肛门剧痛，如火灼、刀割，便后稍减，继则又持续剧痛数小时。鲜血随大便点滴而下，量不多。裂口色红，肛管紧张，压痛明显。小便黄，心烦口苦。舌黄干，脉数。内蕴血热，又嗜肥甘，燥火内结，大便难解，强努损伤肛门皮肤，而成裂口。

【治则】凉血清热，润肠通便。

坐浴熏洗

【组方】苦参60g，菊花60g，蛇床子30g，金银花30g，白芷15g，黄柏15g，地肤子15g。

【制用法】上药进行煎煮，取药液250ml。将上述药液加入到2L左右的热水（温度为85℃左右）中，让患者熏蒸其肛门。当水温降至适宜的温度后，让患者在温水中坐浴。每天治疗1次，每次治疗的时间为20分钟。

处方来源： 郑兰，张玥，张亮亮. 苦参汤熏洗法治疗肛裂的效果评价［J］. 当代医药论丛，2019，17（2）：178-179.

2. 血虚津乏证

大便秘结难解，便时肛门疼痛，如针刺状，滴血、血色淡红，可伴有腹满作胀，喜按，头晕心慌，少寐，面色㿠白。舌淡红，脉细无力。裂口凹陷，边缘色变浅。

【治则】养血润肠，益气生津。

坐浴熏洗

【组方】苦参、黄柏、白芷、芒硝、石榴皮、五倍子、蒲公英、当归、赤芍各15g。

【制用法】兑水1500ml煮沸10分钟后，待水温适宜时熏洗坐浴，日1次。

处方来源： 李利霞，陈雪清，范世慧. 中药外治促进肛裂术后创面修复130例［J］. 河北中医药学报，2008，23（4）：18-19.

【组方】蒲公英、败酱草、紫花地丁、金银花、赤芍、黄柏、黄芩各30g，明矾、五倍子各10g。

【制用法】将上述药草（除明矾外）放入锅中，加清水适量，浸泡20分钟后，水煎取汁，倒入坐浴盆中，纳入明矾或冰片少许，搅拌均匀，待水温适度时坐浴。每日2~3次，每次20~30分钟。

处方来源： 孟昭群. 中医外治肛裂熏洗方［J］. 家庭医学，2020，（7）：52-53.

3. 气滞血瘀证

大便秘结，腹胀喜按，便血淡红，裂口灰白，痛如刀割，神疲乏力，面白无华；舌淡，脉细无力，此乃血虚生燥，伤及津液，不润大肠所致。

【治则】活血化瘀，润肠通便。

坐浴熏洗

【组方】苦参15g，益母草20g，红花12g，白鲜皮12g，蜂房15g，艾叶5g，花椒5g，三棱10g，枯矾3g。

【制用法】上药布包加水500ml，文火煎沸5分钟。待温后坐浴20分钟，以干净纱布擦净患部，外涂云南白药少许。每晚1次。

处方来源：王惟恒，如何选用外治法治疗肛裂［J］．中医杂志，2004，45（4）：314.

【组方】乳香、没药、红花、桃仁、丝瓜络、艾叶、椿根皮各15g。

【制用法】将上药稍加粉碎后，用纱布包住，放脸盆内，加水半脸盆浸泡后，煎煮半小时，趁热熏洗，不烫手时坐浴。每次半小时（冬天坐浴时可加沸水保温），每日早晚各1次。

处方来源：孟昭群．中医外治肛裂熏洗方［J］．家庭医学，2020，（7）：52-53.

四、处方经验

肛周痛觉神经在熏蒸时药物产生的温热刺激作用下兴奋性被降低，同时神经末梢的压力也被减少，结缔组织延展性在热刺激作用下增强，从而缓解疼痛及排便艰难。熏蒸后，坐浴可以使创面直接浸泡在高浓度药液下，更加促进创面对药液的吸收。人体皮肤具有吸收、渗透、代谢作用，坐浴加快肛周皮肤表面的角质层的代谢及软化，药物更易被吸收，并且坐浴可以起到清洁创面的作用。皮肤腠理及经络得以疏通，气血得以调和。

常用药物中苦参具有清热燥湿、祛风杀虫之功效，白芷具有活血排脓、生肌止痛之功效，黄柏具有清热燥湿、泻火解毒之功效，菊花具有清热解毒之功效，金银花具有清热解毒、凉血止痢之功效，蛇床子具有温肾壮阳、燥湿祛风之功效，地肤子具有清热利湿、祛风止痒之功效。石榴皮收涩止血，蒲公英、败酱草、紫花地丁清热解毒，消痈散结，乳香、没药，活血行气止痛，消肿生肌，艾叶温通气血，祛湿止痛。

第三节　肛周脓肿、肛瘘

一、概述

肛周脓肿又称肛管直肠周围脓肿，是指肛管、直肠周围软组织内或其周围间隙发生急性化脓性感染，并形成脓肿。最早记录于《灵枢·痈疽》，其曰："痈疽发于尻，名曰锐疽，其状赤坚大，急治之，不治三十日死矣。"其特点是发病急骤，主要症状为肛门周围剧痛、肿胀、有结块，伴有不同程度发热，酿脓破溃后或切开排脓后渐形成瘘管，又称肛瘘。肛瘘如果引流不畅，感染蕴脓，造成瘘管或直肠周围间隙脓肿，又成为肛周脓肿。因此肛周脓肿和肛瘘是同一疾病的不同时期。本病是肛肠科常见疾病，占肛肠疾病的8%~25%，多见于20~40岁的男性，男女发病比例约为3~4：1。

二、病因病机

肛周脓肿、肛瘘主要病因为肛门腺感染，这种腺源性感染占所有病因的90%。非腺源性感染包括：克罗恩病、血液病、肿瘤感染、肠瘘、骶前囊肿感染、坏死性筋膜炎、糖尿病等。由于肛门直肠周围组织间存在一些间隙，间隙内有疏松组织，脂肪多，血液运行差，间隙容量较大，一旦发生感染，脂肪组织坏死形成脓肿脓液，可迅速在各间隙间快速蔓延，互相播散，在括约肌间隙、坐骨直肠窝或肛提肌上间隙内发生环状扩散。所以说一经确诊，需早期切开引流，缓解全身症状，手术正确处理内口清除原发感染源，预防肛瘘的发生及脓肿的复发是很有必要的。

三、辨证论治

参照中华人民共和国中医药行业标准《中医病证诊断疗效标准》，分为湿热下注证、正虚邪恋证、阴液亏虚证。

1.湿热下注证

肛周红肿有或无溃口，溃口溢脓，脓质稠厚，色白或黄，局部红、肿、热、痛明显，按之有索状物通向肛内，可伴有纳呆，大便不爽，小便短赤，形体困重；舌红，苔黄腻，脉滑数。

【治则】清热利湿。

（1）熏洗

【组方】大黄30g，黄柏30g，苦参25g，花椒20g，苍术20g，川芎10g，芒硝30g。

【制用法】将药物加水至2500ml，煮开后煎至1500ml，先熏后洗，每次15分钟，每日1~2次。

处方来源：许岩石.中药熏洗用于肛肠病术后治疗的体会［J］.临床和实验医学杂志，2010，09（18）：1421.

（2）中药脓（创）腔冲洗

【组方】煅石膏30g，龙骨15g，血竭10g，赤石脂30g，制乳香10g，制没药10g，芒硝30g，大黄15g，黄柏15g，蒲公英15g，槐花10g，五倍子10g。

【制用法】加水2500ml，煎取药汁1000ml，过滤，装瓶，灭菌备用，冲洗，每日2次，每次冲洗2遍。清热解毒、祛腐生肌、镇痛、消炎功能，主要用于脓肿术后的伤口冲洗，此时脓肿溃后但创面腐肉尚未脱落，脓液未尽，用其冲洗脓腔能明显减少脓性分泌物的排出，抑制病原微生物的繁殖，使感染得到明显控制。

处方来源： 吴志华，切开引流中药坐浴冲洗治疗急性肛周脓肿90例临床分析［J］. 中国中医急症，2007，16（1）：43-44.

（3）湿渍法

肛周脓肿肛瘘急性期局部肿痛者，可选用中药煎汤湿毛巾外敷，具有消肿止痛的作用。处方药物参见熏洗药物。

2. 正虚邪恋证

肛周红肿，有或无瘘口流脓，脓质稀薄，肛门隐隐作痛，皮色暗淡，时溃时愈，按之较硬，多有索状物通向肛内，可伴有神疲乏力，面色无华，气短懒言；舌淡，苔薄，脉濡。

【治则】扶正祛邪。

（1）熏洗

【组方】（加味苦参汤）石菖蒲、蛇床子、五倍子各15g，金银花、苦参、黄芩各30g。

【制用法】水煎取液1000ml，1剂/天，每次熏洗坐浴20分钟。

处方来源： 高峰. 加味苦参汤熏洗对肛周脓肿术后创面愈合的疗效［J］. 中国肛肠病杂志，2019，39（6）：34-35.

（2）中药脓（创）腔冲洗

【组方】煅石膏30g，龙骨30g，赤石脂30g，轻粉10g，海螵蛸40g，炉甘石20g，血竭15g，当归10g，朱砂15g，黄柏15g，明矾1.5g。

【制用法】加水1500ml，煎取药汁700ml，过滤，装瓶，灭菌备用，冲洗，方法同前。生肌收口、消炎止痛。当伤口内脓液已尽，腐肉渐尽，肉芽开始生长时用其冲洗伤口，促进其生肌收口，加速创面的愈合。

3. 阴液亏虚证

肛周红肿不甚，肛周瘘口凹陷，周围皮肤颜色晦暗，脓水清稀，按之有索状物通向肛内，可伴有潮热盗汗，心烦不寐，口渴，食欲不振；舌红少津，少苔或无苔，脉细数无力。

【治则】养阴托毒。

（1）中药脓（创）腔冲洗

【组方】苦参30g，黄芩10g，白及10g，蒲公英30g，延胡索10g，防己10g，生白芍30g。

【制用法】每剂水煎成150ml，取冲洗管（由吸痰管前端约10cm与60ml针管连接制成）抽取中药煎剂，将前端伸入创腔缓慢冲洗。

处方来源：邢文静. 多切口浮线引流并术后中药冲洗治疗坐骨直肠间隙脓肿的临床研究［D］. 山东中医药大学：山东中医药大学，2011.

四、处方经验

中药脓腔冲洗是起源于淋洗，是熏洗坐浴法在范围和作用上的延伸，多借用冲洗管将药物直接冲洗创面较大、较深的创腔，临床多用于高位或复杂性肛周脓肿及肛瘘。肛肠病术后用中药创腔冲洗不仅能清洁和充分引流创腔，同时创面残留的药物还能增强局部血液循环、减轻创面炎症、加速创面愈合，并能减少复杂性疾病的复发。对于深部脓腔可用注射器套上软管深入至脓腔底部进行彻底冲洗，可明显缩短疗程，提高疗效。

第四节　肛周湿疹

一、概述

肛周湿疹是一种肛门及肛周常见的皮肤变态反应性疾病，多数局限于肛周发病，也有少数蔓延至会阴、臀部、阴囊、阴唇处，以肛门及其周围出现红斑、脱屑、丘疱疹、渗出和苔藓化等多形性皮疹伴严重瘙痒为主要表现，常反复发作，任何年龄均可发病。肛周湿疹可分为急性和慢性两种，慢性肛周湿疹更为多见，局部表现为浸润、脱屑、色素沉着、皮肤增厚及苔藓化，边界较清楚，搔抓严重时可出现皲裂，伴瘙痒，易于复发。

二、病因病机

祖国传统医学称肛周湿疹属"浸淫疮、风湿疮、血风疮、顽湿"范畴，认为该病多由风、湿、热邪客于肌肤，湿热下注或者血虚生风、化燥、浸淫肌肤所致。《外科正宗》记载："血风疮乃风热、湿热、血热三者交感而生，发则瘙痒无度，破流脂水，日渐沿开"。《医宗金鉴·外科心法要诀》将肛周湿疹描述为"风湿客于谷道，形如风癣作痒，破流黄水浸淫，遍体微痛"的表现，并载："此症初如粟米，而痒兼痛，破流黄水，浸淫成片，随处可生。由脾胃湿热、外受风邪，相搏而成"。其病因可见于饮食不节，嗜食辛辣鱼腥动风之品，或嗜食肥甘厚味，滋腻碍脾，或素体脾虚，湿浊内生，蕴久化热，复感风湿热邪，内外相合，浸淫肌肤，耗伤阴血，日久入络，肌肤甲错，肥厚粗糙。

三、辨证论治

依据《中医内科病证诊断疗效标准》（ZY/T001.1-94），分为湿热下注证、血虚风燥证、脾虚湿盛证。

1. 湿热下注证

以急性和亚急性湿疹为主，多为急性发病，皮损部有肿胀、潮红、糜烂、渗出、结痂等。热重于湿者表现为大便秘结、小便短黄、肛门微痒或瘙痒剧烈、难以忍受；苔薄黄，脉滑数。

治法：清热利湿止痒。

（1）坐浴熏洗

【组方】 蛇床子30g，百部30g，白鲜皮30g，防风20g，甘草20g，赤芍20g，丹参15g，黄柏15g，徐长卿15g。

【制用法】 入搪瓷或不锈钢盆中加水2000ml煮沸10分钟，取药汁，倒入盆中进行坐浴，热度以能忍受为宜，每次10~15分钟，每日2次，一般连续使用4周。

（2）湿渍

【组方】 祛湿止痒方：苦参30g，芒硝15g，黄柏20g，白鲜皮20g，蛇床子15g，川椒15g，冰片6g（研末后入）。

【制用法】 将患处用温凉水（20℃~30℃）清洁干净，将一包煎好的中药药液放入一个专用的器皿内放凉（约30℃），取两块12层医用无菌纱布，浸湿药液，轻轻拧干，以不滴水为度，依次覆盖于患处，每10分钟更换1次，共30分钟，早晚8时各1次；可联合龙胆泻肝汤内服治疗。

处方来源： 杜勇军，黄德铨，侯长城，等. 中药内服联合湿渍法治疗急性肛周湿疹临床观察［J］. 四川中医，2017，35（3）：159-162.

2. 血虚风燥证

以慢性湿疹为多，病程较长，常反复发作，皮肤为肥厚型呈苔藓样病变，有色素沉着和结痂脱屑等表现，常伴有头昏乏力、腰腿酸软。舌淡红，苔少或干，脉沉细。

治法：养血润燥止痒。

（1）坐浴熏洗

【组方】（健脾祛浊通络汤）生黄芪15g，当归10g，防风10g，苍术15g，苦参

10g，连翘10g，紫花地丁5g，金银花15g，蒲公英10g，乳香10g，没药10g，丹参15g，蝉蜕10g，炙甘草5g。

【制用法】每日1剂，水煎至300ml，早上口服150ml，晚上用温水将150ml药液稀释至1500ml，后采用坐浴方式进行肛周熏洗，维持水温40℃，每次20分钟，治疗4周。

处方来源：赵长胜，张妍，徐海霞，等．自拟健脾祛浊通络汤治疗慢性肛周湿疹脾虚痰瘀阻滞证的效果及机制研究［J］．北京中医药，2020，39（3）：277-280.

（2）溻渍

【组方】生地榆30g，马齿苋30g。

【制用法】煎汤100ml，湿敷患处，2次/日。

处方来源：何永恒，凌光烈．中医肛肠科学［M］．清华大学出版社，2011，4，第1版：450.

3. 脾虚湿盛

肛周皮肤粗糙肥厚，伴有少量渗液，味辛而粘，皮肤表面因搔抓而产生抓痕和出血点，伴有鳞屑。口渴不思饮，大便不干或便溏，腹泻。舌淡胖，舌边有齿痕，苔白腻，脉沉缓或滑。

治法：健脾化湿止痒。

坐浴熏洗

【组方】马齿苋、黄柏、荆芥各45g，浮萍20g，炙乌蛇、蝉蜕各15g，防风10g。

【制用法】每付药煎成药液约600ml，分别密封到2个药袋中。每次取1袋，约300ml，兑入少量热水，至温度与体温相近时，坐浴10分钟，早晚各1次。连续坐浴2周后，改为每日1次，每次坐浴10分钟，继续坐浴2周。

处方来源：李佳楠，来丽霞，李昕，等．肛肠瘙痒洗剂治疗肛周湿疹60例临床观察［J］．中日友好医院学报，2018，32（6）：344-346.

四、处方经验

先秦古籍《山海经》中便有记载："黄灌洗浴"。熏洗疗法虽然是外治法，但依然遵循辨证论治的治疗原则。溻渍法又称湿敷法，是指将药液浸润纱布后湿敷于病灶，让药液浸渍患处，达到治疗疾病的目的。《素问·阴阳应象大论》曰："其有邪者，渍形以为汗"，是利用热汤沐浴发汗的先例。现代医学认为，溻渍法可以让低浓度组织液流向高浓度药液，减少甚至停止皮损处渗液，从而达到消炎的目的。渐渍与渗透压梯度两者相结合，可以减轻皮损区充血，减少渗出，达到消炎、镇痛、止痒的效果。

常用药物：蛇床子辛苦而温，杀虫止痒、燥湿祛风。白鲜皮性味苦寒，功善清热解毒，祛风燥湿。黄柏归大肠经，清热燥湿，泻火解毒。苦参清热燥湿。乳香、没药功善调气活血通络。丹参活血祛瘀，宁心安神，兼能养血补虚，配以养血活血之当归，具有祛瘀通络而不伤正，兼能补益阴血之不足。蝉蜕疏风散热，透疹，尤善于治疗皮肤疮疡。防风功专祛风，胜湿，止痒。连翘、紫花地丁、金银花、蒲公英清热解毒，消肿散结，解疮毒。荆芥可祛风解表，透疹消疮。浮萍具有祛风止痒之功，可用治风邪郁闭肌表、瘙痒之症。乌梢蛇有祛风通络之功，善行祛风而止痒。

第五节 直肠脱垂

一、概述

直肠脱垂是指肛管、直肠黏膜、直肠全层和部分乙状结肠向下移位，脱出或不脱出肛门外的一种疾病，往往与以下解剖异常同时出现，如肛提肌松弛、过深的 Douglas 窝、乙状结肠冗长及骶直肠固定丧失或变薄弱等。引起直肠脱垂的病因尚未完全清楚，主要有滑动疝学说和肠套叠学说等。中医称之为"脱肛"或"截肠症"，乃因小儿气血未旺，妇女分娩用力耗气，气血亏损，老年人气血衰退，中气不足，气虚下陷，固摄失司所致。

二、病因病机

隋代·巢元方《诸病源候论·痢疾诸候·脱肛候》"肛门大肠候也，大肠虚冷，其气下冲者，肛门反出"。直肠脱垂的发生与先天禀赋、感受外邪、内伤饮食、妊娠分娩、便秘、久泻久痢等因素有关。此疾病可发于任何年龄，尤以儿童与老年人多见；小儿机体"稚阳未充，稚阴未长"，五脏六腑娇嫩且形气未充，肺、脾、肾三脏常不足，气血未壮易脱垂。老人年迈体虚，五脏六腑功能虚损，气血生化不足，或因内伤情志，阴血耗损，以致气血亏衰而致脱垂；如《疡科心得集》云："老人气血已衰，小儿气血未旺，皆易脱肛"。经产妇因产时过度用力，气虚无力难以上提肛管直肠，加之产后恢复不良，盆底肌肉劳损，肌张力下降，而多易诱发脱垂；如《古今医统大全·妇科心镜》云："妇人脱肛……惟因产时用力，努出肛门"。成人多因久泻久痢或长期便秘或长期咳嗽或外伤等原因出现脱垂现象。肾气不固则大肠久脱难愈，如《冯氏锦囊秘录》云："大肠者传导之官，肾者作强之官，酒色过度，则肾虚而盗泄母气，肺因以虚，大肠气无所主，故令脱肛……"。气血不足或气血虚耗导致大肠失于温煦而脱出，如《麻科活人全书》云："久泻脱肛气血虚"。《幼科发挥》云："痢久脱肛者，气血也"。《医方考》云："泻久则伤气，下多则亡阴，是气血皆亏矣，故令广肠虚脱"。湿热蕴结下注大肠，导致直肠脱出而嵌顿，不能还纳，肛门灼热、疼痛或见潮湿渗液。如《辨证录》[1]云："人有不必大便而脱肛者，疼痛非常，人以为气虚下陷也，谁知大肠之火奔迫而出之乎……"。《笔花医镜》中云"脱肛者，肠有火则脱出难收，肿而痛也"。

三、辨证论治

参照2002年中华中医药学会肛肠分会制定的脱肛病诊断标准，分为气虚下陷证、肾气不固证、气血两虚证、湿热下注证。

1. 气虚下陷证

【症见】便后肛门有物脱出，直肠脱垂呈半球形或圆锥形，甚则咳嗽，行走，排尿时脱出，劳累后加重；伴有脘腹重坠，纳少，神疲体倦，气短声低，头晕心悸。舌质淡体胖，边有齿痕，脉弱。

治法：补中益气，升提固脱。

坐浴熏洗

【组方】黄芪50g，升麻30g，苦参30g，蛇床子30g，当归15g，地肤子15g，黄柏10g，连翘10g，蒲公英20g。

【制用法】煎汤至1000ml，趁热先熏后洗，2次/日，每次30分钟，连续熏洗14天。

处方来源：郝艳娜，优质护理联合中药外洗在嵌顿性直肠脱垂围手术期的应用效果［J］. 中国肛肠病杂志，2020，40（3）：73-74.

2. 肾气不固证

【症见】直肠滑脱不收；伴有面白神疲，听力减退，腰膝酸软，小便频数或夜尿多，久泻久痢。舌淡苔白，脉细弱。

治法：健脾益气，补肾固脱。

坐浴熏洗

【组方】(《外科大成》蛤硝散)：文蛤120g，朴硝120g。

【制用法】水五碗，煎汤，入朴硝120g，通手淋洗，至水冷方止，若觉热痛，用熊胆加冰片水化涂之。

3. 气血两虚证

【症见】直肠脱出；伴有面白或萎黄，少气懒言，头晕眼花，心悸健忘或失眠。舌质淡白，脉细弱。

治法：益气养血。

坐浴熏洗

组方同气虚下陷证。

4. 湿热下注证

【症见】直肠脱出，嵌顿不能还纳，脱垂的直肠黏膜有糜烂、溃疡；伴有肛门肿痛，面赤身热，口干口臭，腹胀便结，小便短赤。舌红，苔黄腻，脉滑数。

治法：清热利湿。

坐浴熏洗

【组方】乌梅、五味子、五倍子各10g，白矾15g，草河车、朴硝各30g，生甘草、薄荷各6g；若有肿痛糜烂，宜加清热解毒之药，马齿苋、蒲公英各20g，赤芍、苦参各15g，黄连、荆芥各10g。

【制用法】水煎熏洗；每日2次，每次20分钟，连用1个月为1个疗程。

处方来源：李永奇. 止脱散熏洗加丁字带加压固定治疗小儿脱肛37例［J］. 陕西中医，2003，24（6）：498.

四、处方经验

《红斋直指方》云："脱肛之说，非虚无故然哉，盖实则温，温则内气充而有所蓄；虚则寒，寒则内气馁而不能收，况大肠之厚薄，膏脂之瘠肥，亦视夫内气之虚实，产妇用力过多及小儿号叫努气……亦有此症"。直肠脱垂之病机必有虚，可兼实，《理瀹骈文》中言："外治之理即内治之理，外治之药亦即内治之药所异者法耳"。故熏洗方中采用黄芪补气，助气升提。

陈藏器曰："涩可固脱"。李时珍指出："脱则散而不收，故用酸涩温平之药，以敛其耗散"。此类药物味多酸涩，性温或平，主入肺、脾、肾、大肠经；而运用此类药物治疗直肠松弛、滑脱之症，使其产生固定，防止其下坠或脱垂的外治方法，将其称之为外治固脱法。常用的药物有：五倍子、明矾、柯子、乌梅等。

［参考文献］

［1］王雪冰，王立柱. 浅谈直肠脱垂的中医诊疗概况［J］. 中国肛肠病杂志，2018，38（3）：66–68.

第六节　肛肠病术后

一、概述

肛门疾病是外科临床常见病、多发病，临床多采用手术治疗，但肛门疾病患者手术治疗后仍然存在一系列并发症，如疼痛、水肿、出血、肛门坠胀、切口迁延不愈等。肛缘水肿是肛门术后常见的并发症之一，多为手术切口导致肛门局部的静脉及淋巴回流不畅，致使组织液在肛周皮下组织潴留过多，从而引起水肿。肛缘水肿的发生多与手术操作、术后排便及感染因素等相关，且肛缘水肿的出现会加重患者排便困难及肛门疼痛的程度，形成一种恶性循环。肛肠手术创面因其解剖位置特殊，容易被细菌污染而发生感染，而术后感染是导致创面愈合迟缓、瘢痕异常形成的重要原因。肛肠疾病术后导致的增生性瘢痕，严重时甚至会影响肛门功能，出现痒痛感、漏液、肛门狭窄等。

二、病因病机

中医学认为，手术创伤属于"金刃伤"范畴。金刃伤是指由金属器刃损伤机体所导致的病证。金刃损伤局部，使皮肤、肌肉、脉络破损，血流脉外而出血，气血郁滞脉外与湿热互结，则疼痛红肿，可见，创伤对机体营卫气血的运行会有显著的影响。

三、辨证论治

根据病机，肛肠病术后以气滞血瘀，湿热蕴结为主要类型，目前缺乏完整的系统性阐述。

气滞血瘀，湿热蕴结证

（1）坐浴熏洗

【组方】祛毒汤加减方。五倍子15g，蒲公英15g，芒硝30g，甘草12g，苦参15g，防风12g，黄柏12g，川椒6g，生地榆20g，苍术15g，赤芍12g，生侧柏叶12g。

【制用法】入搪瓷或不锈钢盆中加水3000ml煮沸10分钟，取药汁，倒入盆中进行坐浴，热度以能忍受为宜，每次10~15分钟，每日2次。

处方来源： 李峨，寇玉明，李国栋，等. 参柏祛毒袋泡剂对急性期痔及痔术后并发症的随机对照研究［J］.《国际中医中药杂志》，2013，35（11）：985-987.

【组方】（彭显光经验方）蒲公英、槐花、苦参、两面针、十大功劳、七叶莲各60g，五倍子、芒硝各30g，冰片2g。

【制用法】每天1剂，水煎两次，每次约煎至2000ml，二煎兑匀，存入保温瓶中，分早晚2次用，每次先熏蒸5分钟，后坐浴10~15分钟。

处方来源：曹波，李志，杨乐，等. 中药熏洗治疗混合痔术后水肿及促进创面愈合的临床观察［J］. 现代中西医结合杂志，2009，18（16）：1870-1871.

【组方】苦参30g，黄柏20g，鱼腥草20g，侧柏叶20g，制乳没各15g，苏木25g，五倍子15g，冰片(后下)3g，防风25g。

【制用法】上药加水至5000ml，凉水浸泡15ml后，煎至2000~3000ml，去渣，放入冰片待其溶化，先熏后坐浴。

处方来源：郑树清. 中药肛门熏洗液治疗肛门疾病的疗效观察［J］. 北京中医，2006，25（4）：232-233.

【组方】黄柏、黄芩、大黄、金银花各25g，苦参40g，芒硝50g，当归、红花、槐米、蒲公英、白芷各20g。

【制用法】药物混合后煎汁400ml，加入2000ml水，熏洗15~20ml，水温控制在38℃左右，每日2次。

处方来源：金涛. 中药熏洗联合特色护理对混合痔患者术后切口水肿及尿潴留发生率的影响研究［J］. 糖尿病天地，2020，17（1）：212.

常用中成药：金弦痔科熏洗散：将药物加入1000ml沸水冲化后趁热熏蒸肛门，待药液温度降至40℃，予以坐浴，每日1~2次。

（2）溻渍

【组方】五倍子30g，苦参20g，当归15g，地肤子10g，黄柏10g。

【制用法】统一制备成150ml/袋的药液，每日1袋，操作方法：换药后，取消毒纱布置于一次性消毒碗盘中，用中药湿敷药液浸渍纱布，患者取双腿屈曲侧卧位，暴露肛瘘创面，护士将浸有药液的纱布折叠覆盖于创面及创面周围皮肤，外层覆盖大片脱脂棉块，脱脂棉外用温度约为60℃的热水袋保温，持续约15分钟，每日早晚各1次。

处方来源：韩晔，陆宏，杨巍. 湿敷方局部外敷治疗肛瘘术后并发症的疗效观察［J］. 上海中医药大学学报，2014，28（5）：42-44.

【组方】（预防瘢痕增生方）积雪草30g，徐长卿15g，丹参15g，大黄15g，当归15g，苦参15g，红花10g。

【制用法】上述药物浓煎成200ml，用温热的药液将小毛巾或纱布浸湿，外敷于创面，停留10~15分钟，每日早晚各1次。

常用中成药：复方黄柏液、康复新液。使用方法：原药液30~50ml，浸渍纱布，暴露创面，纱布折叠覆盖于创面及创面周围皮肤，外敷10分钟/次，每日2次。

四、处方经验

《肘后备急方》中将中药熏洗形式分为溻渍法、淋洗法、熏洗法、罨洗法等，用法不同，方药相似。通过文献分析中药熏洗法中使用最多的中药是黄柏和苦参，使用率为61.1%；其次是芒硝，使用率为44.4%，再次是五倍子和大黄，使用率分别为38.9%和33.3%[1]。黄柏，清热燥湿，有润肤止痒之效，所含黄柏素可以使炎症局部血管收缩，减少局部的充血或渗出。苦参味苦性寒，功能清热燥湿，主治湿热泻痢、肠风便血、水肿、带下、阴痒、疥癣、皮肤瘙痒、湿毒疮疡等；苦参中含有苦参碱，氧化苦参碱，苦参素及多种黄酮类化合物等，可迅速改善炎症渗出和水肿。《开宝本草》记载：五倍子可疗肺脏风毒流溢皮肤作风湿疮，瘙痒脓水。现代药理研究表明，五倍子主要含鞣质和没食子酸等，具有收敛作用，由于其中所含的鞣酸对蛋白质有沉淀作用，故皮肤、黏膜溃疡接触鞣酸后，其组织蛋白质即被凝固，形成一层被膜而呈收敛作用，同时小血管也被压迫收缩，使血液凝结而止血。当归活血散瘀，能够改善创面局部血液循环，加快创面代谢产物的清除。地肤子苦寒，《本草原始》记载其能去皮肤中积热，除皮肤外湿痒，《日华子本草》载其能治客热丹肿。

中成药复方黄柏液因以连翘、黄柏为君，金银花为臣，蒲公英、蜈蚣为佐使，适用于疮疡溃后、感染性伤口，具有清热解毒、消肿祛腐的作用。现代研究表明复方黄柏液具有明显的改善局部微循环、促进肉芽组织生长、表面上皮修复及加速伤口愈合的作用。复方黄柏液湿敷创面可保持创面湿润环境，使药物直达病所，减少刺激并可延长药物持续作用时间。康复新液是由美洲大蠊干燥虫体提取物制成，具有通利血脉、养阴生肌的作用。临床上广泛应用于治疗消化道溃疡、体表慢性溃疡、烧伤及肛肠科术后开放性创面，能有效促进创面修复，缩短创面愈合时间。康复新液液体的活性成分上要为多元醇类和肽类，多项研究表明其能够促进肉芽组织生长，加快坏死组织脱落，促进溃疡修复与再生。

[参考文献]

[1] 殷玥，徐强，张朝晖. 中药熏洗疗法在肛肠外科中的应用研究进展 [J]. 中医外治杂志，2017，26（5）：50–51.

（李　峨）

第七章 乳腺疾病

第一节 乳腺囊性增生病

一、概述

乳腺囊性增生病也称慢性囊性乳腺病，是乳腺实质的良性增生。本病是内分泌障碍性增生病，一是体内女性激素代谢障碍，尤其是雌、孕激素比例失调，使乳腺实质增生过度和复旧不全。二是部分乳腺实质成分中女性激素受体的质和量异常，使乳腺各部分的增生程度参差不齐。本病属于中医学的"乳癖"范畴。明代龚居中《外科活人定本》中提到："乳癖，此证生于正乳之上，乃厥阴、阳明经之所属……"，首次将乳癖与女性乳房肿块联系到一起，明代以后，确立病名，后世将乳癖的特点归纳为：单侧或双侧乳房疼痛并出现肿块，乳痛和肿块与月经周期及情志变化密切相关。本病好发于25~45岁的中青年妇女，其发病率占乳房疾病的75%，是临床上最常见的乳房疾病。本病有一定的癌变危险，尤其对伴有乳癌家族史的患者，更应引起重视。

二、病因病机

中医认为，本病多因肝气郁结或冲任失调使乳腺经络受阻而发病。《外科正宗》中指出："乳癖乃乳中结核……随喜怒消长，多由思虑伤脾，恼怒伤肝，气血瘀结而生。"《疡科心得集》曰："乳中结核，何不责阳明而责肝，以阳明胃土，最畏肝木，肝气有所不舒，胃见木之郁，惟恐来克……"乳癖的发生与肝气郁滞乳络，或肝郁乘脾，脾虚生痰，痰气互结有关；《外科医案汇编》中"乳中结核，虽云肝病，其本在肾"。冲任二脉起于胞宫，其气血上行为乳，下行为经，冲任与肾相并而行。肾虚，冲任失调，气血瘀滞，积聚于乳房、胞宫，或乳房疼痛结块，或月事紊乱，说明了肾和冲任与乳癖发病的关联。

三、辨证论治

乳腺增生病程较长，部分患者服药时间较长，依从性较差，外治有明显优势。

外治原则可和内治同法，适当加用辛香走窜药效果更佳，止痛与散结是治疗本病之要点。本病临床辨证分型较多，主要有肝气郁滞、气滞血瘀、气郁痰凝、痰瘀互结、肝肾不足、冲任失调等。中华中医外科学会乳腺病专业委员会专家共识，将本病分为肝郁气滞、痰瘀互结、冲任失调证3型。

1.肝郁血瘀

【症状】 乳房胀痛多发于月经来潮前，甚至不能触碰，伴情绪抑郁，胸闷不适，喜太息。舌质紫黯，或伴瘀点、瘀斑，脉弦而涩滞。

【治则】 疏肝解郁，活血止痛。

治法

（1）溻渍

【组方1】 柴胡、红花、桃仁、当归、郁金、白芍、川芎、桔梗、枳壳、牛膝、夏枯草、王不留行各10g。

【制用法】 水煎，用毛巾蘸药汁热敷患处，每日4次，每次10分钟。

处方来源： 李俊芬，王青山，陈丽霞.研究中医内外兼治治疗女性乳腺囊性增生的效果［J］.中国实用医药，2018，7（13）：94-95.

【组方2】 柴胡10g，陈皮10g，川芎10g，枳壳15g，白芍10g，香附10g，炙甘草6g，王不留行20g，延胡索10g。

【组方3】 丹皮10g，栀子10g，当归15g，白芍12g，柴胡10g，白术10g，茯苓15g，生姜6g，薄荷6g，炙甘草6g，山慈菇15g，王不留行15g，香附10g。

【组方4】 鸡血藤30g，透骨草20g，皂角刺30g，乳香10g，没药10g，大黄30g，芒硝30g，青黛15g，地鳖虫10g，全蝎15g，蜈蚣5条（苏继朝，经验交流）。

【组方5】 当归12g，丹参10g，乳香、没药、川楝子、香附、甘草各6g，白芍15g，延胡索、柴胡、茯苓、白术、威灵仙、鸡内金各10g，牡蛎20g，生麦芽15g。

【制用法】 药物装布袋内煮沸，取出凉至温热，敷在乳房肿胀部位，30分钟/次，每日2次，一个月为1个疗程。

组方2处方来源： 曹颖，贾春晓.柴胡疏肝散加减内服外敷治疗乳腺增生124例疗效观察［J］.医学信息，2013，9（26）：392.

组方3处方来源： 单永平.内服外敷加味丹栀逍遥汤治疗乳腺增生临床观察［J］.中国中医药资讯，2011，3（20）：41-42.

组方5处方来源： 谭娟，吕莉莉，瞿倩.止痛散结饮联合中药外敷治疗乳腺增生症45例［J］.陕西中医，2016，9（37）：1166-1167.

【组方6】穿破石、五灵脂、三棱、莪术、透骨草、三七各20g。

【制用法】制成酊剂，浸湿棉垫湿敷于乳房，每日1次，每次15分钟，10次为1个疗程。

处方来源：林毅，唐汉钧. 现代中医乳房病学［M］. 人民卫生出版社，2003.

2. 气郁痰凝

【症状】乳房疼痛，伴情绪急躁，心烦易怒，失眠多梦。舌苔白腻，脉滑。

【治则】行气疏肝，化痰解郁。

（1）溻渍

【组方1】柴胡、白芍、当归、茯苓、青皮、陈皮、苍术、半夏、瓜蒌、海藻、甘草各10g。

【组方2】柴胡12g，当归12g，白芍12g，茯苓15g，瓜蒌12g，生牡蛎15g，浙贝母12g，清半夏9g，胆南星9g，山慈菇12g，仙茅12g，仙灵脾15g，巴戟天12g，黄柏9g，知母12g。

【制用法】浓煎，取2块厚度约0.3cm，大小4cm×3cm长方形纱布浸泡药液中，浸湿后取出以不滴液为度，置于乳房病变部位，每日1剂，每次40分钟，每日1次，1个月为1个疗程，共2个疗程。

组方1处方来源：李俊芬，王青山，陈丽霞. 研究中医内外兼治治疗女性乳腺囊性增生的效果［J］. 中国实用医药，2018，7（13）：94-95.

组方2处方来源：杨欢. 逍遥蒌贝散合二仙汤内服联合外用中药离子导入治疗乳腺增生病临床观察［J］. 四川中医，2019，37（6）：142-144.

（2）熏洗

【组方1】芒硝20g，炒麦芽30g，川椒10g。

【组方2】苦参60g，透骨草30g，当归15g，川芎10g，乳香15g，没药15g，红花10g，艾叶30g，金银花15g，荆芥15g，防风10g，白芷15g，甘草5g，葱根7棵，槐树枝7节。

【制用法】水煎洗，先熏后洗患部，每日2次，一次30分钟，14天为1个疗程。

组方1处方来源：王翔. 中药内服外洗治疗乳腺增生病48例［J］. 现代中西医结合杂志，2009. Dec，18935：4409-4410.

组方2处方来源：孙亚利，张瑞海，殷秀娟. 中药外洗治疗乳腺小叶增生56例［J］. 中医外治杂志，2001，10（3）：24.

3. 冲任失调

【症状】乳房疼痛，伴月经不调，腰痛乏力，经血量少而色淡；舌苔白，舌质淡，脉弦细。

【治则】补肾调冲任。

漏渍

【组方】红花、桃仁、当归、川芎、赤芍、熟地、土鳖虫、木鳖子、浙贝母、王不留行、瓜蒌、夏枯草、陈皮、青皮、南星、乳香各30g。

【制用法】水煎，用毛巾蘸药汁热敷患处，每日4次，每次10分钟。

四、处方经验

临床常见乳腺增生患者性情抑郁、肝郁气滞的表现，所以疏肝理气调达气机是治疗乳癖的重要治则，常选用理气止痛的药物：丁香、延胡索、郁金、制香附、青皮、王不留行；肝肾不足，冲任失调是乳癖病之本，用软坚散结、温经通脉中药：仙茅、淫羊藿、肉苁蓉、威灵仙、巴戟天等温补肝肾，调摄冲任。由于肝脾损伤，脾虚生痰，痰瘀互结，治疗选用活血化瘀、化痰软坚药物：当归、川芎、桃仁、赤芍、血竭、细辛、三棱、莪术、乳香、没药、红花、川乌、草乌、丹参、白芥子、山慈菇、瓜蒌（皮）、浙贝母、生牡蛎、陈皮；还有选用虫药，如蜈蚣、地鳖虫、全虫等搜剔深在经络的郁结。有时加用开窍透皮的冰片、麝香，促进药物吸收。

第二节　急性乳腺炎

一、概述

急性乳腺炎是乳腺的急性化脓性感染，病人多是产后哺乳期的妇女，尤以初产妇更为多见，往往发生在产后3~4周。此外，妊娠期、非妊娠期和非哺乳期也可发生本病。临床特点是乳房肿块、局部红肿热痛，可伴有恶寒发热等全身症状。致病菌多为金黄色葡萄球菌，其次为白色葡萄球菌和大肠杆菌。乳汁郁积，排乳不畅是主要发病原因，产后体虚、免疫力降低易发生本病。

急性乳腺炎相当于中医的"乳痈"范畴。由于发病时期不同，又有不同病名，在哺乳期发病的，名外吹乳痈；在妊娠期发病的，名内吹乳痈；在非哺乳期和非妊娠期发病的，名不乳儿乳痈。临床上以外吹乳痈最为常见。

二、病因病机

乳汁郁积是最常见的原因。初产妇乳头破碎，或乳头畸形、凹陷，影响充分哺乳；或哺乳方法不当，或乳汁多而少饮，或断乳不当，均可导致乳汁郁积，乳络阻塞结块，郁久化热酿脓而成痈肿。情志不畅，肝气郁结，厥阴之气失于疏泄；产后饮食不节，脾胃运化失司，阳明胃热壅滞，均可使乳络闭阻不畅，郁而化热，形成乳痈。另产妇体虚汗出受风，或露胸哺乳外感风邪；或乳儿含乳而睡，口中热毒之气侵入乳孔，均可使乳络郁滞不通，化热成痈。

三、辨证论治

乳痈的外治在临床上多是依照病程分期，分为郁滞期、成脓期和溃后期，治疗亦随病程变化而异。初起郁滞期宜用消法，成脓期宜溃法，溃后宜使用敛法。特别注意的是，湿敷时温度40℃~45℃为宜。常用中药有：大黄、蒲公英、芙蓉叶、野菊花、黄连、黄芩、黄柏、乳香、没药、当归、赤芍、泽兰、丹皮、鸡血藤、三棱、莪术、皂角刺、炮甲、白芷、昆布、薏苡仁、芒硝、姜黄、陈皮、天花粉、苍术、金银花、王不留行；促进药物透皮吸收及消炎止痛：樟脑、薄荷脑、冰片等。

1. 郁滞期

乳汁郁积结块，皮色不变或微红，肿胀疼痛。伴有恶寒发热，周身酸楚，口渴，便秘；苔薄，脉数。

治法：通乳消肿。

溻渍

【组方1】大黄25g，黄柏25g，姜黄25g，白芷25g，胆南星10g，陈皮10g，苍术10g，厚朴10g，甘草10g，天花粉50g。

【组方2】黄连、黄柏、黄芩、大黄、乳香、没药等量。

【组方3】芙蓉膏：芙蓉叶40g，山慈菇、大黄、黄芩各15g，青黛、菊花、白及、寒水石各10g，赤小豆、赤芍、制香附、黄柏、甘草各5g。

【组方4】鲜芙蓉叶、鲜菊花叶、鲜蒲公英。

【制用法】水煎，纱布蘸药液外敷患处，每日3次，每次30分钟。

【组方5】50%芒硝溶液。

【制用法】纱布蘸药液外敷患处，每日3次，每次30分钟。

2. 成脓期

乳房肿痛，皮肤焮红灼热，肿块变软，有应指感。或切开排脓后引流不畅，红肿热痛不消，有"传囊"现象。壮热；舌红，苔黄腻，脉洪数。

治法：消肿排脓。

溻渍

【组方】（黄连纱条）：黄连、黄柏、当归、生地、姜黄、香油等。

【制用法】脓肿小而浅者，用针吸穿刺抽脓或用火针刺脓后，外敷黄连纱条；或小切口引流术后，黄连纱条置于脓腔深部引流及外敷，充分引流，并可清热消肿排脓。

处方来源：孙旭，王志华，刘柳林．王志华教授运用外治法治疗外吹乳痈临床经验总结［J］．中医临床研究，2019，11（25）：59-60.

3. 溃后期

溃脓后乳房肿痛虽轻，但疮口脓水不断，脓汁清稀，愈合缓慢或形成乳漏。全身乏力，面色少华，或低热不退，饮食减少。舌淡，苔薄，脉弱无力。

治法：去腐生肌。

【组方】复方黄柏溶液。

【制用法】切开引流或破溃后，如腐肉及脓液较多时，探针探查超声检查脓腔情况，搔刮病变区坏死组织，祛腐以生新，复方黄柏液冲洗脓腔，最后放置中药引流条。

处方来源：孙旭，王志华，刘柳林．王志华教授运用外治法治疗外吹乳痈临床经验总结［J］．中医临床研究，2019，11（25）：59-60.

四、处方经验

1.针对初期郁滞为主要表现的急性乳腺炎，李乃卿教授外敷中药以疏肝行气、活血化瘀为原则，选用檀香、白丁香、沉香以疏肝行气，瓜蒌、玫瑰花解郁以散结，乳香、没药、桃仁辛散加王不留行、路路通通乳络，当归、川芎养血，《外科冯氏锦囊秘录精义》："乳性本清冷，勿用寒凉药"所以加少量的蒲公英、夏枯草、牛蒡子等清热解毒药物，温能散寒，寒去则血脉自通，通能荡涤瘀乳，使败乳排出，选用性温吴茱萸气味芳香，宣散乳房肿块，土鳖虫解表毒，辛散止痛，温化瘀血，湿敷患处[2]。

2.五味消毒饮湿敷：金银花30g，野菊花、蒲公英、紫花地丁、紫背天葵各12g，水煎取汁，分2次浸消毒纱布湿敷30分钟[3]。

3.关荔使用药物[4]：当归10g，赤芍10g，蒲公英30g，金银花、连翘各20g，地丁15g，路路通、橘核、浙贝、乳香、没药各10g，夏枯草10g，柴胡6g，水煎，加入芒硝100g，干净毛巾浸湿药液湿敷患处，每日1次。

4.经验方

成脓期

【组方】皂角刺30g，蒲公英、赤芍、金银花、野菊花、牛蒡子各15g，地丁、当归各10g。

脓肿消散，炎性肿块期

【组方】党参、白术、茯苓各30g，白芍、黄芪各15g，当归、白芷、皂角刺、蒲公英各10g，甘草5g。

【制用法】水煎，药渣及药汁温热时热敷患处，每日1次，每次30分钟。

处方来源：李俊芬．黄小玲．刘晓珊，等．中药内服外敷结合穿刺治疗哺乳期化脓性乳腺炎33例［J］．内蒙古中医药，2017，3（5）：28-29．

5.外洗方

【组方】双花15g，连翘10g，白芷10g，桔梗10g，黄芩10g，黄连10g，元参20g。

【制用法】水煎外洗。

处方来源：白卫兵，吴苏亚，盖俊华．中药外洗、负压吸引及乳腺按摩治疗急性乳腺炎98例［J］．中医外治杂志，2005，14（3）：34．

6.熏洗方

【组成】蒲公英10g，菊花10g，金银花5g，连翘5g，地丁5g，黄柏5g，夏枯草10g。

【制用法】水煎，先热气熏蒸患处，待水温合适，以干净毛巾蘸药液湿敷或外洗。15~20分钟/次，2~3次/天。适用于郁滞期。

处方来源：朱小静．中药熏蒸、外敷治疗早中期急性乳腺炎的疗效观察［J］．内蒙古中医，2017，5（9）：95-96．

［参考文献］

［1］林毅，现代中医乳房病学［M］．人民卫生出版社，2003．

［2］汪唐顺，陈振宙．李乃卿教授从肝外治郁滞期哺乳期乳腺炎的临床经验总结．中国老年保健医学杂志，2020，18，2：95-96．

［3］林桂芬，梅明友，徐娇雅．中药内服外敷治疗乳痈初期35例［J］．浙江中医杂志，2015．2.50（2）：110．

［4］关荔．中药口服外敷治疗急性乳腺炎临床观察［J］．内蒙古中医药，2010，（4）52．

第三节 肉芽肿性乳腺炎

一、概述

肉芽肿性乳腺炎，又称肉芽肿性小叶性乳腺炎，是一种以局限于乳腺小叶的非干酪样坏死和肉芽肿为病理特征的慢性炎症性疾病。

目前对本病的病因和发病机制的认识尚不明确。本病1972年由Kessler首次报道，提出本病属于器官特异性自身免疫病。得到多数学者认同。大多数学者认为是各种原因引起乳腺导管阻塞，局部导管扩张，管内分泌物聚集，从而脂性物质外溢诱发自身免疫反应是本病主要原因，主要包括乳头发育不良、垂体泌乳素升高、既往乳腺炎病史等。还有文献报道，该病与乳房外伤、口服避孕药、分枝杆菌及棒状杆菌感染有关。

二、病因病机

古代文献对肉芽肿性乳腺炎无明确记载，因其发病初期以乳房疼痛性肿块为主，中期肉腐成脓，后期破溃渐成瘘管为临床特点，本病属中医疮疡之阴证疮疡范畴，将其归属于"乳痈"、"粉刺性乳痈"、"乳漏"等范畴。阴证疮疡存在不同程度的正气虚弱，加之饮食不节，情志不畅，气虚无力运化水湿，痰湿内生；乳头内陷导致乳腺内异物淤积，阻滞乳络，致局部气血运行不畅，痰瘀交阻，痰毒蕴结于乳络发为本病。初起以肝脾虚痰凝为主要病机，肝气郁结，失调达之性，气血津液输布失常，化痰成湿，结于乳络，则成乳房结块；肝郁日久，郁而化热，热毒凝结，热盛肉腐成脓，形成脓肿；日久灼津耗气，气血亏虚，无力托毒生肌，则脓肿溃破，脓水淋漓，久难收口，形成乳漏，迁延难愈。

还有学者认为，肉芽肿性乳腺炎受风邪影响，如《诸病源候论》所云："夫劳损之人，体虚易感风邪。"《黄帝内经》言："风者，百病之始也。"提示本虚之人易感风邪，风邪是外邪致病的先导。风邪易与其他病邪相兼成病。《儒门事亲》："风热结于乳房之间，血脉凝注，久而不散，溃腐成脓。"提示风热之邪搏结于乳络，气血瘀滞，凝聚成痰，痰热壅盛，肉腐成脓。肉芽肿性乳腺炎常突然发病，易生脓肿或脓水淋漓，病情反复，与"风邪易袭阳位、起病急，善行而数变"的致病特点相符。

肉芽肿性乳腺炎好发于育龄期，一般产后5年内多见，少数可见于妊娠期或哺乳期女性。大多数病人有先天性乳头全部凹陷或呈线状部分凹陷。单侧乳房发病，少数病人亦有双侧乳房先后发病，呈慢性经过，临床表现多样，病程长达数月或数年。乳房肿块最为常见。有的患者起病突然，发病迅速。患者感觉乳房局部疼痛不适，有刺痛或钝痛，并发现肿块。肿块多位于乳腺外周，或向某一象限伸展。肿块大小不等，大多小于3cm，个别可达10cm以上。肿块形状不规则，质地硬韧，表面可呈结节样，边界欠清，无包膜，常与皮肤粘连，但无胸壁固定，可推移。继则肿块局部可出现红肿热痛，红肿范围可迅速扩大，若炎症得不到控制，则可形成脓肿；有的乳房皮肤水肿，呈橘皮样变；有的可伴患侧腋下淋巴结肿大、压痛。一般无全身发热。也有些患者一直以乳房肿块为主诉，持续时间可达数年，始终无明显的红肿表现。脓肿自溃或切开后，常反复流脓并夹有粉渣样物，常形成与乳头相通的瘘管窦道，经久不愈。少数患者可伴结节性红斑或关节炎。红斑常见于小腿伸侧，膝关节炎多见。很多患者乳腺肿块期、脓肿期和窦道期同时存在，可累及多个象限，如不及时治疗，严重影响乳腺外形及生活质量，复发率极高，给患者造成极大的身心损害。

三、辨证论治

目前对于本病的治疗并没有形成成熟有效的治疗共识。西医以手术治疗为主，但由于病变范围广，为预防复发，切除腺体范围较大，术后乳房外形变化较大，患者难以接受。

中西医结合治疗本病有良好的疗效，宜首选。中医内外联合治疗取得一定疗效。根据疾病的病情发展的不同时期，运用火针、脓肿切开、搔刮窦道、窦道冲洗、中药敷贴等方法综合外治，同时辨证论治配合中药内服；也有围手术期运用中医药局限炎症范围，促进术后康复，预防术后复发。

漏渍

1. 肿块期及脓肿未溃期

【组方1】大黄、黄柏、姜黄、白芷、赤芍、白及、青黛、花粉、甘草等份。

【组方2】姜黄160g，大黄160g，黄柏160g，苍术64g，厚朴64g，陈皮64g，甘草64g，生天南星64g，白芷160g，天花粉320g。

【组方3】制草乌30g，赤芍20g，白芷20g，肉桂10g，冰片5g，薄荷15g，乳香10g，没药10g，红花10g，川芎15g。

2. 脓肿破溃

【组方】大黄、诃子、红花、黄蜀葵花等份。

3. 慢性炎性僵块

【组方1】白芥子、莱菔子、苏子、吴茱萸等份。

【组方2】天南星10g，丁香3g，肉桂3g，乳香3g，没药3g，白芷10g，象贝10g，夏枯草10g。

【制用法】诸药研成细末，用冷开水调匀，均匀涂抹在脱脂纱垫上，厚度为1~2cm，外敷范围超出炎症范围，用绷带或保鲜膜固定。20~30分钟/次，每天2次。

组方1处方来源： 马巧玲，中医综合疗法治疗肉芽肿性乳腺炎40例［J］．中外医学研究2012，4（10）：64-65.

组方2处方来源：钟少文，林毅中医外治法治疗肉芽肿性乳腺炎［J］. 河北中医2012，34（8）：1128-1129.

组方3处方来源：王灿. 中药塌渍在肉芽肿性乳腺炎中的作用［J］. 智慧健康. 2019，5（36）：98-99.

组方4处方来源：单玮，唐汉钧辨治肉芽肿性炎临证撷要［J］. 江苏中医药. 2020，52（5）：13-14.

第四节　乳腺癌

一、概述

乳腺癌是乳腺各级导管及腺泡上皮在各种因素作用下，细胞失去正常特性而异常增生，超过自我修复的限度而形成的新生物。是女性最常见的恶性肿瘤之一。乳腺癌发病年龄一般在40~60岁，无生育史或无哺乳史的妇女；月经过早来潮或绝经期愈晚的妇女；有乳腺癌家族史的妇女，乳腺癌的发病率相对较高；男性乳腺癌较少发生。早期常为乳房内无痛肿块，边界不清，质地坚硬，表面不光滑，不易推动，常与皮肤粘连，出现病灶中心酒窝征，个别可伴乳头溢液。后期随着癌肿逐渐增大，产生不同程度疼痛，皮肤可呈橘皮样水肿、变色；病变周围可出现散在的小肿块，状如堆栗；乳头内缩或抬高，偶可见到皮肤溃疡。晚期，乳房肿块溃烂，疮口边缘不整齐，中央凹陷似岩穴，有时外翻似菜花，时渗紫红血水，恶臭难闻。癌肿转移至腋下及锁骨上时，可触及散在、数目少、质硬无痛的肿物，以后渐大，互相粘连，融合成团，继而出现形体消瘦，面色苍白，憔悴等恶病质貌。

乳腺B超检查、钼靶X线摄片和乳腺磁共振检查是乳腺癌常用的检查方法，乳腺粗针穿刺活检，提高乳腺癌的确诊率。

二、病因病机

乳腺癌相当于中医的"乳岩"。乳岩的发病，是情志失调，饮食失节，冲任不调，及外感风寒之气或先天禀赋不足引起机体阴阳平衡失调，脏腑失和而发病。

病性本虚标实，脏腑亏损、气血不足为发病之本；气郁、痰浊、瘀血、热毒等为发病之标。病位在乳房、肝、肾、脾、胃。

三、辨证论治

早期诊断是乳岩治疗的关键。原则上以手术治疗为主。中医药外治适用于有手术禁忌证，或已远处广泛转移，已不适宜手术者。初起用阿魏消痞膏外贴；溃后用海浮散或冰狮散、红油膏外敷；坏死组织脱落后，改用生肌玉红膏、生肌散外敷。

在乳腺癌的临床治疗中，常发生一些局部不良反应或瘤块局部病变，如放射性皮肤损伤，术后局部感染、术后皮瓣坏死或晚期患者乳腺瘤块破溃。采用外治法效果较好。对于局部未破溃者，忌用腐蚀性药物。

（一）放射性皮炎

中医学认为，放射线属于火热毒邪，其所致放射性皮肤损伤为"热毒"及"火毒"致病，放射线作为一种"外伤"因素，作用于放射野皮肤，可导致多种症状：皮肤出汗减少、干燥、刺痒、脱屑及脱毛等；放射野皮肤疼痛；皮肤局部水肿及脱皮，皮肤局部溃疡、出血、坏死；破溃难愈。主要病理因素为"热、毒、瘀"，演变过程中致"阴伤""湿聚""肉腐"等，外治在局部辨证施方的基础上恰当处理创面，保持清洁，预防和控制感染，促进愈合。

溻渍

【组方1】二黄煎（经验方）：黄柏30g，土黄连30g。

【适应证】减轻放射性皮炎所致局部水肿，缓解皮肤疼痛。

【制用法】煎水外洗或冷湿敷。

【组方2】三黄洗剂（经验方）：大黄，黄柏，黄芩，苦参各等份。

【适应证】放射性皮炎，皮肤破溃，流水，瘙痒。

【制用法】共研细末，上药10~15g，加蒸馏水100ml，医用石碳酸1ml，冷湿敷，4~5次/日。

【组方3】土黄连液：土黄连1000g。

【适应证】可减轻放射性皮炎的发生。

【制用法】水煎过滤静置。放疗后，无菌单层纱布浸泡于土黄连洗液中，湿敷，范围包括照射野及照射野外3cm的皮肤，每日1次。

处方来源：薛晓光，任军. 中药土黄连减轻乳腺癌急性皮肤放疗反应的疗效观察［J］. 内蒙古中医药，2010，29（9）：22-23.

【组方4】黄连20g，黄柏20g，大黄20g，黄芩20g，紫草30g，没药30g。

【制用法】加水300ml，文火煎至100ml，去渣滤过；药液均匀涂抹于放射野范围内，每日2~3次，至放疗结束后4周。

处方来源： 陆启轮，何伟岳，周海华，等．中药合剂结合三乙醇胺防治乳腺癌术后放疗所致急性放射性皮炎临床观察［J］．中国中医急症，2015，10（24）：1810-1811．

（二）淋巴水肿

乳腺癌患侧淋巴结是淋巴转移主要途径，也可转移至锁骨上淋巴结，经右淋巴导管、胸导管等进入静脉血流，实现远处转移。病情加重后，大量癌细胞阻塞腋窝淋巴管，阻碍上肢淋巴回流，导致水肿。淋巴结肿大压迫腋静脉，上肢皮肤则表现为青紫色；压迫臂丛神经会导致手臂和肩部运动障碍，感觉迟缓。除疾病本身因素外，乳腺癌手术是导致乳腺癌相关淋巴水肿发生的重要因素之一。乳腺癌淋巴水肿归属中医"脉痹"、"水肿"等范畴。乳腺癌术后损伤元气，淋巴清扫等损伤脉络，导致机体运化水湿功能减弱，津液停留蓄积在患处，导致水肿发生。或术后心情欠佳，肝气郁结，气血疏泄功能失调，经脉瘀阻，血行不利化生成水，水液溢出停留肌肤外形成水肿。此病属本虚标实，发病与"瘀"、"湿"、"虚"密切相关。

溻渍

【**组方1**】金黄散。

【**组方2**】（四子散）白芥子、紫苏子、莱菔子、吴茱萸各120g。

【**组方3**】（香附四子散）苏子、莱菔子、白芥子、吴茱萸、香附各120g。

【**组方4**】（双柏散）侧柏叶、大黄、黄柏各120g。

【**制用法**】煎汤去渣，热敷患处，2次/天，10天为1个疗程。

组方2处方来源： 戴燕，郭倩倩，宋雪，等．林毅中医外治法治疗可手术乳腺癌经验介绍［J］．新中医，2017，4（49）：182-183．

组方3处方来源： 崔梦迪．香附四子散热熨治疗乳腺癌术后上肢水肿的临床研究［D］．北京中医药大学，2014．

组方4处方来源： 刘晓媚，吴东南，雷红芳，等．双柏散外敷加红外线照射治疗乳腺癌术后上肢水肿34例［J］．河南中医，2013，33（12）：2140-2141．

【**组方5**】皮硝。

【**组方6**】芒硝1000g，加冰片5g。

【**组方7**】（通络消肿散）延胡索、乳香、制没药、香附、透骨草、鸡血藤、威灵仙、桑枝、独活、木瓜、黄芪各20g。

【**组方8**】桂枝40g，红花40g，乳香60g，没药60g，细辛20g，姜黄30g，透

骨草60g，伸筋草60g，鸡血藤60g。

【组方9】（消水糊，新疆医科大学）

【热证】桃仁、红花、黄芪、薏苡仁、牵牛子、莪术、黄芩、防己、大腹皮、益母草各20g。

【寒证】去黄芩、防己，加桂枝、猪苓各20g。

【制用法】中药打粉细筛，装入热敷布袋，将布袋口扎紧用清水浸泡30分钟后隔水蒸1~2小时。药包温度降至40℃后，将药包固定在治疗部位。每日2次，每次时间30分钟内。2周为1个疗程。

组方5处方来源：李海龙，王芳，高秀飞. 皮硝外敷治疗乳腺癌术后上肢水肿48例［J］. 中国药业. 2013（08）：96-97.

组方6处方来源：耿文倩，孙贻安，冰硝散外敷配合肢体锻炼治疗乳腺癌术后上肢淋巴水肿的临床疗效观察［J］. 世界最新医学信息文摘，2018，18（A5）：187-189.

组方7处方来源：陈闯，刘俊波，黎汉忠，等. 通脉消肿散外敷治疗乳腺癌患侧上肢肿胀40例临床观察［J］. 湖南中医杂志. 2013（06）：44-46.

组方8处方来源：王伟. 中药内服外敷治疗乳腺癌术后上肢淋巴水肿临床观察［J］. 实用中医药杂志，2016.10（32）：958.

熏洗

【组方1】（活血通络汤）生黄芪30g，当归10g，赤芍10g，红花15g，川芎10g，丹参20g，牛膝10g，桑枝10g，炮山甲9g，路路通15g，地龙10g，葛根15g，秦艽10g，九香虫6g，皂角刺10g，苏木10g，泽泻10g，甘草6g。

【制用法】每日一剂，文武火煎30分钟，水煎2次，各取200ml混为400ml，早晚熏洗，15天为1个疗程，共2个疗程。

处方来源：唐莉，王华中. 活血通络汤行中药熏洗在乳腺癌术后上肢水肿患者中的应用［J］. 实用预防医学，2012，2（19）：251-252.

【组方2】（乳脉通络洗剂）川芎20g，淫羊藿20g，桂枝10g，红花10g，豨莶草15g，老鹳草20g。

【制用法】将诸药水煎至1000ml，温度30℃~35℃，用纱布蘸取药液外敷患肢，每天2次，每次30分钟，1剂/天，14天为1个疗程。

处方来源：王玥姣，贾立群，朱世杰，等. 乳脉通络洗剂治疗乳腺癌相关性上肢淋巴水肿临床观察［J］. 中日友好医院学报，2014，28（3）：171-172.

【组方3】苏木、伸筋草、赤芍、川芎、大黄、丝瓜络、苍术、金银花、连翘、黄柏、鸡血藤、苦参。

【组方4】（活血通络消肿汤）细辛、桂枝各8g，威灵仙、老鹳草各25g，桃仁12g，红花15g，透骨草15g，鸡血藤25g。

【制用法】4000ml水浸泡30分钟左右，煎至2000ml剩余药液，于药液盆上先将患肢趁热熏蒸15分钟，待药液适宜浸泡温度时，患肢浸泡30分钟，早晚熏洗各1次，每日1剂，1个疗程为14天，防止皮肤烫伤，皮肤如有过敏现象立即停止。

组方3处方来源：曾玉丹．中药外洗与艾灸疗法在乳腺癌术后上肢淋巴水肿治疗中疗效观察［J］.辽宁中医药大学学报．2014，12（16）：183-185.

组方4处方来源：李艳宏，高城闻，力仁霞．活血通络消肿中药治疗乳腺癌术后上肢淋巴水肿的临床效果［J］.实用妇科内分泌电子杂志，2019，9（6）：71-72.

（三）皮瓣供血不良和皮瓣坏死

溻渍

【组方】（紫草纱条）紫草20g，赤芍10g，煅龙骨20g，煅牡蛎20g，红藤10g，象贝母10g，生甘草6g。

【制用法】放入500ml麻油中浸泡12h后，砂锅慢火煎熬，煎至药草微枯，加入蜂蜡50g，轻搅药液待蜂蜡化尽，加血竭粉、轻粉先后加入药液中搅匀，稍凉后双层纱布过滤取液。将消毒绷带散开后放入过滤后药液中。紫草纱条直接外敷创面，两天更换1次。

处方来源：葛晓东，刘龙彪，孙建珍．中医内外合治乳腺癌术后皮瓣异常22例疗效观察［J］.实用心脑肺血管病杂志，2009，17（12）：1088.

（周柯鑫）

第八章　甲状腺疾病

第一节　结节性甲状腺肿

一、概述

结节性甲状腺肿的认识最早源于我国。根据本病的主要临床表现，如颈部肿块、颈部胀闷、咽有阻塞感，或伴有声音嘶哑等，该病属于中医"瘿瘤"范畴。早在战国时期已有关于瘿病的记载，如《吕氏春秋尽数篇》所说："轻水所，多秃与瘿人"，这说明当时已观察到的发病与地理环境有关。《释名释疾病》曰："瘿，婴也，在颈婴喉也"，明确指出了瘿病位于颈前部，处于甲状腺所在的部位。巢元方的《诸病源候论》最早将瘿病分为血瘿、息肉瘿、气瘿3种。在《千金要方》中，根据瘿瘤的病因及局部表现，已有"五瘿"之称，分别为石瘿、气瘿、劳瘿、土瘿、忧瘿之名。此后，宋代陈无择的《三因极一病证方论》按瘿肿之形分为气瘿、血瘿、筋瘿、肉瘿、石瘿共五瘿，并云："坚硬不可移者名曰石瘿；皮色不变，即名肉瘿；筋脉结节，名筋瘿；赤脉交络者，名血瘿；随忧愁消失者名气瘿"；并谓"五瘿皆不可妄决破，决破则脓血崩溃，多致夭枉"。

现代医学认为，结节性甲状腺肿多数是在单纯性弥漫性甲状腺肿基础上，由于病情反复进展，导致滤泡上皮由弥漫性增生转变为局灶性增生，部分区域则出现退行性变，最后由于长期的增生性病变和退行性病变反复交替，腺体内出现不同发展阶段的结节。本病当属于中医"肉瘿"范畴。

二、病因病机

中医学早在几千年前就对甲状腺肿的病因病机有了一定的认识。《医学入门》记载："瘿气，今之所谓者是也，由忧虑所生"；《三国志魏略》："争公事，乃发愤生瘿"；巢元方在《诸病源候论》中说："瘿者由忧恚气结所生"；均认识到该病的形成与情志因素密切相关。而陈廷之的《小品方》："中国人息气结瘿者，但垂捶捶无核也，长安及襄阳蛮人，其饮沙水，喜瘿有核瘰瘰耳，无根浮动在皮中"，又指出了发病与地理环境有关，不同的地域和病因会出现不同的体征。《圣济总录》

还首次提出："夫人多有之，忧患有甚于男子也"，认识到该病女性患者多于男性。明代陈实功《外科正宗瘿瘤论》曰："夫人生瘿瘤之症，非阴阳正气结肿，乃五脏瘀血、浊气、痰滞而成"，提出了该病的主要病理是气、痰相互壅结而成。

纵观前人对结节性甲状腺肿的认识，考虑该病盖因于忧思郁怒而致气滞、痰浊、瘀血凝结而成。情志抑郁，肝失条达，肝气郁滞，气滞血瘀；或忧思郁怒，肝旺侮土，脾失运化，水湿不化，痰湿内蕴。气滞、痰湿、瘀血随经络而行，留注于结喉，聚而成形，乃成肉瘿。

三、辨证论治

结节性甲状腺肿虽然各家学者意见不同，但基本认同该病是在脏腑功能失调的基础上，加上气滞、痰凝、血瘀而为病。其主要病理产物和致病因素，主要是痰、血；其病理特点是本虚标实，虚实夹杂。在以脏腑辨证的基础上，审证求因，精辨病机，仔细辨别邪正阴阳盛衰、气血精液失常，合理运用软坚散结、活血化瘀以及攻坚破积之品。常见的辨证分型有以下几种。

1. 气滞痰凝型

【症状】颈部一侧或两侧肿块呈圆形或卵圆形，不红、不热，随吞咽动作上下移动；一般无明显全身症状，如肿块过大可有呼吸不畅或吞咽不利；苔薄腻，脉弦滑。

【治则】理气解郁，化痰软坚。

治法

（1）熏蒸

【组方1】柴胡20g，当归18g，白芍20g，青皮30g，香附20g，皂角刺20g，猫爪草20g，白花蛇舌草20g，陈皮30g，法半夏20g，郁金30g，山慈菇15g。

【组方2】柴胡20g，浙贝母30g，夏枯草30g，川芎20g，当归20g，丹参30g，三棱20g，莪术20g，白花蛇舌草30g，清半夏15g，枳实20g，黄芩9g，香附30g。

【制用法】将装有中药的纱布袋放入熏蒸治疗仪熏蒸锅内煮沸，蒸气温度45℃~55℃，对患处进行熏蒸，每日1次，每次30分钟，7日为1个疗程。

组方1处方来源：吕萌，邓卫芳，朱赫，等. 结节性甲状腺肿中医证候及证候要素的调查研究［J］. 北京中医药大学学报，2014，37（7）：467-471.

组方2处方来源：董雪琴，邱笑琼，贺军，等. 结节性甲状腺肿患者超声表现与中医辨证分型的相关性分析［J］. 中华中医药学刊，2015，33（06）：1315-1317.

（2）溻渍

【组方1】海藻30g，昆布30g，贝母20g，法半夏20g，青皮20g，陈皮30g，当归30g，川芎30g，连翘20g，丹参30g，白花蛇舌草40g。

【制用法】水煎外洗，将纱布垫浸泡于煎好的药液上，温度39℃~42℃，外敷于颈前局部，温度降低后重新浸泡药液，每次30分钟，每日1次，7天为1个疗程。

处方来源：雒陈，刘学英．化痰散结法治疗甲状腺肿大30例体会［J］．内蒙古中医药（12）：4-5.

【组方2】柴胡30g，当归20g，白芍30g，白术20g，生姜15g，薄荷30g，泽泻15g，茯苓皮45g，猪苓10g。

【制用法】水煎外洗，将纱布垫浸泡于煎好的药液上，温度39℃~42℃，外敷于颈前局部，温度降低后重新浸泡药液，每次30分钟，每日1次，7天为1个疗程。

处方来源：陈四清．从肝论治单纯性甲状腺肿大［J］．江苏中医药，2005，26（11）：34.

【组方4】柴胡20g，浙贝母30g，桔梗30g，夏枯草30g，川芎20g，当归20g，三棱20g，莪术20g，白花蛇舌草30g，黄芩9g，法半夏20g，厚朴20g。

【制用法】诸药研成细末，用冷开水调匀，均匀涂抹在脱脂纱垫上，厚度为1~2cm，外敷于颈前局部，用绷带或保鲜膜固定，每日敷2~4小时，7~10天为1个疗程。若皮肤出现发红或瘙痒，则停止外敷。

处方来源：赵华．李中南治疗甲状腺结节经验［J］．河南中医，2012，32（04）：504-505.

2. 阴虚内热型

【症状】颈部肿块柔韧，随吞咽动作上下移动；常伴有急躁易怒、汗出心悸、失眠多梦、消谷善饥、形体消瘦、月经不调等；舌红，苔薄，脉细。

【治则】养阴清热，软坚散结。

治法

（1）熏蒸

【组方1】党参20g，麦门冬20g，五味子20g，知母20g，丹参20g，薄荷20g，赤芍20g，白芍20g。

【组方2】党参10g，黄芪30g，生地黄30g，夏枯草30g，首乌15g，白芍15g，山药15g，鳖甲（生）15g，龟甲（生）15g，香附20g，酸枣仁（炒）20g，远志20g，合欢皮30g。

【制用法】将装有中药的纱布袋放入熏蒸治疗仪熏蒸锅内煮沸，蒸气温度45℃~55℃，对患处进行熏蒸，每日1次，每次30分钟，7日为1个疗程。

组方1处方来源：冯妞妞，张刘一，魏文烨，等．滋阴清热方治疗对甲状腺功能亢进症阴虚火旺证患者疗效、血浆内皮素-1，炎症因子和免疫功能的影响[J].中医临床研究，2020，12（09）：72-73.

组方2处方来源：李心爱，祁烁，陈晓珩，等.丁治国教授基于"阴虚内热"病机治疗甲亢经验撷要[J].现代中西医结合杂志，2020，29（05）：505-507.

（2）溻渍

【组方1】夏枯草30g，桔梗15g，赤芍15g，丹参12g，射干15g，党参20g，生黄芪20g，泽泻20g，生牡蛎30g，珍珠母35g，猫爪草20g，黄芩30g。

【制用法】水煎外洗，将纱布垫浸泡于煎好的药液上，温度39℃~42℃，外敷于颈前局部，温度降低后重新浸泡药液，每次30分钟，每日1次，7天为1个疗程。

处方来源：宣建明，王家鹜.邵荣世论治甲状腺功能亢进症阴虚内热型思路探讨[J].上海中医药杂志，2005，39（11）：22.

【组方2】炙鳖甲15g，炒白芍药20g，何首乌20g，嫩白薇20g，鲜生地黄20g，牡丹皮20g，制香附20g，广郁金20g，蓬莪术20g，浙贝母20g，夏枯草30g。

【制用法】水煎外洗，将纱布垫浸泡于煎好的药液上，温度39℃~42℃，外敷于颈前局部，温度降低后重新浸泡药液，每次30分钟，每日1次，7天为1个疗程。

处方来源：武进忠.养阴清热消瘿方治疗甲状腺功能亢进症阴虚火旺证的临床疗效观察[D].2016.

【组方3】熟地15g，山萸肉15g，淮山药20g，麦冬30g，白芍20g，五味子20g，夏枯草30g，白蒺藜20g，枸杞子10g，丹皮30g，甘草10g。

【制用法】诸药研成细末，用冷开水调匀，均匀涂抹在脱脂纱垫上，厚度为1~2cm，外敷于颈前局部，用绷带或保鲜膜固定，每日敷2~4小时，7~10天为1个疗程。若皮肤出现发红或瘙痒，则停止外敷。

处方来源：赵华.李中南治疗甲状腺结节经验[J].河南中医，2012，32（04）：504-505.

3. 痰凝血瘀

【症状】颈部肿物疼痛，坚硬；气急气短，吞咽不利；舌质暗红，瘀斑，脉细涩。

【治则】活血化瘀，化痰散结。

治法

（1）熏蒸

【组方1】夏枯草30g，桃仁20g，红花10g，瓜蒌30g，当归20g，茯苓20g，泽泻30g，白芍30g，赤芍20g，丹参20g，陈皮30g，清半夏20g。

【组方2】女贞子20g，鸡血藤30g，百合30g，地骨皮20g，钩藤20g，连翘

20g，淡竹叶20g，生龙骨30g，丹参20g，贝母20g，山慈菇15g。

【制用法】将装有中药的纱布袋放入熏蒸治疗仪熏蒸锅内煮沸，蒸气温度45℃~55℃，对患处进行熏蒸，每日1次，每次30分钟，7日为1个疗程。

组方1处方来源：王学文，甄红暄，范春来，等. 甲宁方治疗肝阳上亢、血瘀痰凝型甲状腺功能亢进症31例临床观察 [J]. 天津中医药，2007（01）：25-26.

组方2处方来源：李心爱，祁烁，陈晓珩，等. 基于"癭本相应"论治结节性甲状腺肿 [J]. 中国医药导报，2020，17（29）：143-146.

（2）湿渍

【组方1】夏枯草30g，浙贝母30g，柴胡20g，合欢花35g，牡蛎30g，猫爪草20g，蒲公英45g，茯苓皮35g，玫瑰花30g，泽泻20g，射干20g，厚朴15g，丹皮30g，知母20g。

【制用法】水煎外洗，将纱布垫浸泡于煎好的药液上，温度39℃~42℃，外敷于颈前局部，温度降低后重新浸泡药液，每次30分钟，每日1次，7天为1个疗程。

处方来源：易法银，吴爱华. 标本兼顾论治甲状腺机能亢进症 [J]. 湖南中医学院学报，2003（03）：27，33.

【组方2】生地30g，天冬30g，女贞子20g，旱莲草30g，牡丹皮20g，浙贝母20g，夏枯草30g，熟地黄20g，生黄芪20g。

【制用法】水煎外洗，将纱布垫浸泡于煎好的药液上，温度39℃~42℃，外敷于颈前局部，温度降低后重新浸泡药液，每次30分钟，每日1次，7天为1个疗程。

处方来源：杜丽坤，许志妍，王冰梅，等. 贝牡莪消丸治疗结节性甲状腺肿的临床疗效观察 [J]. 2016（07）：1254-1256.

【组方3】浙贝母30g，莪术20g，三棱20g，牡蛎30g，夏枯草30g，玄参20g，法半夏30g，瓜蒌30g，牡丹皮20g。

【制用法】诸药研成细末，用冷开水调匀，均匀涂抹在脱脂纱垫上，厚度为1~2cm，外敷于颈前局部，用绷带或保鲜膜固定，每日敷2~4小时，7~10天为1个疗程。若皮肤出现发红或瘙痒，则停止外敷。

处方来源：杜丽坤，许志妍，王冰梅，等. 贝牡莪消丸治疗结节性甲状腺肿的临床疗效观察 [J]. 2016（07）：1254-1256.

四、处方经验

中医学认为结节性甲状腺肿与肝、脾、肾诸脏有关。情志所伤，疏泄失调，则肝气郁结，气郁生痰，痰气交结于颈下成"癭"；肝旺可犯脾，又受水土影响，以致脾失健运，痰湿内阻，则气滞不利，痰气搏结于颈下成癭，痰气互为因果，气为痰滞，痰因气结，如此则瘿瘤渐大。久病入络，瘀血内停，痰气与瘀血纠结形成。肝火旺盛，则见心悸气促，多食消瘦，性急手抖，甲状腺明显肿大，并可触及多个大小不等结节，质较硬，无触痛，舌质红，苔黄、脉弦，临床上此证多合并甲状腺功能亢进症。痰气交阻，病程日久，则见痰血凝滞之证较为明显，多见颈部局部结块，质硬，有明显触痛，舌质黯红或有瘀块，苔黄、脉弦。如若病程日久，则脾虚痰凝之象较为明显，临床症见颈部肿物质较韧，表面光滑，随吞咽上下移动，伴见倦怠嗜睡，胸闷纳呆，下肢水肿，面色苍白，舌质淡，苔白带腻，脉濡。

　　本病初起多数由情志不遂，以致肝失疏泄条达，进而肝郁气滞，气滞则人之津液敷布失常，凝结为痰浊；另一方面，气滞则血行障碍而导致血瘀，痰阻瘀血久而蕴结成毒。故治疗上以疏肝解郁、软坚散结、活血化瘀、清热解毒为主要治法。本病乃气、痰、瘀结聚而成，但其成因均在于郁，故治疗上主要予"解郁为主"，并随症加减，临床上予"软坚解郁"、"化痰解郁"、"活血解郁"、"利湿解郁"、"清热解郁"、"宁心解郁"、"益气解郁"、"滋阴解郁"等八法灵活应用。隋代巢元方《诸病源候论》所述，情志内伤及水土因素会致病，治法可以"行散气血"、"行痰顺气"，并结合中药外敷等治疗方法。此外，治疗在不同发展阶段需要辨证论治，对于"气滞痰凝之证"，临床治则以疏肝理气、化痰散结；对于"气血瘀结之证"，治则予"理气散结、活血化瘀"为主；对于痰瘀互结之证，治则以"化痰散结、活血利水"为主。

第二节　慢性淋巴细胞性甲状腺炎

一、概述

　　慢性淋巴细胞性甲状腺炎又称桥本甲状腺炎，是一种自身免疫性慢性炎症疾病，由日本九州大学桥本策博士于1912年在德国医学杂志上首先报道而得名。本病发病机制不明，临床表现为甲状腺弥漫性肿大、外周血甲状腺球蛋白抗体（TGAb）及甲状腺过氧化物酶抗体（TPOAb）升高。特征为甲状腺失去免疫耐受状态，反应性淋巴细胞活化，产生甲状腺自身抗体和发生淋巴细胞浸润，导致甲状腺滤泡破坏及纤维组织形成，形成甲状腺结节，最终导致甲状腺功能减退。桥本甲状腺炎是甲状腺癌的高危因素；近年来，桥本甲状腺炎呈逐年高发趋势，而目前尚无明确有效的治疗方法，通常建议每半年到1年随访1次，发展为甲状腺功能减退时则需要终身接受甲状腺素替代治疗，出现局部压迫症状或恶变时需要手术治疗，严重影响人类健康。

桥本甲状腺炎属于中医学"瘿病"范畴。本病主要与情志不畅、饮食失调以及正气不足等因素相关。情志不畅，气机失调，肝郁气滞，进而克于脾土，脾失健运，水湿不化，痰湿内生，久而成瘀。气滞、血瘀、痰凝于颈前而成瘿。

二、病因病机

中医学认为本病主要是由于饮食水土失宜、情志内伤、体质因素产生。病位在肝，与脾、肾、心有关。本病始于肝，忧思恼怒等不良情绪影响肝的疏泄功能，进而影响津液运行输布，或肝火偏旺，灼耗津液，导致津液凝聚为痰为病。饮食水土失宜，影响到脾的健运功能，使水湿不得运化，聚结为痰，并且影响气血运行，导致痰凝血瘀气滞为病。先天不足，肾阳亏虚，阳虚则寒，寒凝血瘀为病。

《诸病源候论》："诸山水黑土中"、"饮沙水"易出现瘿病，说明瘿病与饮食水土失宜有关。饮食不节、饮食偏嗜或居于高山等湿冷地区，会影响脾胃功能，导致脾虚，脾虚则失其健运，无力推动水湿运化，导致水湿内停，结聚为痰；同时也会影响气血的运行，从而导致气血痰凝结于颈前导致本病。《诸病源候论》："瘿者，由忧恚气结所生"。《圣济总录》五瘿中的气瘿本于七情。由于忧思、恼怒等情志内伤，使肝失其条达之性，进而影响气的运行，导致气机郁结，而气能行津，气机郁结又会影响津液输布，导致津液输布、排泄受阻，产生痰湿等病理产物，进一步导致气滞、痰凝，结聚于颈前，导致瘿病的产生。

女性情绪易波动，女性的生理特点同肝经气血密切相关，同时本病病位在肝，导致本病女性的患病率高于男性。另外，体质一般分为偏阴质、偏阳质、阴阳平和质三种，先天禀赋、性别、年龄、饮食、情志、水土等影响着人们的体质，体质决定着病机的变化，《医门棒喝》："邪之阴阳，随人身之阴阳而变也"，所以不同体质的人在受邪后有不同的转化。素体阳盛的人患此病易于从阳化火，导致心肝火旺证；素体阳虚的人患此病易于寒化，导致脾肾阳虚证。

三、辨证论治

甲状腺疾病在祖国医学中归为"瘿病"、"郁证"、"虚劳"、"心悸"等范畴，中医认为桥本甲状腺炎的病因是先天禀赋不足、情志内伤，或因感受外邪、饮食及水土失宜等。其病位在甲状腺，但可涉及多个脏器功能紊乱、气机失调、阴阳失和，主要累及肝、脾、肾三脏。辨证论治是中医治疗学的精髓，本病本质基本未出先实后虚，先阴虚后阳虚，本虚标实的范围。根据临床常见，将本病分四型：气滞痰结型、痰瘀互结型、阴虚火旺型、肝肾阴虚型。

1.气滞痰结

【症状】颈部瘿肿，质软不硬，喉感堵塞，胸闷不舒，性急易怒，忧郁怔忡，心悸失眠，眼突舌颤，大便黏腻，月经不调；舌红，苔薄腻，脉弦滑。

【治则】疏肝理气，化痰散结。

治法

（1）熏蒸

【组方1】夏枯草30g，柴胡20g，陈皮20g，青皮20g，法半夏20g，贝母20g，合欢花35g，郁金20g，生牡蛎30g。

【组方2】柴胡20g，香附20g，浙贝母30g，法半夏20g，陈皮20g，青皮20g，茯苓30g，郁金30g，白芍20g等。

【制用法】将装有中药的纱布袋放入熏蒸治疗仪熏蒸锅内煮沸，蒸气温度45℃~55℃，对患处进行熏蒸，每日1次，每次30分钟，7日为1个疗程。

组方1处方来源：田萌，米烈汉.疏肝消瘿饮治疗结节性甲状腺肿37例［J］.陕西中医，2013，34（1）：38-39.

组方2处方来源：陈乐.理气化痰消瘿方治疗桥本甲状腺炎气滞痰凝证的临床观察［D］.2016.

（2）溻渍

【组方1】夏枯草30g，浙贝母30g，柴胡20g，合欢花35g，牡蛎30g，白花蛇舌草20g，茯苓皮35g，玫瑰花30g，厚朴15g，丹皮30g，知母20g。

【制用法】水煎外洗，将纱布垫浸泡于煎好的药液上，温度39℃~42℃，外敷于颈前局部，温度降低后重新浸泡药液，每次30分钟，每日1次，7天为1个疗程。

处方来源：张有涛，吴晓青，郝立鹏，等.理气消瘿汤对早期桥本甲状腺炎患者流产的影响［J］.山东中医杂志，2012，31（06）：396-397.

【组方2】青皮30g，陈皮30g，猫抓草30g，三棱30g，莪术30g，皂角刺20g，牡丹皮20g，浙贝母20g，夏枯草30g，熟地黄20g，生黄芪20g。

【制用法】水煎外洗，将纱布垫浸泡于煎好的药液上，温度39℃~42℃，外敷于颈前局部，温度降低后重新浸泡药液，每次30分钟，每日1次，7天为1个疗程。

处方来源：张新颖，王莹莹.钱秋海治疗桥本甲状腺炎伴甲状腺功能亢进的经验［J］.山东中医杂志，2013（12）：925-926.

【组方3】瓜蒌30g，当归30g，陈皮30g，昆布20g，海藻20g，夏枯草30g，柴胡20g，白芍20g，浙贝母30g，半夏30g。

【制用法】诸药研成细末，用冷开水调匀，均匀涂抹在脱脂纱垫上，厚度为1~2cm，外敷于颈前局部，用绷带或保鲜膜固定，每日敷2~4小时，7~10天为1个疗程。若皮肤出现发红或瘙痒，则停止外敷。

处方来源：王建国，梁德进. 疏肝理气法治疗桥本氏病30例［J］. 安徽中医临床杂志，1997，（04）：219.

2.痰瘀互结

【症状】颈部肿物疼痛，坚硬；气急，吞咽不利；舌质暗红，有瘀斑，脉涩。

【治则】行气化痰，化瘀散结。

治法

（1）熏蒸

【组方1】乳香20g，没药20g，桃仁20g，红花10g，川芎30g，枳实30g，夏枯草30g，柴胡20g，贝母20g，生牡蛎30g。

【组方2】夏枯草30g，土贝母20g，牡蛎30g，穿山龙45g，炒橘核15g，炒荔枝核15g，郁金15g，炙香附15g，陈皮30g，茯苓30g，法半夏20g。

【制用法】将装有中药的纱布袋放入熏蒸治疗仪熏蒸锅内煮沸，蒸气温度45℃~55℃，对患处进行熏蒸，每日1次，每次30分钟，7日为1个疗程。

组方1处方来源：田萌，米烈汉. 疏肝消瘿饮治疗结节性甲状腺肿37例［J］. 陕西中医，2013，34（01）：38-39.

组方2处方来源：宋云，赵杰，魏淑芳，等. 温伟波教授从肝脾二脏论治桥本氏甲状腺炎经验［J］. 云南中医中药杂志，2020，41（01）：7-10.

（2）溻渍

【组方1】黄药子20g，山慈菇10g，僵蚕15g，白芍30g，当归30g，川芎30g，赤芍20g，浙贝母30g，桔梗20g，夏枯草30g，浙贝母30g，柴胡20g，白花蛇舌草20g，茯苓皮35g。

【制用法】水煎外洗，将纱布垫浸泡于煎好的药液上，温度39℃~42℃，外敷于颈前局部，温度降低后重新浸泡药液，每次30分钟，每日1次，7天为1个疗程。

处方来源：赵丽，陈晓雯，李玲. 健脾为本，分期论治桥本甲状腺炎［J］. 安徽中医药大学学报，2019，38（01）：39-40.

【组方2】青皮30g，陈皮30g，川芎30g，猫抓草30g，皂角刺20g，白芍20g，夏枯草30g，丹参30g，赤芍20g。

【制用法】水煎外洗，将纱布垫浸泡于煎好的药液上，温度39℃~42℃，外敷于颈前局部，温度降低后重新浸泡药液，每次30分钟，每日1次，7天为1个疗程。

处方来源：刘婧，张兰. 以络论治桥本甲状腺炎思路［J］. 中华中医药杂志，2018，33（07）：2952-2955.

【组方3】夏枯草30g，浙贝母30g，柴胡20g，白芍20g，清半夏30g，生黄芪

20g，茯苓30g，猫抓草30g，白花蛇舌草30g，山慈菇15g，皂角刺20g。

【制用法】诸药研成细末，用冷开水调匀，均匀涂抹在脱脂纱垫上，厚度为1~2cm，外敷于颈前局部，用绷带或保鲜膜固定，每日敷2~4小时，7~10天为1个疗程。若皮肤出现发红或瘙痒，则停止外敷。

处方来源：金美英，潘韦韦，朴春丽，等.从"伏邪阻络"探讨桥本氏甲状腺炎论治［J］.中医药临床杂志，2019，31（02）：250-253.

3.阴虚火旺

【症状】目赤干涩，羞明刺痛，心悸烦躁，少寐失眠，咽干口燥，眼突肢颤，手足心热，食多消瘦，月经不调，颈大有结；舌红少苔或苔剥，脉细数。

【治则】滋阴清热。

治法

（1）熏蒸

【组方1】生黄芪30g，麦冬30g，北沙参20g，五味子20g，知母20g，丹参20g，薄荷20g，赤芍20g，白芍20g，牡丹皮20g。

【组方2】党参10g，黄芪30g，生地黄30g，夏枯草30g，首乌15g，白芍15g，山药15g，鳖甲（生）15g，龟甲（生）15g，香附20g，酸枣仁（炒）20g，远志20g，合欢皮30g。

【制用法】将装有中药的纱布袋放入熏蒸治疗仪熏蒸锅内煮沸，蒸气温度45℃~55℃，对患处进行熏蒸，每日1次。每次30分钟，7日为1个疗程。

组方1处方来源：田萌，米烈汉.疏肝消瘿饮治疗结节性甲状腺肿37例［J］.陕西中医，2013，34（01）：38-39.

组方2处方来源：李婵.中药治疗桥本氏甲状腺病临床应用［J］.中药药理与临床，2015，31（02）：228-229.

（2）溻渍

【组方1】夏枯草30g，桔梗15g，赤芍15g，丹参12g，射干15g，党参20g，生黄芪20g，泽泻20g，生牡蛎30g，珍珠母35g，猫爪草20g，黄芩30g。

【制用法】水煎外洗，将纱布垫浸泡于煎好的药液上，温度39℃~42℃，外敷于颈前局部，温度降低后重新浸泡药液，每次30分钟，每日1次，7天为1个疗程。

处方来源：李心爱，祁烁，陈晓珩，等.丁治国教授基于"阴虚内热"病机治疗甲亢经验撷要［J］.现代中西医结合杂志，2020（5）：505-507.

【组方2】天冬20g，炒白芍药20g，麦冬20g，玉竹20g，北沙参30g，牡丹皮20g，制香附20g，广郁金20g，蓬莪术20g，浙贝母20g，夏枯草30g。

【制用法】水煎外洗,将纱布垫浸泡于煎好的药液上,温度39℃~42℃,外敷于颈前局部,温度降低后重新浸泡药液,每次30分钟,每日1次,7天为1个疗程。

处方来源:伍锐敏,徐蒙,郎琳娜,等.桥本氏病56例临床治疗报告[J].中医杂志,1992,(05):35-36.

【组方3】枸杞子30g,菊花30g,生地黄20g,茯苓20g,山药30g,牡丹皮20g,泽泻20g,麦门冬20g,山茱萸20g,北沙参20g,地骨皮30g,黄柏20g。

【制用法】诸药研成细末,用冷开水调匀,均匀涂抹在脱脂纱垫上,厚度为1~2cm,外敷于颈前局部,用绷带或保鲜膜固定,每日敷2~4小时,7~10天为1个疗程。若皮肤出现发红或瘙痒,则停止外敷。

处方来源:张金梅,张洁,蔡露,等.桥本病的中医辨证论治[J].中西医结合心脑血管病杂志,2009,07(11):1337-1338.

4.肝肾阴虚

【症状】颈部肿块柔韧,急躁易怒,口苦,心悸,失眠,手颤,月经不调;舌红,苔薄,脉弦。

【治则】养阴清火,软坚散结。

治法

(1)熏蒸

【组方】牡丹皮30g,泽泻20g,生黄芪20g,茯苓30g,生地黄30g,知母20g,丹参20g,牡丹皮30g,赤芍20g,白芍20g。

【制用法】将装有中药的纱布袋放入熏蒸治疗仪熏蒸锅内煮沸,蒸气温度45℃~55℃,对患处进行熏蒸,每日1次.每次30分钟,7日为1个疗程。

处方来源:李春生.瘿病从肝论治3法临床应用体会[J].山西中医,2002,18(2):64.

(2)溻渍

【组方1】柴胡30g,白芍20g,熟地黄30g,山药20g,山萸肉20g,丹皮20g,茯苓20g,泽泻30g,栀子30g,当归20g。

【制用法】水煎外洗,将纱布垫浸泡于煎好的药液上,温度39℃~42℃,外敷于颈前局部,温度降低后重新浸泡药液,每次30分钟,每日1次,7天为1个疗程。

处方来源:黄学阳,刘大晟,林鸿国,等.从病因病机探析瘿病的中医防治[J].中国中医基础医学杂志,2020,26(04):46-48.

【组方2】生地黄30g,夏枯草30g,天冬20g,炒白芍20g,玉竹30g,北沙参30g,牡丹皮20g,浙贝母20g,牡丹皮30g,泽泻20g,茯苓30g。

【制用法】水煎外洗，将纱布垫浸泡于煎好的药液上，温度39℃~42℃，外敷于颈前局部，温度降低后重新浸泡药液，每次30分钟，每日1次，7天为1个疗程。

处方来源： 吕久省. 瘿病的辨证论治［J］. 中医药学刊，2004，22（7）：1325-1325.

【组方3】党参10g，黄芪30g，白术30g，生地45g，夏枯草30g，何首乌20g，陈皮20g，牡蛎30g，当归30g。

【制用法】诸药研成细末，用冷开水调匀，均匀涂抹在脱脂纱垫上，厚度为1~2cm，外敷于颈前局部，用绷带或保鲜膜固定，每日敷2~4小时，7~10天为1个疗程。若皮肤出现发红或瘙痒，则停止外敷。

处方来源： 吕久省. 瘿病的辨证论治［J］. 中医药学刊，2004，22（7）：1325-1325.

四、处方经验

本病多因先天禀赋不足，肾气亏虚或后天护养不当，或因感受外邪等，为本虚标实，其发病以脾肾阳虚及气血两亏为本，而局部以痰浊瘀血凝滞于颈前发为瘿瘤为标。初期病机为肝气郁结，气血失和，脏腑功能失调，导致气滞、痰凝、血瘀结于颈前而成瘿；本病中、后期，则以脾肾阳虚为主。由于本病主要累及肝、脾、肾三脏。因此在治疗上，常用疏肝类中药如柴胡、合欢花、郁金等；针对痰凝，常用陈皮、半夏、瓜蒌等；针对血瘀，常用丹参、红花、桃仁、三棱、莪术等；针对阴虚火旺，常用生地、丹皮、知母、沙参、玉竹、麦冬等；针对伴随结节者，常用猫抓草、白花蛇舌草、皂角刺等；应着重从肝、脾、肾三脏入手，调和气机，平衡阴阳，方可对症。

第三节　甲状腺功能亢进症

一、概述

甲状腺功能亢进症简称"甲亢"，是由于甲状腺合成释放过多的甲状腺激素，造成机体代谢亢进和交感神经兴奋，引起心悸、出汗、进食和便次增多和体重减少的病症。在中医学上，并无和甲状腺功能亢进症相应的病名，传统上中医常把甲亢归于"瘿病"范畴。瘿同婴，婴有缠绕之义，因其围绕颈喉而生，状如缨侪或缨核而得名。明代李梴所著《医学入门·瘿瘤篇》将瘿病称之为瘿气或影囊，文中作了如下描述："瘿、瘤所以两名者，以瘿形似樱桃，一边纵大亦似之，椎槌而垂，皮宽不急。原因忧恚所生，故又曰瘿气，今之所谓影囊者是也"；所以瘿病是泛指颈前肿大，结而成块的一种病症，其中包含了"瘿囊"、"瘿瘤"和"瘿气"。在古文献里，最早可追溯至《庄子·德充符》即有"瘿"的病名的记载。《吕氏春秋·季春纪》所说的"轻水所，多秃与瘿人"，不仅记载了瘿病的存在，而且观察到瘿的发病与地理环境密切有关。《神农本草经》云："海藻，味苦，性寒。主治瘿瘤结气，颈核肿大，可破结散气"，最早指出含碘药物可以治疗甲状腺疾病。《三国志·魏书》引《魏略》云："贾逵发愤生瘿，后所病稍大，自启愿欲令医割之"，而曹操劝之曰："吾闻十人割瘿九人死"，是外科手术治疗瘿病的记载。

二、病因病机

本病的原因一为忧恚，二为水土。主要由于忧恚情志内伤，以致肝脾气逆，脏腑失和而生。亦与其饮食有关，或每因动气而增患。内因为情志不畅，忧怒无节，气化失调，升降障碍，营运阻塞。此外，产后肾气亏虚，外邪乘虚侵入，亦能引起本病。

历代中医大多认为瘿病的病因主要和情志的失调或抑郁有关，如隋代巢元方《诸病源候论》曰："瘿者，由忧恚气结所生"；《济生方·瘿瘤论治》云："喜怒不节，忧思过度而成斯疾焉，大抵人之气血，循环一身，常欲无滞留之患，调摄失宜，气滞血凝，为瘿为瘤"。《圣济总录·瘿瘤门》言："忧、劳、气则本于七情，情之所致，气则随之，或上而下，或结而不散是也"；宋代陈言在《三因极一病证方论·瘿瘤证治》中谓之："此乃因喜怒忧思有所郁而成也"，"随忧愁消长"。近代医家根据甲状腺功能亢进症的临床症状多变，致病机理复杂，多脏腑受累之等特点，认为情志失调是甲亢发生的前提和反复发作的诱因。此外，甲亢的发病和病情的变化和心理情绪因素有密切的关系。

除了情志和体质问题，其他可能诱发甲状腺功能亢进症的原因包括了外在因素如外感、饮食、环境等。如《诸病源候论·瘿候》谓："瘿者由忧恚气结所生，亦曰饮沙水，沙随气人于脉，搏颈下而成之"。明代李梴在《医学入门》也提到瘿病的病因是"因七情劳欲，复被外邪，生痰聚瘀，随气留注，故生瘤赘，总皆气血凝滞结成。惟忧恚耗伤心肺，故瘿多着颈项及肩"。

李梴的《医学入门》则认为"盖瘿、瘤本共一种，皆痰气结成"。皇甫谧在《针灸甲乙经》提到："气有所结发瘤瘿"。明代陈实功在《外科正宗·瘿瘤论》谓："夫人生瘿瘤之症，非阴阳正气结肿，乃五脏瘀血、浊气、痰滞而成"。

三、辨证论治

甲亢主要病机是肝气郁滞,而诱发肝郁最主要原因为情志刺激。肝的气机失调达,肝气郁滞,郁而化火,进一步伤及肾阴,致肝肾俱损,气阴两虚。《医学入门·瘿瘤篇》中所述:"七情不遂,则肝郁不达,郁久化火化风,症见性情急躁,眼珠突出,面颈升火、弦、震颤、肝火旺盛、灼伤胃阴"。根据临床表现,将本病分三型:肝郁痰结、肝胃郁热、阴虚火旺。

1.肝郁痰结

【症状】颈部瘿肿,质软不硬,喉感堵塞,胸闷不舒,性急易怒,忧郁怔忡,心悸失眠,眼突舌颤,倦怠乏力,大便溏薄,月经不调;舌红,苔薄腻,脉弦滑。

【治则】疏肝理气,软坚散结。

治法

(1)熏蒸

【组方1】夏枯草30g,柴胡30g,川芎20g,炒枳壳30g,陈皮20g,青皮20g,法半夏20g,瓜蒌30g,浙贝母30g。

【组方2】牡丹皮30g,栀子30g,白术30g,柴胡30g,当归20g,茯苓20g,白芍30g,香附20g,地骨皮35g,玄参20g。

【制用法】将装有中药的纱布袋放入熏蒸治疗仪熏蒸锅内煮沸,蒸气温度45℃~55℃,对患处进行熏蒸,每日1次.每次30分钟,7日为1个疗程。

组方1处方来源:吴爱华,黄春玲.甲状腺功能亢进症的中医药治疗概况[J].实用中医内科杂志,2005,19(4):306-307.

组方2处方来源:邹先明,黄琴.养阴疏肝化痰祛瘀法治疗甲状腺功能亢进症体会[J].中医临床研究,2013,5(7):82-85.

(2)溻渍

【组方1】夏枯草30g,浙贝母30g,柴胡20g,合欢花35g,牡蛎30g,白花蛇舌草20g,茯苓皮35g,玫瑰花30g,厚朴15g,丹皮30g,知母20g。

【制用法】水煎外洗,将纱布垫浸泡于煎好的药液上,温度39℃~42℃,外敷于颈前局部,温度降低后重新浸泡药液,每次30分钟,每日1次,7天为1个疗程。

处方来源:张有涛,吴晓青,郝立鹏,等.理气消瘿汤对早期桥本甲状腺炎患者流产的影响[J].山东中医杂志,2012,31(06):396-397.

【组方2】郁金30g,合欢花30g,瓜蒌30g,当归30g,陈皮30g,夏枯草30g,柴胡20g,白芍20g,浙贝母30g,半夏30g。

【制用法】诸药研成细末，用冷开水调匀，均匀涂抹在脱脂纱垫上，厚度为1~2cm，外敷于颈前局部，用绷带或保鲜膜固定，每日敷2~4小时，7~10天为1个疗程。若皮肤出现发红或瘙痒，则停止外敷。

处方来源：陈广滔，高天舒. 高天舒教授治疗甲状腺功能亢进症经验［J］. 吉林中医药，2008，28（4）：247-248.

2. 肝胃郁热

【症状】颈前肿痛，胸闷不适，口苦咽干，急躁易怒，心悸多汗；苔薄黄，脉弦数。

【治则】清肝益胃，解毒消肿。

治法

（1）熏蒸

【组方】生黄芪30g，夏枯草30g，柴胡30g，黄柏30g，连翘20g，当归20g，清半夏20g，瓜蒌30g，浙贝母30g。

【制用法】将装有中药的纱布袋放入熏蒸治疗仪熏蒸锅内煮沸，蒸气温度45℃~55℃，对患处进行熏蒸，每日1次. 每次30分钟，7日为1个疗程。

处方来源：孔胜红，张连凯. 歧黄消瘿汤加华宝通脉胶囊治疗甲亢29例［J］. 中华实用中西医杂志，2001，14（8）：1917.

（2）溻渍

【组方1】夏枯草30g，浙贝母30g，柴胡20g，合欢花35g，茯苓35g，丹皮30g，知母20g，黄连10g，黄柏20g。

【制用法】水煎外洗，将纱布垫浸泡于煎好的药液上，温度39℃~42℃，外敷于颈前局部，温度降低后重新浸泡药液，每次30分钟，每日1次，7天为1个疗程。

处方来源：赵银梅，王旭. 王旭治疗甲状腺功能亢进症经验［J］. 山东中医杂志，2018，37（1）：48-50.

【组方2】白芍20g，浙贝母30g，连翘30g，石菖蒲20g，当归30g，清半夏30g，夏枯草30g，柴胡20g。

【制用法】诸药研成细末，用冷开水调匀，均匀涂抹在脱脂纱垫上，厚度为1~2cm，外敷于颈前局部，用绷带或保鲜膜固定，每日敷2~4小时，7~10天为1个疗程。若皮肤出现发红或瘙痒，则停止外敷。

处方来源：张红红. 病证结合诊疗方案治疗甲状腺功能亢进症疗效评价［D］. 中国中医科学院，2015.

3. 阴虚火旺

【症状】目赤干涩，羞明刺痛，心悸烦躁，少寐失眠，咽干口燥，眼突肢颤、手足心热，食多消瘦，月经不调，颈大有结；舌红少苔或苔剥，脉细数。

【治则】滋阴清热，化痰散结。

治法

（1）熏蒸

【组方】生黄芪30g，熟地黄30g，生地黄30g，当归30g，黄芩30g，黄柏20g，黄连20g，珍珠母40g。

【制用法】将装有中药的纱布袋放入熏蒸治疗仪熏蒸锅内煮沸，蒸气温度45℃～55℃，对患处进行熏蒸，每日1次，每次30分钟，7日为1个疗程。

处方来源：赵伟康，万叔援，周治平，等．甲亢患者阴虚火旺证的初步研究［J］．上海中医药杂志，1982（07）：45-48．

（2）湿渍

【组方1】人参10g、茯苓30g，玄参20g，丹参20g，桔梗20g，远志20g，当归30g，五味子20g，麦冬20g，天冬20g，生地黄20g。

【制用法】水煎外洗，将纱布垫浸泡于煎好的药液上，温度39℃～42℃，外敷于颈前局部，温度降低后重新浸泡药液，每次30分钟，每日1次，7天为1个疗程。

处方来源：黄宏华．天王补心丹加减方治疗甲状腺功能亢进阴虚火旺证的临床观察［D］．南京中医药大学，2017．

【组方2】熟地黄20g，牡丹皮30g，山药30g，泽泻30g，茯苓20g，当归30g，清半夏30g，夏枯草30g，柴胡20g。

【制用法】诸药研成细末，用冷开水调匀，均匀涂抹在脱脂纱垫上，厚度为1～2cm，外敷于颈前局部，用绷带或保鲜膜固定，每日敷2～4小时，7～10天为1个疗程。若皮肤出现发红或瘙痒，则停止外敷。

处方来源：俞荣生．自拟滋阴降火汤治疗甲亢病［J］．求医问药（学术版），2011，09（1）：88．

四、处方经验

历代医家多视疏肝理气为治瘿之一大法，常用药品有香附、陈皮、橘红、郁金和青皮等，其中清代医家使用频率最高的是香附；在化痰散结方面，历代医家常用夏枯草、川贝母、土贝母、昆布、海藻、白芥子等，其中海藻、昆布、黄药子是古代治瘿主要药物的代表；在活血化瘀的治疗上常用当归、川芎、赤芍、桃仁等，清代医家多用牡丹皮、川芎、木莲、紫降香等；古代医家在清热泄火常用龙胆草、石决明清泻肝火，降心火则用黄连、莲子心等，肺胃之热配伍石膏、知母等。清代医家多用山栀子、栝楼、连翘、羚羊角、犀角、竹沥等治疗肝火旺盛之瘿病，其中以山栀的使用频率最高；清代医家使用频率最多的滋阴药为生地黄，养肝则用阿胶、生地黄、白芍等；常用石斛、玉竹、沙参等以清补胃阴，扶助正气则最常用茯苓。另外，因甲状腺肿压迫咽喉者，多用桔梗、射干、牛蒡子、旋覆花、紫菀等清利咽喉、消肿散结。

（陈晓珩）